Enkopresis

Leitfaden Kinder- und Jugendpsychotherapie
Band 15

Enkopresis

Prof. Dr. Alexander von Gontard

Die Reihe wird herausgegeben von:

Prof. Dr. Manfred Döpfner, Prof. Dr. Charlotte Hanisch, Prof. Dr. Nina Heinrichs, Prof. Dr. Dr. Martin Holtmann, Prof. Dr. Paul Plener

Die Reihe wurde begründet von:

Manfred Döpfner, Gerd Lehmkuhl, Franz Petermann

Alexander von Gontard

Enkopresis

2., vollständig überarbeitete Auflage

hogrefe

Prof. Dr. med. Alexander von Gontard, geb. 1954. Facharzt für Kinder- und Jugendpsychiatrie, Kinder- und Jugendmedizin und Psychotherapeutische Medizin. Seit 2023 ist er Co-Chefarzt an der Abteilung für Eltern-Kind und Jugendliche in der Hochgebirgsklinik Davos, Schweiz. Er ist affiliiert mit dem Governor Kremers Centre, Maastricht University Medical Centre, Maastricht, Niederlande. Forschungsschwerpunkte: Enuresis, Harninkontinenz, Stuhlinkontinenz, Intelligenzminderung, Psychische Störungen bei jungen Kindern, Sandspieltherapie, Spiritualität.

Bibliografische Information der Deutschen Nationalbibliothek
Die Deutsche Nationalbibliothek verzeichnet diese Publikation in der Deutschen Nationalbibliografie; detaillierte bibliografische Daten sind im Internet über http://dnb.dnb.de abrufbar.

Hogrefe Verlag GmbH & Co. KG
Merkelstraße 3
37085 Göttingen
Deutschland
Tel. +49 551 999 50 0
Fax +49 551 999 50 111
info@hogrefe.de
www.hogrefe.de

Satz: Sabine Rosenfeldt, Hogrefe Verlag GmbH & Co. KG, Göttingen
Druck: AZ Druck und Datentechnik, Kempten
Printed in Germany
Auf säurefreiem Papier gedruckt

2., vollständig überarbeitete Auflage 2024

(E-Book-ISBN [PDF] 978-3-8409-3032-4; E-Book-ISBN [EPUB] 978-3-8444-3032-5)
ISBN 978-3-8017-3032-1
https://doi.org/10.1026/03032-000

Einleitung: Grundlagen und Aufbau des Buches

Etwa 1 bis 3 % aller Schulkinder koten ein. Sehr viel mehr Kinder leiden unter Verstopfung. Nach neuen Übersichten sind bis zu 10 % aller Kinder von einer Obstipation betroffen. Viele Eltern, aber auch Fachleute sind erstaunt über diese hohen Prävalenzzahlen. Trotz der Häufigkeit gibt es kaum Störungen des Kindes- und Jugendalters, die mit so hoher Stigmatisierung und Tabuisierung verbunden sind. Eltern stehen unter einem hohen Leidensdruck. Kinder haben eine niedrigere Lebensqualität und vermehrt Schamgefühle. Von allen Ausscheidungsstörungen haben Kinder mit Obstipation und Stuhlinkontinenz die höchste Komorbidität psychischer Störungen.

Eltern und Kinder mit Einkoten und Verstopfung erhalten häufig keine wirksamen Behandlungsangebote. Viele Mythen ranken sich immer noch um das Thema Enkopresis, so z. B., dass die Störung immer psychogen bedingt oder auf eine gestörte Familiendynamik zurückzuführen sei. Auch gibt es – im Gegensatz zum Einnässen – nur wenige Ratgeber und Kinderbücher, an denen sich die Familien orientieren können.

Doch auch Fachleute machen einen großen Bogen um die Störung. In deutscher Sprache wurden bisher nur wenige Monografien zu dem Thema veröffentlicht (z. B. Krisch, 1985; von Gontard, 2011). Auch beschäftigt sich die Kinder- und Jugendpsychiatrie wenig mit diesem Thema. Die entscheidende Forschung stammt aus dem Fachgebiet der pädiatrischen Gastroenterologie mit vielen grundlegenden Arbeiten, die zur Entstigmatisierung der Obstipation und Stuhlinkontinenz wesentlich beigetragen haben. Da bei Einkoten und Verstopfung psychische und somatische Faktoren eng ineinandergreifen, ist ein interdisziplinärer Zugang besonders wichtig. In den letzten Jahren wurden zunehmend auch psychische Faktoren untersucht und in der Praxis berücksichtigt.

Der hier vorliegende Band der Reihe *Leitfaden Kinder- und Jugendpsychotherapie* versucht, sowohl die somatischen als auch die psychischen Aspekte zu berücksichtigen. Er ist praxis- und auch therapieorientiert konzipiert und basiert auf dem aktuellen Stand empirisch gesicherter Erkenntnisse und auf klinischen Erfahrungen. Insofern soll er ärztlichen, psychologischen und psychotherapeutischen Fachleuten helfen, die von den deutschen und internationalen Fachgesellschaften und Arbeitsgruppen geforderten Standards in Diagnostik und Therapie umzusetzen.

Das Buch wurde als Begleitband zum Leitfaden *Enuresis* konzipiert, der erstmals 2002 veröffentlicht wurde und seit 2018 in einer komplett überarbeiteten dritten Auflage vorliegt (von Gontard, 2018). Als damals der Vorschlag zu einem eigenen Band zur Enkopresis von den Herausgebern der Reihe geäußert wurde, wurde er sofort aufgegriffen, da sich die beiden Bände *Enuresis* und *Enkopresis* ideal ergänzen. Zur besseren Orientierung wurde der gleiche Aufbau gewählt. Der parallele Aufbau der Bände kann eine deutliche Arbeitserleichterung bedeuten, wenn z. B. Kinder mit kombinierten Ausscheidungsstörungen behandelt werden, die gar nicht so selten auftreten.

Seit dem Erscheinen der ersten Auflage im Jahr 2010 haben sich wesentliche Aspekte verändert, sodass eine zweite Auflage dieses Leitfadens sinnvoll war. Zum einen hat sich die Terminologie verändert: Statt „Enkopresis" wird empfohlen, den neutralen Begriff „Stuhlinkontinenz" zu verwenden. Weiterhin hat sich die Klassifikation verändert: Statt von einer Enkopresis mit und ohne Obstipation zu sprechen, wird nun von einer Obstipation als übergeordnete Störung und einer nicht retentiven Stuhlinkontinenz ausgegangen, bei der Kinder einkoten, aber nicht verstopft sind. Wenn bei beiden Störungen organische Faktoren ausgeschlossen wurden, dann handelt es sich um funktionelle, d. h. nicht organische Störungen. Und zuletzt hat die Forschungstätigkeit über diese beiden Störungen enorm zugenommen und wichtige Erkenntnisse geliefert, die in diesem Leitfaden zusammengefasst wurden.

Wie bei den bisherigen Bänden dieser Reihe beruhen die Empfehlungen auf den Leitlinien der Arbeitsgemeinschaft medizinischer, wissenschaftlicher Fachgesellschaften (AWMF). Die bisherigen S1-Leitlinien der Deutschen Gesellschaft für Kinder- und Jugendpsychiatrie und Psychotherapie und der pädiatrischen Gastroenterologie (von Gontard, 2007; DGKJP, 2007; Koletzko & Grosse, 2007) wurden durch die neue S2k-Leitlinie ersetzt. Basierend auf der aktuellen Forschungslage wurde diese Leitlinie zur funktionellen (nicht organischen) Obstipation und Stuhlinkontinenz im Kindes- und Jugendalter von insgesamt elf Fachgesellschaften und einer Elterngruppe im Konsensverfahren verabschiedet (Claßen & von Gontard, 2022; Zusammenfassung bei von Gontard & Claßen, 2023). Unter der Federführung der Deutschen Gesellschaft für Kinder- und Jugendpsychiatrie und Psychotherapie (DGKJ) und der Gesellschaft für pädiatrische Gastroenterologie und Ernährung (GPGE) wurde so eine interdisziplinäre Leitlinie geschaffen, die somatische wie auch psychische Faktoren integriert. Die Leitlinie beruht auf den Klassifikationsvorschlägen der pädiatrischen Gastroenterologie, die die sogenannten ROME-IV-Kriterien integriert (Hyams et al., 2016).

Wegen der Überschneidung von Obstipation, Stuhlinkontinenz, Harninkontinenz und Enuresis wird auch wiederholt auf die S2k-Leitlinie zur Enuresis und nicht organischen (funktionellen) Harninkontinenz bei Kindern und Jugendlichen verwiesen (Kuwertz-Bröking & von Gontard, 2021; Zusammenfassung bei von Gontard & Kuwertz-Bröking, 2023).

Der Leitfaden unterteilt sich in insgesamt 5 Kapitel:

1 Im ersten Teil des Buches wird der Stand der Forschung hinsichtlich der Symptomatik, der Komorbidität, der Pathogenese, des Verlaufs und der Therapie in den für die Formulierung der Leitlinien relevanten Aspekten zusammenfassend dargestellt. Es wird auf ausgewählte wichtige Literaturstellen hingewiesen.

2 Im zweiten Teil werden die Leitlinien zu folgenden Bereichen formuliert und ihre Umsetzung in die klinische Praxis dargestellt: Diagnostik und Verlaufskontrolle, Behandlungsindikation, Therapie.

3 Im dritten Kapitel werden Verfahren beschrieben, die für die Diagnostik, die Verlaufskontrolle und Behandlung eingesetzt werden können.

4 Das vierte Kapitel enthält ausführliche Materialien für die Diagnostik und Therapie. Sie können in der vorliegenden Form kopiert oder nach Bedarf eingesetzt werden.

5 Im fünften Kapitel werden mehrere kürzere Fallbeispiele präsentiert, die die Umsetzung der Leitlinien in die klinische Praxis illustrieren. Der Schwerpunkt der Behandlung liegt dabei auf einem symptomorientierten, verhaltenstherapeutischen Vorgehen, das bei Bedarf mit Laxanzien kombiniert wird. Auch die Kombination mit weitergehenden kinder- und jugendpsychiatrischen und -psychotherapeutischen Interventionen wird aufgezeigt.

Außerdem wird dieser Band durch den kompakten *Ratgeber Einkoten* (von Gontard, 2010) ergänzt. Auch dieser Ratgeber orientiert sich an dem bewährten *Ratgeber Einnässen* (von Gontard & Lehmkuhl, 2012), der ähnlich aufgebaut ist.

Danken möchte ich in diesem Zusammenhang Frau Susanne Weidinger und dem Hogrefe Verlag, die sich für die Neuauflage dieses Leitfadens eingesetzt und das Projekt aktiv unterstützt haben.

Davos, März 2024 *Alexander von Gontard*

Inhaltsverzeichnis

1 Stand der Forschung

1.1 Klassifikation, Untergruppen und Symptomatik

Bisher wurde die Enkopresis als ein willkürliches oder unwillkürliches Absetzen von Stuhl an nicht dafür vorgesehenen Stellen ab einem Alter von 4 Jahren nach Ausschluss organischer Ursachen definiert (vgl. Tabelle 1). Diese allgemeine Definition findet sich in den Klassifikationsschemata der ICD-10 und der ICD-11 (WHO, 2008; Remschmidt, Schmidt & Poustka, 2017; WHO, 2022) und des DSM-5 der American Psychiatric Association (APA, 2013).

In der multiaxialen Klassifikation der ICD-10 wird die Enkopresis als psychische Störung der ersten Achse klassifiziert – und nicht als Entwicklungsstörung der zweiten Achse oder als körperliche Erkrankung der vierten Achse (Remschmidt, Schmidt & Poustka, 2017). Die ICD-11 ist inzwischen offiziell eingeführt, aber in vielen Kliniken und Praxen nicht umgesetzt. Zu Dokumentationszwecken wird die ICD-10 mit einer Übergangsfrist von 5 Jahren weiterverwendet. Auch gibt es noch keine Multiaxiale Klassifikation basierend auf der ICD-11. Aus diesen Gründen wird in diesem Leitfaden auf die ICD-10, ICD-11 und das DSM-5 eingegangen.

Klassifikation nach DSM-5, ICD-10 und ICD-11

Die genauen Definitionen der ICD-10, ICD-11 und des DSM-5 sind in der Tabelle 1 wiedergegeben. Obwohl sie sich nur in wenigen Punkten unterscheiden, sollen sie getrennt besprochen werden.

Tabelle 1: Klassifikation der Enkopresis nach DSM-5, ICD-10 und ICD-11*

	DSM-5	ICD-10	ICD-11
Name	Enkopresis	Enkopresis (F98.1)	Enkopresis (6C01)
Definition	Wiederholtes unwillkürliches oder willkürliches Absetzen von Stuhl an nicht dafür vorgesehenen Stellen	Willkürliches oder unwillkürliches Absetzen von Stuhl an nicht dafür vorgesehenen Stellen	Absetzen von Stuhl an nicht dafür vorgesehenen Stellen
Alter	Chronologisches Alter: 4 Jahre (oder gleichwertige Entwicklungsstufe)	Chronologisches und geistiges Alter: 4 Jahre	Entwicklungsalter: 4 Jahre

Tabelle 1: Fortsetzung

	DSM-5	ICD-10	ICD-11
Häufigkeit	Einmal/Monat	Einmal/Monat	Einmal/Monat
Dauer	3 Monate	6 Monate	Mehrere Monate
Ausschlusskriterien	Nicht Folge von Substanzen (wie Laxanzien) oder einer medizinischen Grunderkrankung (Ausnahme: Obstipation)	Spina bifida, Megacolon congenitum und andere organische Erkrankungen Enkopresis Hauptdiagnose (bei Komorbidität mit anderen psychiatrischen Störungen): nur, wenn dominantes Phänomen Enkopresis Diagnose, wenn Enuresis und Enkopresis zusammen auftreten Enkopresis Hauptdiagnose bei gleichzeitiger Obstipation	Andere Erkrankungen (aganglionisches Megakolon, Spina bifida, Demenz)
Subtypen	Mit Obstipation und Überlaufinkontinenz Ohne Obstipation und Überlaufinkontinenz	F98.12 Einkoten mit sehr flüssigen Faeces, Überlaufenkopresis mit Retention	Enkopresis mit Obstipation und Überlaufinkontinenz (6C01.0) Enkopresis ohne Obstipation und Überlaufinkontinenz (6C01.1)
Primär	Nicht beschrieben	Verlängerung der normalen infantilen Inkontinenz: F98.10 Unfähigkeit, die physiologische Darmkontrolle zu erwerben	Von Geburt (atypischer Verlauf der normalen infantilen Inkontinenz)

Tabelle 1: Fortsetzung

	DSM-5	ICD-10	ICD-11
Sekundär	Nicht beschrieben	Nach einer Periode bereits erworbener Darmkontrolle: F98.11 adäquate Darmkontrolle mit Absetzen von Faeces an dafür nicht vorgesehenen Stellen	Nach einer Periode der erworbenen Darmkontrolle

Anmerkung: * DSM-5 (APA, 2013); klinische Kriterien der ICD-10 (Remschmidt, Schmidt & Poustka, 2017), ergänzt durch die Forschungskriterien (WHO, 1993); ICD-11 (WHO, 2022)

Klassifikation nach ICD-10

Wie in Tabelle 1 aufgeführt, wird die „nicht organische Enkopresis" (F98.1) definiert als „wiederholtes, willkürliches oder unwillkürliches Absetzen von Faeces normaler oder fast normaler Konsistenz an Stellen, die im soziokulturellen Milieu des betroffenen Kindes dafür nicht vorgesehen sind". Die Vorgabe der Altersdefinition von 4 Jahren ist sinnvoll, da 18 % der 3-jährigen Mädchen und 46 % der 3-jährigen Jungen noch einkoten (Largo, Molinari, von Siebenthal & Wolfensberger, 1996). Bei einer so hohen Prävalenz handelt es sich um ein physiologisches Reifungsphänomen. Erst mit dem Alter von 4 Jahren sinkt die Prävalenz plötzlich ab auf 1 % der Mädchen und 8 % der Jungen (Largo, Molinari, von Siebenthal & Wolfensberger, 1996). Obwohl das Einkoten bei Kindern mit einer Intelligenzminderung deutlich erhöht ist (von Wendt, Similä, Niskanen & Järvelin, 1990), bedeutet dies nicht, dass eine Enkopresis erst mit einem Entwicklungsalter von 4 Jahren diagnostiziert und gar behandelt werden kann. Im Gegenteil, in der Praxis können viele Kinder mit Intelligenzminderung schon ab dem chronologischen Alter von 4 Jahren gut behandelt werden – zur Erleichterung der Kinder, der Eltern und Betreuer (von Gontard, 2013b).

Altersdefinition

Es kann hinterfragt werden, ob es sinnvoll ist, auch das willkürliche Einkoten als Enkopresis zu bezeichnen. Das willkürliche Einkoten ist meistens mit komorbiden psychischen Störungen assoziiert.

Frequenz und Dauer

Dagegen ist die Häufigkeitsangabe von „einmal pro Monat" sinnvoll; wenn ein Kind z. B. zweimal im Jahr einkotet, sollte dieses natürlich nicht als Störung bezeichnet werden. Die Störungsdauer von 6 Monaten mag nach der ICD-10 bei dem hohen Leidensdruck der Familien etwas lang erscheinen –

die kürzere Definitionsdauer von 3 Monaten nach dem DSM-5 ist hierbei praxisnäher.

Komorbide Störungen

Sehr ungünstig sind die Einschränkungen, die die ICD-10 bei komorbiden Störungen vorsieht. Bei anderen psychischen Störungen soll die Enkopresis nach ICD-10 nur diagnostiziert werden, wenn sie das dominante Phänomen darstellt. Beim gleichzeitigen Auftreten von Enuresis und Enkopresis soll nur die Enkopresis diagnostiziert – und die Enuresis weggelassen – werden. Bei gleichzeitiger Obstipation soll ebenfalls nur die Enkopresis klassifiziert werden. Diese Vorgaben der ICD-10 beschränken die Aussagekraft von komorbiden Diagnosen willkürlich und wenig sinnvoll. Gerade bei der Enkopresis ist das gleichzeitige Auftreten mehrerer Störungen, die nicht unbedingt kausal miteinander verknüpft sein müssen, typisch. Von daher hat es sich in der Praxis bei komorbiden Störungen bewährt, jeweils separat den Subtyp der Enkopresis, das Einnässen tagsüber, die Enuresis nocturna sowie weitere komorbide psychische Störungen zu klassifizieren. Diese deskriptive Erfassung aller komorbiden Störungen ist auch zur Therapieplanung von hoher praktischer Relevanz.

Subgruppen

Zuletzt werden nach den ICD-10-Forschungskriterien Subgruppen nicht adäquat und vor allem unlogisch voneinander unterschieden. So gibt die ICD-10 zwar an, dass ein Einkoten mit sehr flüssigem Stuhl, Überlaufenkopresis mit Retention (F98.12), vorkommen kann. Andererseits wird eine Obstipation mit Stuhlblockade und nachfolgendem Überlaufeinkoten von flüssigem oder halbflüssigem Stuhl (K59.0) als Ausschluss aufgeführt. Ferner wird zwar zwischen einer primären und sekundären Enkopresis unterschieden, jedoch werden exakte Zeitintervalle nicht angegeben. Als eine Verlängerung der normalen infantilen Inkontinenz wird unter F98.10 die Unfähigkeit, die physiologische Darmkontrolle zu erwerben, beschrieben (also: Primäre Enkopresis). Unter F98.11 wird das Einkoten nach einer Periode bereits erworbener Darmkontrolle erfasst (also: Sekundäre Enkopresis).

Historisch muss beachtet werden, dass die ICD-10 Anfang der 1990er Jahre veröffentlicht wurden. Dies bedeutet, dass sie auf den Forschungsergebnissen bis zu den 1980er Jahren beruhen. Zusammengefasst ist die ICD-10 inzwischen überholt und am wenigsten geeignet, die Enkopresis zu definieren.

Klassifikation nach ICD-11

ICD-11 eher deskriptiv

Die ICD-11 verzichtet auf exakte Häufigkeitsangaben und ist eher deskriptiv (WHO, 2022). Bei der Definition wird nicht mehr zwischen willkürlichem und unwillkürlichem Absetzen von Stuhl unterschieden, was sehr günstig ist. Das Entwicklungsalter von 4 Jahren wird beibehalten, ebenso die Häufigkeitsangabe von einer Episode pro Monat. Eine genaue Angabe der Dauer der Symptomatik fehlt. Bei den Ausschlusskriterien wird die Demenz erwähnt, die im Kindesalter nicht typisch ist. Die Enkopresis mit und ohne Obstipation wird beschrieben, ebenso der Verlauf. Leider werden auch bei der ICD-11 neuere Forschungsergebnisse nicht integriert, sodass sie, obwohl gerade eingeführt, nicht dem aktuellen Stand entspricht (von Gontard, 2021).

Klassifikation nach DSM-5

Die funktionelle Enkopresis wird nach DSM-5 als ein wiederholtes willkürliches oder unwillkürliches Absetzen von Stuhl an nicht dafür vorgesehenen Stellen definiert. Die kürzere Störungsdauer von 3 Monaten ist sinnvoller als die laut ICD-10 vorgesehenen 6 Monate. Laut DSM-5 müssen organische Grunderkrankungen ausgeschlossen werden (außer denen, die mit einer Obstipation assoziiert sind); speziell wird darauf hingewiesen, dass die Störung nicht Folge von Medikamenten (wie Laxanzien) sein darf. Auch finden sich die Einschränkungen bei komorbiden Störungen nicht. Primäre und sekundäre Form werden nicht beschrieben. Stattdessen findet sich die therapeutisch wichtige Unterscheidung der Subtypen Enkopresis mit Obstipation und Überlaufinkontinenz und Enkopresis ohne Obstipation und Überlaufinkontinenz.

Kürzere Störungsdauer

Subgruppen

Die kürzere Störungsdauer, die fehlenden Einschränkungen bei komorbiden Störungen und vor allem die Unterscheidung in Subformen mit und ohne Obstipation können heute als akzeptable Grundlage der Klassifikation angesehen werden. Neuere Forschungsergebnisse konnten eindeutig zeigen, dass die allerwichtigste Unterscheidung darin liegt, ob eine Obstipation vorliegt oder nicht. Diese Entscheidung muss in jedem Fall getroffen werden, da sie für die gesamte Therapieplanung von höchster Relevanz ist. Dagegen ist die Unterteilung in primäre und sekundäre Formen nicht wirklich bedeutend, da sich die primären und sekundären Formen weder bezüglich der somatischen noch der psychischen Symptomatik unterscheiden. Bei der Enuresis nocturna dagegen macht die Differenzierung in primäre und sekundäre Formen Sinn, da Kinder mit einer sekundären Enuresis nocturna eine sehr viel höhere Komorbiditätsrate von psychischen Störungen aufweisen sowie vermehrt belastende Lebensereignisse erlitten haben.

Zusammengefasst entspricht auch das DSM-5 nicht dem aktuellen Forschungsstand, obwohl die darin angeführten Kriterien noch als orientierende Grundschemata verwendet werden können. Auch sie sind jedoch revisionsbedürftig (von Gontard, 2018). Aus diesen Gründen empfiehlt die Leitlinie, die Definitionen des DSM-5, der ICD-10 und der ICD-11 nicht zu verwenden (Claßen & von Gontard, 2022).

Das aktuellste Klassifikationssystem wurde von der Fachgruppe der pädiatrischen Gastroenterolog:innen entworfen, die ROME-IV-Klassifikation (Hyams et al., 2016). Sie dient auch als Grundlage der neuen Leitlinie (Claßen & von Gontard, 2022).

Klassifikation nach ROME-IV

Es ist ein großes Verdienst der pädiatrischen Gastroenterologie, dass sie sich intensiv um die häufigen und für das Kindesalter wichtigen funktionellen Störungen des Magen-Darm-Traktes gekümmert hat. Nach dem Ort ihrer Konsensustreffen wurden die Klassifikationsschemata „ROME“-Kriterien genannt. So wurden zunächst die ROME-II- (Rasquin-Weber et al., 1999), dann die ROME-III-Kriterien (Rasquin et al., 2006) und zuletzt die aktuellen ROME-IV-Kriterien veröffentlicht (Hyams et al., 2016).

ROME-IV: Funktionelle gastrointestinale Störungen

Das Ziel war, klinisch relevante Kriterien für Kinder im Alter von 4 bis 18 Jahren mit funktionellen gastrointestinalen Störungen zu definieren, die für Klink und Forschung verwendet werden können. Daneben wurden ROME-IV-Kriterien für das Säuglings- und Kleinkindalter formuliert, die speziell auf diese Altersgruppe ausgerichtet sind (Benninga et al., 2016). Eine Übersicht über die nach ROME-IV definierten Störungen findet sich in Tabelle 2.

Tabelle 2: Funktionelle gastrointestinale Störungen nach ROME-IV (Hyams et al., 2016) – H. Funktionelle Störungen – Kinder und Jugendliche

H1. Funktionelle Übelkeit und Erbrechen	H1a. Syndrom des zyklischen Erbrechens H1b. Funktionelle Übelkeit und Erbrechen H1c. Ruminationssyndrom H1d. Aerophagie
H2. Funktionelle Bauchschmerzen	H2a. Funktionelle Dyspepsie H2b. Irritables Darmsyndrom H2c. Abdominelle Migräne H2d. Funktionelle Bauchschmerzen – nicht spezifiziert
H3. Obstipation und Inkontinenz	H3a. Funktionelle Obstipation H3b. Nichtretentive Stuhlinkontinenz

ROME-IV: Ausscheidungsbezogene Störungen

Die ROME-IV-Klassifikation umfasst funktionelle Störungen, die den gesamten Gastrointestinaltrakt betreffen. Neben den diagnostischen Kriterien werden auch Grundlagen zur Pathogenese, Diagnostik und Therapie funktioneller gastrointestinaler Störungen zusammengefasst. In diesem

Zusammenhang werden ausschließlich die ausscheidungsbezogenen Störungen berücksichtigt, die unter H3 aufgeführt werden. Für diese Störungen sind die spezifischen Kriterien in Tabelle 3 wiedergegeben.

Tabelle 3: Diagnostische Kriterien der Ausscheidungsstörungen nach ROME-IV (Hyams et al., 2016)

H3a. Funktionelle Obstipation	• Mindestens einmal pro Woche für mindestens einen Monat vor Diagnose • Ausschluss eines irritablen Darmsyndroms oder einer anderen organischen Erkrankung • Entwicklungsalter von 4 Jahren Zwei oder mehr der folgenden Kriterien: • Absetzen von Stuhl in die Toilette zweimal pro Woche (oder seltener) • Einkoten mindestens einmal pro Woche • Retentionshaltung oder exzessives willkürliches Zurückhalten von Stuhl • Schmerzhafte Defäkation oder harter Stuhl • Große Stuhlmassen im Rektum • Großkalibrige Stühle, die die Toilette verstopfen können
H3b. Nichtretentive Stuhlinkontinenz	• Mindestens ein Monat vor Diagnose • Entwicklungsalter von 4 Jahren Alle der folgenden Kriterien: • Absetzen von Stuhl in unangemessenen sozialen Kontexten • Keine Stuhlretention • Ausschluss einer anderen organischen Erkrankung

Nach ROME-IV werden zwei Störungen unterschieden, nämlich die funktionelle Obstipation (H3a) und die nichtretentive Stuhlinkontinenz (H3b). Von der ICD-10, der ICD-11 und dem DSM-5 wird nur die Altersdefinition des Entwicklungsalters von 4 Jahren beibehalten, ansonsten sind die Kriterien komplett revidiert. Auch der Begriff Enkopresis wurde fallen gelassen – zugunsten des neutraleren Begriffes der Stuhlinkontinenz. Begrüßenswert ist die Tatsache, dass die Diagnosekriterien immer mit Ergebnissen aus empirischen Arbeiten begründet und mit Häufigkeitsangaben versehen werden (Hyams et al., 2016).

ROME-IV: Funktionelle Obstipation

Folgende Kriterien sind zur Diagnose der funktionellen Obstipation nach ROME-IV notwendig:

1. Die Symptome der funktionellen Obstipation müssen mindestens einen Monat bestanden haben. Diese kurze Störungsdauer wird damit begründet, dass die Obstipation umso schwerer zu behandeln ist, je länger sie andauert. Gerade bei jungen Kindern ist eine frühe Behandlung prognostisch sehr viel günstiger, sodass die Dauer von einem Monat gewählt

wurde. Mindestens zwei der in Tabelle 3 aufgeführten Kriterien müssen einmal pro Woche bestanden haben.

2. Eine akute Obstipation weist demnach eine kürzere Dauer auf, d.h. weniger als einen Monat. Aus einer akuten Obstipation kann sich insbesondere durch verzögerte oder inadäquate Behandlung eine chronische Obstipation entwickeln (Benninga, Voskuijl & Taminiau, 2004). Deshalb ist es wichtig, sie rechtzeitig zu erkennen und zu behandeln, wie es die Leitlinie empfiehlt (Claßen & von Gontard, 2022).
3. Ein seltener Stuhlgang auf der Toilette ist sehr typisch für die funktionelle Obstipation, wie viele Arbeiten zeigen konnten (Benninga, Buller, Heymans, Tytgat & Taminiau, 1994; Benninga, Voskuijl, Akkerhuis, Taminiau & Buller, 2004). Zwei oder weniger Stuhlgänge bedeutet, dass das Kind z.B. jeden dritten oder vierten Tag Stuhl auf der Toilette absetzt. Dennoch reicht dieses Kriterium natürlich zur Diagnose nicht aus. Es gibt Kinder, die jeden Tag Stuhl auf der Toilette absetzen, aber trotzdem Stuhl retinieren – mit entsprechender Ausweitung von End- und Dickdarm.
4. Die meisten Kinder und Jugendlichen sind nur obstipiert und koten nicht ein. Andererseits sind die meisten Kinder mit Stuhlinkontinenz auch obstipiert. In einer klinischen Studie waren es 70,7 % (von Gontard et al., 2020), in einer bevölkerungsbezogenen Studie sogar 80 % (Rajindrajith et al., 2010). Wenn sie einkoten, geschieht dieses häufig, nach der Studie von Benninga et al. (1994) sogar täglich. Von daher wurde die Häufigkeit von einer Episode pro Woche als sinnvoll angesehen. Auch die kurze Dauer von einem Monat nach ROME-IV ist ausgesprochen sinnvoll, damit eine akute Obstipation rasch diagnostiziert und behandelt werden kann (Borowitz et al., 2003).
5. Besonderer Wert wurde auf das Retentionsverhalten gelegt. Viele Kinder zeigen typische Haltemanöver, indem sie den Po zusammenkneifen, die Beine überkreuzen, sich hinhocken oder sogar hin- und herhüpfen. Der Stuhl wird von manchen Kindern auch willkürlich in besonderen Situationen zurückgehalten, wie beim Spielen oder in der Schule. Allerdings nehmen viele Eltern das Retentionsverhalten nicht wahr oder interpretieren es falsch (Rasquin et al., 2006). Eine Übersicht über das Retentionsverhalten findet sich bei Beaudry-Bellefeuille et al. (2017).
6. Schmerzhafte Defäkation und harter Stuhlgang sind typische Zeichen der Obstipation. Durch die lange Verweildauer des Stuhls im Darm wird Wasser entzogen, er wird dadurch härter, das wiederum führt zu Schmerzen bei der Defäkation. Aus Angst vor diesen Schmerzen halten Kinder den Stuhl oft zurück, was die Akkumulation von Stuhl im Darm weiter verstärkt.
7. Im Rektum finden sich typischerweise große Stuhlmassen. Zum Teil können die Stuhlballen (Skybala) durch die Bauchdecke hindurch getastet werden. Falls eine rektale Untersuchung durchgeführt wird, lassen sie sich ebenfalls tasten. Heute gelingt der Nachweis einfach mit einer Ultraschalluntersuchung. Typischerweise sieht man dabei einen erwei-

terten Enddarm (Rektum) mit einem Durchmesser von mehr als 30 mm sowie Impressionen, zum Teil auch Verschiebungen der Blase. Die Ultraschalluntersuchungen können inzwischen auch als Verlaufskontrolle verwendet werden.
8. Die Stühle haben typischerweise einen großen Durchmesser. Die Einschätzung, was einen großen Durchmesser ausmacht, ist natürlich subjektiv. Deshalb wurde der Zusatz hinzugefügt, dass sie sogar die Toilette verstopfen können (Hyams et al., 2016).

Die nichtretentive Stuhlinkontinenz lässt sich durch Ausschluss leichter definieren, obwohl sie sehr viel weniger untersucht worden ist (Koppen, Gontard et al., 2016). Wieder müssen die Symptome einen Monat bestanden haben. Auch das Entwicklungsalter von 4 Jahren wurde beibehalten.

ROME-IV: Nicht-retentive Stuhl-inkontinenz

Folgende Kriterien sind zur Diagnose der nichtretentiven Stuhlinkontinenz nach ROME-IV notwendig:
1. Dauer von einem Monat in Analogie zur funktionellen Obstipation.
2. Absetzen von Stuhl in unangebrachten sozialen Kontexten mindestens einmal pro Monat. Viele Kinder mit nichtretentiver Stuhlinkontinenz koteten in einer Studie sehr viel häufiger ein, nämlich drei- bis viermal pro Woche (Benninga et al., 1994).
3. Eine Stuhlretention liegt nicht vor.
4. Organische Ursachen müssen ausgeschlossen werden.

Die ROME-IV-Kriterien bedeuten einen deutlichen, wegweisenden Schritt zur empirisch begründeten Operationalisierung von Ausscheidungsstörungen. Die wichtigste Änderung liegt darin, dass die funktionelle Obstipation als übergeordnete Diagnose angesehen wird, die mit oder ohne Einkoten einhergehen kann. Daneben wird die nichtretentive Stuhlinkontinenz als eigenständige Krankheitseinheit definiert.

Leider werden in den ROME-IV-Kriterien Sonderformen wie das Toilettenverweigerungssyndrom (Stuhl nur in die Windel, Urin in die Toilette), Toilettenphobie (Toilette wird für Stuhl und Urin vermieden) und Subformen wie die Slow-Transit-Constipation nicht erwähnt. Es wird spannend sein, zu sehen, wie die ROME-IV-Kriterien sich in den nächsten Jahren zu ROME-V-Kriterien weiterentwickeln werden.

AWMF-Leitlinie empfiehlt Orientierung an ROME-IV

Inzwischen haben sich die ROME-IV-Kriterien weltweit etabliert, sodass auch die AWMF-Leitlinie empfiehlt, sich an ihnen zu orientieren (Claßen & von Gontard, 2022). Die ROME-IV-Kriterien sind eher streng formuliert, mit dem Vorteil, dass eine funktionelle Obstipation mit Sicherheit nicht überdiagnostiziert wird. In manchen Kontexten kann es notwendig sein, andere Definitionen zu verwenden. Zum Beispiel kann es in der Forschung nicht möglich sein, die vollen ROME-IV-Kriterien zu übernehmen. In diesen Fällen wird nach der AWMF-Leitlinie empfohlen, die verwendeten Kriterien genau anzugeben.

Beachte

In diesem Leitfaden werden leitliniengerecht die Begriffe „funktionelle Obstipation" und „nichtretentive Stuhlinkontinenz" verwendet. Auf den Zusatz „chronisch" wird verzichtet, da im Leitfaden überwiegend Störungen behandelt werden, die länger als einen Monat angehalten haben, d. h. es handelt sich nicht um akute Störungen.

Wenn beide Störungen gemeinsam gemeint sind, wird als Kürzel im Text „funktionelle Obstipation/Stuhlinkontinenz" zur Vereinfachung verwendet. Wenn Studien zur Stuhlinkontinenz allgemein zitiert werden, wird dies gesondert bezeichnet. Abweichungen von dieser Nomenklatur werden jeweils genau benannt.

1.2 Klinische Aspekte der funktionellen Obstipation und Stuhlinkontinenz

Untergruppen funktioneller Störungen des Gastrointestinaltrakts

Tabelle 4 vermittelt eine Übersicht über die wichtigsten klinischen Aspekte der verschiedenen Ausscheidungsstörungen des Gastrointestinaltrakts. Ohne Zweifel sind die ersten beiden Untergruppen – die funktionelle Obstipation und die nichtretentive Stuhlinkontinenz – die häufigsten und klinisch relevantesten Formen. Die drei seltenen Störungen sind im Prinzip alle drei „Retentionssyndrome", bei denen es passager oder über längere Zeit zum Zurückhalten von Stuhl kommt. Das Toilettenverweigerungssyndrom hat vor allem im Kleinkindalter eine hohe Bedeutung. Unbehandelt und chronifiziert kann sich daraus eine funktionelle Obstipation entwickeln. Deshalb wird diese Störung ausführlicher behandelt. Die beiden letztgenannten Störungen, die Toilettenphobie und Slow-Transit-Constipation, müssen differenzialdiagnostisch erkannt werden, treten in der Praxis jedoch extrem selten auf. Während das Toilettenverweigerungssyndrom und die Toilettenphobie überwiegend durch psychische Faktoren bedingt sind, überwiegen bei der Slow-Transit-Constipation genetische Faktoren.

Funktionelle Obstipation

Die funktionelle Obstipation kann an typischen Symptomen erkannt werden, wie schon vor 30 Jahren in der klassischen Arbeit von Benninga et al. (1994) zusammengestellt und später bestätigt wurde (Benninga, Voskuijl, Akkerhuis et al., 2004). Die wichtigsten Unterschiede zwischen Kindern mit funktioneller Obstipation und nicht-retentiver Stuhlinkontinenz sind in Tabelle 5 zusammengefasst.

Tabelle 4: Übersicht über klinische Aspekte der funktionellen Störungen des Gastrointestinaltrakts

Funktionelle Obstipation	• Seltener Stuhlgang auf der Toilette • Große Stuhlmengen • Nicht normale Stuhlkonsistenz • Tastbare Skybala • Schmerzen bei Defäkation • Bauchschmerzen • Reduzierter Appetit • Erhöhte Compliance (dadurch reduzierte anal-rektale Sensibilität) • Typische Ultraschallzeichen • Verlängerte Colon-Transitzeit • Auffällige Defäkationsdynamik • Laxanzien therapeutisch hilfreich • Hohe psychische Komorbidität (30 bis 50 %)
Nichtretentive Stuhlinkontinenz	• Täglicher Stuhlgang auf der Toilette • Kleine Stuhlmengen • Normale Stuhlkonsistenz • Selteneres Einkoten • Keine Skybala, Schmerzen, Ultraschallzeichen • Guter Appetit • Unauffällige Colon-Transitzeit, Sensibilität • Verschlechterung durch Laxanzien • Hohe psychische Komorbidität (30 bis 50 %)
Toilettenverweigerungssyndrom	• Kleinkindalter • Miktion auf der Toilette • Weigerung, auf der Toilette Stuhl abzusetzen • Verlangen nach Windel für Defäkation • Dauer > 1 Monat • Häufig Stuhlretention in der Vorgeschichte • Risikofaktor für spätere funktionelle Obstipation und Stuhlinkontinenz • Oft mit Störung des Sozialverhaltens mit oppositionellem Verhalten oder mit anderen psychischen Störungen assoziiert
Toilettenphobie	• Vermeidung der Toilette für Miktion und Defäkation • Phobische Symptome
Slow-Transit-Constipation	• Früher Beginn • Erschwerter Mekoniumabgang • Schwere, therapieresistente funktionelle Obstipation • Weiche Stühle • Genetische Belastung

Tabelle 5: Unterschiede zwischen funktioneller Obstipation und nichtretentiver Stuhlinkontinenz (nach Benninga et al., 1994)

	Funktionelle Obstipation (N = 111)	**Nichtretentive Stuhlinkontinenz (N = 50)**
Jungen	68 %	86 %
Alter in Jahren (Mittel)	8,0	9,0
Sauberkeitserziehung	56 %	69 %
Beginn der Sauberkeitserziehung (Jahre)	1,5	2,0
Häufigkeit von Stuhlgang (Toilette)	selten (zweimal/Woche)	häufig (täglich)
Stuhlmengen	groß	klein
Normale Stuhlkonsistenz	54 %	82 %
Einkoten tags Häufigkeit	77 % der Kinder täglich	68 % der Kinder 3,5-mal/Woche
Einkoten nachts Häufigkeit	30 % der Kinder selten	12 % der Kinder selten
Schmerzen/Defäkation	50 %	30 %
Schmerzen/abdominell	41 %	22 %
Rektale Wahrnehmungsschwelle	hoch	niedrig
Appetit gut	58 %	78 %
Transitzeit: Colon	lang (62,4 h)	normal (40,2 h)
Transitzeit: Mund – Colon	kein Unterschied	kein Unterschied
Tastbare Skybala	39 %	keine
Normale Defäkationsdynamik	41 %**	54 %**
Einnässen tags	12 %	7 %
Einnässen nachts	29 %	10 %
Klinisch relevante psychische Symptome*	38.5 %	44.2 %
Therapie mit Laxanzien	hilfreich	nicht hilfreich, z. T. Verschlechterung

Anmerkungen: * Mit der „Child Behavior Checklist" ermittelt (> 90. Perzentile); ** Im Vergleich bei gesunden Kontrollen: 93 %.

Kinder mit einer funktionellen Obstipation gehen seltener auf die Toilette, durchschnittlich zweimal pro Woche. Die Stuhlmengen an sich sind groß, und auch der Durchmesser (Kaliber) ist vergrößert. Die Stuhlkonsistenz ist bei der Hälfte der Kinder verändert – meistens ist der Stuhl zu hart. Weicher, wässriger Stuhl kann jedoch beim Einkoten auch vorkommen. Die Kinder koten häufiger, zum Teil täglich tagsüber ein, nachts ist das Einkoten eher die Ausnahme. Nach neueren Studien koten allerdings die Mehrzahl der Kinder mit funktioneller Obstipation nicht ein.

Etwa 50 % der Kinder klagen über Schmerzen bei der Defäkation. Auch Bauchschmerzen allgemein sind häufig. Der Appetit ist oft reduziert. Bisher nahm man an, dass die rektale Wahrnehmungsschwelle hoch sei, d. h., dass die Empfindungsfähigkeit im Enddarm reduziert sei. Eine differenzierte Arbeit konnte zeigen, dass nicht die rektale Sensibilität verändert ist, sondern die Compliance des Rektums (Voskuijl et al., 2006). In anderen Worten, der Enddarm kann größere Mengen Stuhl fassen, bevor eine Ausscheidung initiiert wird. Diese Stuhlretention kann einerseits durch die Bauchdecke hindurch bei 40 % der Kinder getastet werden (Skybala). Andererseits lässt sich durch eine transabdominale Sonografie ein erweitertes Rektum leicht nachweisen (Klijn, Asselman, Vijverberg, Dik & DeJong, 2004; Joensson, Siggard, Rittig, Hagstroem & Djurhuus, 2008). Die Transitzeit des Colons, d. h. die Passagezeit durch den gesamten Dickdarm hindurch, ist deutlich verlängert. Die Transitzeit des oberen Gastrointestinaltraktes vom Mund bis zum Dünndarm ist dagegen nicht verändert. Ein Achtel der Kinder nässt tags ein, ein Drittel nachts. Etwa 40 % zeigen klinisch relevante Symptome nach der *Child Behavior Checklist* (CBCL). Eine Behandlung mit Laxanzien ist hilfreich.

Allein wenn diese Symptomkonstellation beachtet wird, müsste die Diagnose der funktionellen Obstipation nach gründlicher Diagnostik gut zu stellen sein. Dennoch wird die funktionelle Obstipation in der Praxis oft übersehen und nicht ausreichend behandelt (Borowitz et al., 2005). So wird sie durchschnittlich erst 1 bis 5 Jahre nach Erstauftreten diagnostiziert (Felt et al., 1999). Zum Glück werden Kinder inzwischen früher vorgestellt, sodass sich das Alter an einem Zentrum bei Erstvorstellung von 9,7 auf 6,5 Jahre reduziert hat (Fishman, Rappaport, Schonwald & Nurko, 2003).

Nichtretentive Stuhlinkontinenz

Bei der nichtretentiven Stuhlinkontinenz koten Kinder zwar ein, zeigen jedoch keine der typischen Symptome der Stuhlretention oder der Verstopfung. Wie in Tabelle 4 und 5 ersichtlich, setzen die Kinder häufig, meist täglich Stuhl auf der Toilette ab. Die Stuhlmengen sind klein und weisen meist eine normale Konsistenz auf. Die Kinder koten tagsüber seltener ein, sie klagen seltener über Schmerzen bei der Defäkation und über allgemeine Bauchschmerzen. Der Appetit ist gut, die Colon-Transitzeit ist unverändert. Skybala sind nicht zu tasten, auch im Ultraschall finden sich keine Veränderungen. Die Defäkationsdynamik, d.h. die Druckverhältnisse bei der Ausscheidung, ist allerdings auch bei vielen Kindern verändert – vermutlich als Folge des Einkotens. Sie nässen etwas seltener tags und nachts ein. Die Komorbiditätsrate von psychischen Symptomen liegt vergleichbar bei ca. 40 %. Eine Therapie mit Laxanzien ist bei dieser Form nicht hilfreich, sondern führt im Gegenteil zu einer Verschlechterung der Symptomatik.

Toilettenverweigerungssyndrom und Toilettenphobie

Toilettenverweigerungssyndrom

Beim Toilettenverweigerungssyndrom (Toilet Refusal Syndrome) setzen die Kinder Stuhl nur in die Windel ab, verwenden die Toilette jedoch für die Miktion über eine Dauer von mindestens einem Monat (Christophersen & Edwards, 1992; Taubman, 1997).

Das Toilettenverweigerungssyndrom (TVS) ist ein sehr häufiges und oft passageres Phänomen im Kleinkindalter. In einer Studie zeigten 22 % aller Kleinkinder im Alter von 18 bis 30 Monaten typische Zeichen. Das TVS war assoziiert mit vier Faktoren: jüngere Geschwister in der Familie, auffälliges Verhalten, verspätetes Toilettentraining und Stuhlretention. Als ätiologische Faktoren wurden übermäßig tolerante elterliche Haltung und ein verspätetes Sauberkeitstraining (nach dem Alter von 42 Monaten) identifiziert (Blum, Taubman & Nemeth, 2004a).

Wie oben beschrieben, bilden sich leichtere Fälle bei jüngeren Kindern spontan zurück. Schwerere Fälle bei älteren Kindern sind mit einer Neigung zur chronischen Obstipation verbunden (Niemczyk et al., 2014). Die Obstipation kann allerdings nicht nur Folge des TVS sein, sondern der Toilettenverweigerung vorausgehen und diese auslösen. So können harte Stühle und schmerzhafte Defäkation prädisponierende Faktoren für die Toilettenverweigerung sein (Blum, Taubman & Nemeth, 2004b). Somit ist das TVS als ein eindeutiger Risikofaktor für eine spätere Obstipation anzusehen (Taubman, 1997; Taubman & Buzby, 1997).

Nach klinischer Erfahrung ist das TVS im Kleinkindalter oft mit weiteren externalisierenden Störungen assoziiert, vor allem mit einer Störung des Sozialverhaltens mit oppositionellem Verhalten. Dieser Eindruck konnte in einer großen Studie bestätigt werden. Von 1 001 Kindern mit Ausscheidungsstörungen hatten 25 Kinder (10 Jungen und 15 Mädchen) ein TVS (insgesamt 2.5 %). Das mittlere Alter betrug 5,2 Jahre. 44 % hatten eine Enuresis nocturna, 24 % eine Harninkontinenz tags und 60 % eine Obstipation (Niemczyk et al., 2014).

40 % der Kinder hatten mindestens eine weitere psychische Störung nach ICD-10, am häufigsten waren emotionale Störungen, zum Beispiel mit Geschwisterrivalität (20 %), Störung des Sozialverhaltens (16 %), umschriebene Entwicklungsstörungen (12 %), selektiver Mutismus (4 %) und Tic-Störungen (4 %.). Insgesamt hatten Jungen mehr psychische Störungen und Verhaltenssymptome als Mädchen. Diese sorgfältig durchgeführte Studie zeigt, dass das TVS bei älteren Kindern eine chronisch verlaufende Störung sein kann, die mit Obstipation und anderen psychischen Störungen assoziiert ist (Niemczyk et al., 2014).

Auch bei Kindern mit TVS sollte die gleiche sorgfältige Diagnostik wie bei anderen Ausscheidungsstörungen durchgeführt werden. Entscheidend ist die Feststellung, ob eine Obstipation schon vorliegt oder nicht, da dies die weitere Behandlung entscheidend beeinflusst. Differenzialdiagnostisch muss eine Toilettenphobie ausgeschlossen werden, bei der die Kinder die Toilette sowohl für die Miktion als auch für die Defäkation verweigern (von Gontard, 2011; Wagner et al., 2017).

Die Therapie richtet sich danach aus, ob es sich um leichtere Formen (ohne Stuhlretention) oder schon schwerere Formen handelt, bei denen typische Zeichen der Obstipation vorliegen. Bei leichteren Fällen raten Autoren wie Taubman (1997) dazu, familiären Stress maximal zu reduzieren. Eltern werden durch Psychoedukation darauf hingewiesen, dass sich das Symptom bei den meisten Kleinkindern spontan zurückbildet, wenn es durch elterliche Aufmerksamkeit nicht verstärkt wird. Den Eltern wird geraten, ihrem Kind wieder eine Windel anzuziehen und auf alle aktiven Aspekte der Sauberkeitserziehung zu verzichten. In anderen Worten, dem Kind soll wieder erlaubt werden, Stuhl in die Windel abzusetzen, bis es bereit ist, wieder ein Töpfchen oder eine Toilette zu verwenden.

Nach eigener Erfahrung reicht dieses Verfahren nicht aus, vor allem, wenn eine Stuhlretention oder eine Störung des Sozialverhaltens mit oppositionellem Verhalten vorliegt. In diesen Fällen dürfen die Kinder zwar weiterhin ihre Windel für die Defäkation verwenden, wenn sie dies möchten. Allerdings wird zusätzlich das typische Toilettentraining mit dreimaligen Sitzungen durchgeführt. Bei einer manifesten Obstipation sind oft zusätzliche Laxanzien notwendig.

Toilettenphobie

Bei der Toilettenphobie handelt es sich um eine isolierte Phobie, d. h. eine umschriebene, auf die Toilette beschränkte Phobie (Wagner et al., 2017). So geben manche Kinder an, dass sie Angst haben, in die Toilette zu fallen, sie fürchten sich vor Ungeheuern oder anderen Tieren, die aus der Toilette herauskrabbeln können. Sie entwickeln Ängste und vermeiden die Toilette insgesamt. Im Gegensatz zur Toilettenverweigerung liegt eine allgemeine Vermeidung der Toilette vor, d. h. sowohl für das Wasserlassen als auch für die Stuhlentleerung.

Die Toilettenphobie ist selten und wurde in der Literatur kaum erwähnt. Ätiologisch beschrieb Bellman (1966) ein frühes Sauberkeitstraining durch die Eltern. Krisch (1985) vermutet als Ursprung ein aversives Reinlichkeitstraining. Eine Toilettenphobie kann in ein TVS übergehen und andersherum. Auch kann die Verweigerung, die Toilette sowohl für die Miktion als auch die Defäkation zu verwenden, eine chronische Angewohnheit darstellen, ohne dass die phobische Komponente noch vorhanden ist.

Therapeutisch wird eine gesicherte Toilettenphobie ähnlich behandelt wie jede andere isolierte Phobie, d.h. verhaltenstherapeutisch. Nur wenn weitere emotionale Symptome vorliegen, kommen weitergehende Psychotherapien infrage. Es darf auf die Fachliteratur zur Behandlung von Ängsten bei Kindern verwiesen werden (Schmidt-Traub, 2017).

Slow-Transit-Constipation

Die Slow-Transit-Constipation ist eine genetisch bedingte Subform der Obstipation. Wie der Name impliziert, ist die Transitzeit durch das Colon deutlich verlängert. Typische Symptome sind verspäteter Mekoniumabgang, schwerste Obstipation und eine therapieresistente Enkopresis im Kleinkindalter. Die Slow-Transit-Constipation unterscheidet sich von der üblichen Obstipation durch weiche Stühle (Hutson et al., 2004; Shin, Southwell, Stanton & Hutson, 2002; Cook et al., 2005).

In der Praxis kommt die Slow-Transit-Constipation selten vor. Der frühe, chronische Verlauf mit weichen Stühlen sollte wichtige Hinweise für die Diagnose liefern. Wegen der hohen genetischen Belastung sollte gerade bei dieser Form nach dem Vorliegen einer Obstipation bei anderen Familienmitgliedern gefragt werden. Man geht von Störungen der Innervation des Darms und des vegetativen Nervensystems, der glatten Muskulatur der Darmwand, sowie endokrinen und metabolischen Ursachen aus, d.h. es handelt sich um eine Störung der Motilität des Dickdarms (Hutson et al., 2009). Die Behandlung richtet sich nach der Symptomatik, d.h. sie besteht meistens aus einem intensiven Toilettentraining mit osmotischen und stimulierenden Laxanzien. Auch eine Diätberatung mit einer Reduzierung der Ballaststoffe wird empfohlen, da diese die Symptomatik verstärken können. Sie kann wirksam mit TENS behandelt werden, d.h. einer transdermalen elektrischen Neurostimulation (Chase et al., 2005). In einzelnen Fällen kann es notwendig sein, chirurgisch einen künstlichen Darmausgang zu legen, um darüber antegrad Einläufe zu applizieren (Hutson et al., 2009). Insgesamt sollte die Behandlung einer Slow-Transit Constipation an entsprechend spezialisierten Zentren durchgeführt werden.

Von diesen drei seltenen Formen wird im weiteren Verlauf lediglich das TVS an geeigneten Stellen und als Kasuistik erwähnt. Alle weiteren Ausführungen dieses Leitfadens beschränken sich auf die funktionelle Obstipation und die nichtretentive Stuhlinkontinenz.

1.3 Prävalenz

Prävalenz der Stuhlinkontinenz

Prävalenz bei Kleinkindern

Viele, vor allem bevölkerungsbezogene Studien haben die Stuhlinkontinenz allgemein untersucht und nicht zwischen funktioneller Obstipation und nichtretentiver Stuhlinkontinenz unterschieden. Die Prävalenz des Einkotens im Kleinkindalter (d.h. vor der Altersdefinition von 4 Jahren) ist abhängig vom Beginn und der Intensität der Sauberkeitserziehung. Wie in den beiden Züricher Längsschnittstudien gezeigt werden konnte, hat sich die elterliche Sauberkeitserziehung von den 1950er bis zu den 1970er Jahren deutlich verändert. Während 96 % der Eltern in den 1950er Jahren im ersten Lebensjahr mit dem Sauberkeitstraining begonnen haben, lag der Beginn in den 1970er Jahren im Durchschnitt bei 19 bis 21 Monaten. Eine liberalere Erziehungseinstellung und das Vorhandensein von Wegwerfwindeln dürften dafür ausschlaggebend gewesen sein. Während das frühe Sauberkeitstraining keinen Effekt auf das nächtliche Einnässen und nur einen vorübergehenden Effekt auf das Einnässen tags hat, ließ sich von den Ausscheidungsstörungen die Stuhlinkontinenz am meisten durch das elterliche Training beeinflussen. Während in den 1950er Jahren 4 % der 3-jährigen Jungen und 2 % der 3-jährigen Mädchen noch einkoteten, waren es in den 1970er Jahren 46 % der Jungen und 18 % der Mädchen (Largo, Gianciaruso & Prader, 1978; Largo et al., 1996). Ab dem Alter von 4 Jahren allerdings war das elterliche Verhalten zumindest für die Mädchen nicht mehr relevant: In den 1950er Jahren koteten 2 % der Jungen und 3 % der Mädchen ein, während in den 1970er Jahren 8 % der Jungen und 1 % der Mädchen im Alter von 4 Jahren betroffen waren.

Prävalenz bei Schulkindern

Während des gesamten Schulkindesalters bleibt die Prävalenz der Stuhlinkontinenz bei 1 bis 3 % (Bellmann, 1966; Hussong et al., 2022). In anderen Worten, im Gegensatz zur Enuresis kommt es nicht zu einer konstanten spontanen Remission pro Jahr. So waren in einer bevölkerungsbezogenen Studie 1.4 % von 1 391 6-jährigen Kindern von einer Stuhlinkontinenz betroffen (von Gontard , Moritz et al., 2011). In einer weiteren Studie von 1 206 5,7-jährigen Kindern betrug die Rate 1.8 % (Hussong et al., 2022). Die Prävalenz der Stuhlinkontinenz betrug in einer populationsbasierten Studie aus Sri Lanka insgesamt 2 % bei Kindern und Jugendlichen im Alter von 10 bis 16 Jahren, wovon bei einem Fünftel eine nichtretentive Stuhlinkontinenz und bei vier Fünfteln auch eine Obstipation vorlag (Rajindrajith et al., 2010).

Die Prävalenz ist abhängig von der Häufigkeitsdefinition: So koteten in einer großen epidemiologischen Studie von über 8 000 7-jährigen Kindern 1.4 % mindestens einmal pro Woche und 5.4 % seltener als wöchentlich ein (Joinson, Heron, Butler & von Gontard, 2006). Jeweils die Hälfte der Schulkinder ist noch nie sauber gewesen bzw. hat einen Rückfall erlitten (Bellmann, 1966). Der Gipfel für einen Rückfall liegt bei 6 Jahren (Benninga et al., 1994) bzw. bei 7 Jahren (Largo et al., 1978). Insgesamt beträgt die Prävalenz der Stuhlinkontinenz nach einer Übersicht weltweit 0.8 % bis 7.8 % (Rajindrajith et al., 2021).

Das Geschlechterverhältnis der Stuhlinkontinenz beträgt 2 bis 4 : 1 (Jungen zu Mädchen) (Bellmann, 1966; Joinson et al., 2006). Das Einkoten tritt überwiegend tags auf. Nächtliches Einkoten ist mit 2.7 % (Bellmann, 1966) bis maximal 30 % seltener als tagsüber (Benninga et al., 1994).

Vier typische Verlaufsformen

In der oben erwähnten englischen epidemiologischen Studie konnten für die Stuhlinkontinenz vier typische Verlaufsformen identifiziert werden: Es gibt eine Gruppe von Kindern, die ab dem Kleinkindalter immer sauber geblieben sind; bei einer weiteren Gruppe findet man eine kontinuierliche Abnahme der Einkothäufigkeit pro Jahr; die dritte Gruppe erleidet einen Rückfall vor allem im Alter von 6½ Jahren; und die letzte Gruppe kotet kontinuierlich seit dem Kleinkindalter ein (Heron, Joinson & von Gontard, 2008). Gerade die beiden letztgenannten Gruppen erfordern besonders intensive therapeutische Bemühungen.

Prävalenz bei Jugendlichen

Für das Jugendalter liegen inzwischen epidemiologische Daten vor, die zeigen, dass die Obstipation/Stuhlinkontinenz weiterhin häufig ist. So konnten Kyrklund et al. (2012) zeigen, dass 2.0 % der 13- bis 17-Jährigen und sogar 3.5 % der 18- bis 26-Jährigen unter einer Stuhlinkontinenz leiden.

Prävalenz der Obstipation

Die Obstipation gehört zu den häufigsten Störungen bei Kindern und Jugendlichen. Sie ist auch wesentlich häufiger als die nichtretentive Stuhlinkontinenz. Circa 3 % der Patient:innen bei niedergelassenen Kinderärzt:innen werden wegen Obstipation vorgestellt, bei pädiatrischen Gastroenterolog:innen lag die Rate bei 25 % (Loening-Baucke, 1993). Die Obstipation beginnt meist im Vorschulalter. In der Studie von Malowitz et al. (2016) lag der mediane Beginn bei 2,3 Jahren. Im Durchschnitt wurden die Kinder erst 2,7 Jahre später Spezialist:innen vorgestellt, d.h. sie wird oft zu spät erkannt und kann chronifizieren.

Die Prävalenz der Obstipation ist von den Diagnosekriterien und der Altersgruppe abhängig: Sie ist niedriger, wenn die strengeren ROME-IV-Kriterien verwendet werden, und häufiger, wenn sie weniger exakt definiert wird. Auch sind jüngere Kinder häufiger betroffen als Jugendliche.

Prävalenz der Obstipation

Nach einer Metaanalyse lag die Prävalenz der Obstipation bei 9 % weltweit (van den Berg et al., 2006), nach einer anderen im Median von 12 % (0.7 bis 29.6 %) (Mugie et al., 2011). Diese enormen Spannbreiten liegen einerseits an Selektionseffekten, andererseits an der Schwierigkeit, eine funktionelle Obstipation sicher zu diagnostizieren. Während das Symptom des Einkotens leicht zu erfassen ist, wird die funktionelle Obstipation, wie oben erwähnt, oft übersehen.

Nach den ROME-Kriterien waren 8.6 % der Jungen und 8.9 % der Mädchen betroffen (Koppen et al., 2018). Die Raten in Deutschland betrugen 6.8 % bei 5,7-jährigen Kindern (Hussong et al., 2022). In den USA lag die Prävalenz einer funktionellen Obstipation bei Kindern zwischen dem 1. und 4. Lebensjahr bei 19.5 % nach ROME-IV, nach dem 4. Lebensjahr bei 14.1 % (Robin et al., 2018). Die Obstipation scheint einen Häufigkeitsgipfel im Alter von 2 und 4 bis 5 Jahren aufzuweisen, d. h. die höchste Prävalenz findet sich im Kindergartenalter. Es fanden sich keine eindeutigen Geschlechtsunterschiede in manchen Studien, während das Geschlechterverhältnis Jungen zu Mädchen in anderen Studien bei 2:1 lag. Auch sozioökonomische Faktoren waren nicht mit dem Auftreten der Obstipation verbunden (van den Berg et al., 2006).

Prävalenz der Obstipation bei Jugendlichen

Auch bei Jugendlichen ist die Rate von Obstipation hoch, vor allem bei Mädchen (Kyrklund et al., 2012). Die kindliche Obstipation kann ins Jugend- und sogar ins Erwachsenenalter persistieren (van Ginkel et al., 2003). Die weltweite Prävalenz der Obstipation bei Erwachsenen ist hoch und beträgt 14 %, wobei Frauen und ältere Erwachsene häufiger betroffen sind (Vriesman et al., 2020).

Prävalenz der nichtretentiven Stuhlinkontinenz

Prävalenz der nichtretentiven Stuhlinkontinenz

Die Gesamtprävalenz der nichtretentiven Stuhlinkontinenz liegt nach einer Metaanalyse zwischen 0.0 % und 1.8 %, im Mittel bei 0.4 % (Koppen et al., 2018). Durch Selektionseffekte wird die nichtretentive Stuhlinkontinenz häufiger in kinderpsychiatrischen Settings vorgestellt. In einer Serie von 368 Kindern mit Stuhlinkontinenz hatten 62.8 % zusätzlich eine Obstipation, aber immerhin 37.2 % eine nichtretentive Form (von Gontard et al., 2015). In einer zweiten Serie von 655 Kindern mit Stuhlinkontinenz hatten 70.7 % eine Obstipation, während 25.8 % unter einer nichtretentiven Stuhlinkontinenz litten (von Gontard et al., 2020). Es ist davon auszugehen, dass Kinder mit einer Obstipation häufiger in pädiatrischen Settings vorgestellt werden.

Abbildung 1 zeigt die Prävalenzverhältnisse der Obstipation als häufigste Störung mit einer Prävalenz von 9.5 %. Die Stuhlinkontinenz allgemein ist mit 1.8 % sehr viel seltener. 80 % der Kinder mit einer Stuhlinkontinenz

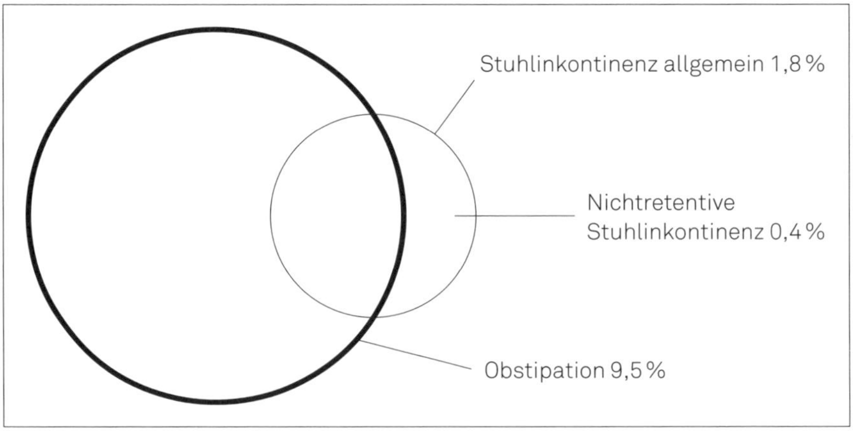

Abbildung 1: Prävalenz der Obstipation, der Stuhlinkontinenz allgemein und der nichtretentiven Stuhlinkontinenz

sind auch obstipiert. Abbildung 1 zeigt weiterhin, dass die meisten Kinder und Jugendlichen nur obstipiert sind und nicht einkoten. Die nichtretentive Stuhlinkontinenz ist die seltenste Form und zeigt keine Überschneidung mit der Obstipation. Die Grafik verdeutlicht, dass die neue Klassifikation nach ROME-IV tatsächlich sinnvoll ist, wenn man die Häufigkeiten betrachtet: Die funktionelle Obstipation ist die übergeordnete Diagnose, die mit einer Stuhlinkontinenz einhergehen kann oder auch nicht. Die Restgruppe ist die nichtretentive Stuhlinkontinenz ohne jegliche Zeichen der Obstipation.

Obstipation: übergeordnete Diagnose

1.4 Differenzialdiagnose

1.4.1 Psychopathologische Differenzialdiagnose

Die Stuhlinkontinenz lässt sich leicht diagnostizieren, da das Symptom des Einkotens – sei es nur ein Schmieren oder das Absetzen von Kothäufchen – so offensichtlich ist. Wenn die diagnostischen Kriterien nach ROME-IV erfüllt sind, kann die Diagnose der nichtretentiven Stuhlinkontinenz ohne größere Probleme gestellt werden. Auch die Obstipation zeigt sich mit einem körperlichen Symptom, nämlich dem habituellen Zurückhalten von Stuhl im Darm, das aber übersehen werden kann.

Weiterhin weisen nur 30 bis 50 % aller Kinder mit funktioneller Obstipation/Stuhlinkontinenz tatsächlich eine komorbide psychische Störung auf – alle anderen koten ein oder sind verstopft, ohne psychisch auffällig zu sein. Bei der funktionellen Obstipation/Stuhlinkontinenz stellt sich demnach eher die Frage der Komorbidität als die der Differenzialdiagnose (d. h. des Ausschlusses anderer psychischer Störungen) – ganz im Gegensatz zur somatischen Differenzialdiagnose, nach der tatsächlich organische Erkrankungen ausgeschlossen werden müssen.

Komorbidität psychischer Störungen wichtiger als Differenzialdiagnose

Schwere psychische Störungen, bei denen auch eine funktionelle Obstipation/Stuhlinkontinenz vorhanden sein kann, umfassen vor allem die neurobiologischen Entwicklungsstörungen, die früh im Leben beginnen, überwiegend genetisch bedingt sind und zur Chronifizierung neigen (vgl. Kapitel 1.5.6).

1.4.2 Somatische Differenzialdiagnose

Die funktionelle Obstipation/Stuhlinkontinenz äußert sich im Gegensatz zu anderen psychischen Störungen durch ein eindeutiges, sichtbares somatisches Symptom, das Einkoten und das Zurückhalten von Stuhl im Darm. Körperliche Ursachen müssen zu Beginn der Diagnostik unbedingt erkannt und behandelt bzw. ausgeschlossen werden. Von daher ist es absolut notwendig, dass jedes Kind mit Stuhlinkontinenz mindestens einmal komplett kinderärztlich untersucht wurde. Erst nachdem mögliche organische Grunderkrankungen ausgeschlossen wurden, darf mit der psychotherapeutischen Behandlung begonnen werden. Es wäre ein grober Kunstfehler, wenn eine organische Störung übersehen und sich diese durch die psychotherapeutische Behandlung chronifizieren würde. Andererseits reicht für die meisten Kinder eine nichtinvasive Standarddiagnostik aus, die in Kapitel 2.1.5 ausführlich erläutert wird. Unnötige, invasive, für Kind und Eltern belastende Untersuchungen sind unbedingt zu vermeiden.

Ausschluss organischer Ursachen: immer notwendig

Organische Grunderkrankungen sind bei der Obstipation häufiger: In 5 % der Fälle lassen sich organische Ursachen identifizieren; bei 95 % handelt es sich um eine funktionelle Störung. Bei der nichtretentiven Stuhlinkontinenz ist die Rate wesentlich geringer: Bei maximal 1 % der Kinder lässt sich eine organische Erkrankung nachweisen; bei 99 % handelt es sich um eine rein funktionelle Störung. Da die beiden Formen sich nicht nur bzgl. der Häufigkeit, sondern hinsichtlich der Art der somatischen Begleitstörungen unterscheiden, sollen sie separat behandelt werden.

Organische Ursachen bei Obstipation häufiger als bei nichtretentiver Stuhlinkontinenz

Somatische Differenzialdiagnose: Obstipation bei jüngeren Kindern bis zum Alter von 2 Jahren

Auch jüngere Kinder können von einer Obstipation betroffen sein. Die Rate von somatischen Ursachen ist in dieser Altersgruppe besonders hoch, wes-

Jüngere Kinder: besonders sorgfältige somatische Diagnostik

wegen eine besonders sorgfältige Abklärung erforderlich ist. Von daher sollten jüngere Kinder immer von einem:einer Kinderärzt:in gesehen werden, nach Indikation sogar von einem:einer Spezialist:in für pädiatrische Gastroenterologie. Eine Übersicht über mögliche somatische Faktoren findet sich bei Claßen et al. (2022) und in der Leitlinie (Claßen & von Gontard, 2022).

Somatische Differenzialdiagnose: Obstipation bei älteren Kindern

Ältere Kinder: vielfältige organische Ursachen möglich

Die ausführliche somatische Differenzialdiagnose findet sich bei von Gontard (2011) und in der Leitlinie (Claßen & von Gontard, 2022). Die möglichen Ursachen lassen sich in folgenden Gruppen zusammenfassen: Anatomische, metabolische, endokrinologische, medikamentöse, neurogene und neuropathische Ursachen. Diese sollen gezielt besprochen werden:

- *Anatomische Ursachen:* Eine der häufigsten Ursachen sind anale Rhagaden und Fissuren, d.h. schmerzhafte Schleimhautrisse im Analbereich. Da die Defäkation ausgesprochen schmerzhaft ist, neigen die Kinder zur Stuhlretention und Obstipation. Auch entzündliche Erkrankungen im Anogenitalbereich, wie z.B. Abszesse und eine Dermatitis, können durch entsprechende Schmerzen zur Stuhlretention prädisponieren. Ebenfalls müssen angeborene Fehlbildungen des Enddarmes, wie z.B. eine Analstenose (Verengung des Afters) sowie Fehlbildungen der Lage und Form des Enddarms erkannt werden. Auch Strikturen und Verengungen nach entzündlichen Darmerkrankungen können Ursache einer Obstipation sein. Schließlich gibt es auch angeborene Formen der Darmerweiterung (idiopathisches Megacolon).
- *Metabolische Ursachen:* Eine Vielzahl von Elektrolytverschiebungen, meist im Rahmen von schweren Grunderkrankungen, können zur Obstipation (z.B. Hypokaliämie, Hypomagnesiämie, Hypophosphatämie, Hypercalcämie) führen. Genetische Erkrankungen, wie die Mukoviszidose (zystische Fibrose), gekennzeichnet durch eine zähe, verdickte Sekretbildung in Lunge und Pankreas, kann mit einer Obstipation einhergehen. Ebenso können Kinder mit einer Zöliakie (Gluten- bzw. Weizenunverträglichkeit) betroffen sein. Dagegen scheint eine Kuhmilchallergie keine mögliche Ursache zu sein (Simeone et al., 2008).
- *Endokrinologische Ursachen:* Von den hormonellen Störungen kommen am ehesten ein Diabetes mellitus (Zuckerkrankheit) und eine Hypothyreose (Unterfunktion der Schilddrüse) differenzialdiagnostisch infrage. Alle anderen endokrinologischen Erkrankungen sind extrem selten.
- *Medikamentöse Ursachen:* Viele Medikamente gehen mit einer Obstipation einher. Die medikamentösen Nebenwirkungen werden oft übersehen. Zu den Medikamenten gehören Anticholinergika, Antidepressiva,

Neuroleptika, Blutdruckmittel, Opiate, Eisen, Chemotherapeutika und Antikonvulsiva.

- *Neurogene Ursachen:* Diese wichtige Differenzialdiagnose muss unbedingt beachtet werden. Eine Obstipation findet sich z. B. bei Kindern mit einer infantilen Zerebralparese. Auch eine Spina bifida (offener Rücken) kann durch mangelnde Innervierung des Darmes zu einer Obstipation führen. Die körperliche Untersuchung muss deshalb nicht nur den Anogenitalbereich, sondern die gesamte Wirbelsäule umfassen. Die Spina bifida kann verdeckt sein (Spina bifida occulta). Dabei ist der Wirbelbogen nicht geschlossen, der entsprechende Bereich jedoch mit Haut bedeckt. Zum Teil sieht man eine vermehrte Haarbildung oder Delle, zum Teil kann man die Verschlussstörung nur tasten. Auch ein Tethered Cord Syndrom muss unbedingt ausgeschlossen werden. Dabei ist das untere Ende des Rückenmarks mit den knöchernen Strukturen verbunden. Beim Längenwachstum kommt das Rückenmark unter Zugdruck mit Ausfällen der Darm- und Blasenfunktion sowie neurologischen Ausfällen der unteren Extremitäten.
- *Neuropathische Ursachen:* Auch die Innervation des Darmes an sich kann Ursache einer Obstipation sein. Die wichtigste Neuropathie ist der Morbus Hirschsprung, die häufigste intrinsische neuromuskuläre Erkrankung des Gastrointestinaltraktes. Sie betrifft 1:5 000 aller Lebendgeborenen, Jungen sind viermal häufiger betroffen als Mädchen. Der Morbus Hirschsprung tritt in 80 % der Fälle sporadisch auf, in den restlichen Fällen ist er genetisch bedingt. Typisch ist eine fehlende Innervation eines Segmentes des unteren Dickdarmes. Bei schweren Fällen zeigt sich die Symptomatik schon im Neugeborenenalter als akute Erkrankung: Die Neugeborenen setzen kein Mekonium ab, es kommt zum galligen Erbrechen, zur Erweiterung des Bauches und zum Darmverschluss. Typisch ist ein enges Rektum bei digitaler Untersuchung. Bei älteren Kindern handelt es sich um leichtere Formen, bei denen kürzere Darmsegmente zum Teil inkomplett betroffen sind. Neben der Obstipation sind Gedeihstörungen, Anämie, Blutarmut, Stühle mit geringem Durchmesser, erweitertem Bauch und Wachstumsretardierung typisch. 80 % der Fälle eines Morbus Hirschsprung werden vor dem Alter von 4 Jahren, d. h. dem Definitionsalter der Stuhlinkontinenz, diagnostiziert. Bei einem entsprechenden Verdacht muss das Kind an die pädiatrische Gastroenterologie bzw. Kinderchirurgie weiterverwiesen werden. Die Diagnose wird durch eine Biopsie und eine Gewebeprobe gestellt. Eine Operation mit Entfernung des nicht innervierten Darmsegmentes ist kurativ.

Wichtigste organische Ursache: Morbus Hirschsprung

Hinweise auf mögliche somatische Ursachen finden sich bei den sogenannten roten Fahnen, die im folgenden Kasten aufgeführt sind. In diesen Fällen sollte eine besonders sorgfältige Diagnostik durchgeführt werden.

Rote Fahnen beachten: Hinweis auf organische Ursachen

Warnzeichen („red flags“) als Hinweise auf eine organische Ursache der Obstipation (Claßen & von Gontard, 2022)

Anamnese
- Später erster Mekoniumabgang > 48 Stunden postnatal
- Beginn der Obstipation bald nach der Geburt bzw. im Säuglingsalter
- Bleistiftartiges Kaliber des Stuhls (kommt auch bei schwerer funktioneller Obstipation vor)
- Primäre, anhaltende Harninkontinenz (neurogene Störung beider Systeme?)
- Gedeihstörung, Inappetenz, Erbrechen; Fieber, Ileus
- Begleitende Entwicklungsstörung, verspätetes Erreichen der Meilensteine der statomotorischen Entwicklung
- Polyurie/Polydipsie
- Familiäre Belastung für Morbus Hirschsprung
- Blutige Stühle in Abwesenheit von analen Rhagaden
- Galliges Erbrechen

Klinische Untersuchung
- Extreme Angst bei der analen Inspektion (kommt auch bei traumatisierten Kindern mit funktioneller Obstipation vor)
- Ausgeprägte abdominelle Vorwölbung (Distension)
- Schilddrüsenveränderungen
- Leeres Rektum bei digitaler Untersuchung
- Auffälliger Anus (Position, Stenose)
- Fehlender analer, Bauchhaut- oder Kremaster-Reflex
- Lumbosakral gelegene Grübchen, Haarbüschel, Lipome
- Asymmetrie der Analfalte
- Anale Narben, perianale Dermatitis; perianale Psoriasis; Lichen sclerosus et atrophicans

Verlauf
- Therapieresistenz trotz konsequenter Durchführung der Maßnahmen

Somatische Differenzialdiagnose: nichtretentive Stuhlinkontinenz

Organische Ursachen der nichtretentiven Stuhlinkontinenz: selten und umschrieben

Die somatische Differenzialdiagnose ist bei nichtretentiver Stuhlinkontinenz sehr viel umschriebener und überschaubarer. Im Vergleich zur funktionellen Obstipation (5 % organische Formen) lassen sich nur in 1 % der Fälle organische Ursachen identifizieren, d. h. die meisten Fälle sind funktionell.

Als somatische Ursachen kommen überwiegend Durchfälle, postoperative und neurogene Ursachen infrage:
- *Diarrhöe:* Jede Art von Durchfall, sei es infektiös oder funktionell, kann mit Einkoten einhergehen, wenn das Kind den Stuhlgang nicht adäquat zurückhalten kann.
- *Colitis:* Sie kann mit Tenesmen, Blut oder Schleim im Stuhl einhergehen.

- *Bei Gedeihstörung und Untergewicht* in Zusammenhang mit der nichtretentiven Stuhlinkontinenz müssen ebenfalls organische Ursachen erwogen werden.
- *Postoperative Ursachen:* Wenn im Rahmen einer Operation die Funktion des Enddarms beeinträchtigt ist, kann dies ebenfalls zum Einkoten führen.
- *Neurogene Ursachen:* Auch eine Spina bifida, sei sie verdeckt (occulta) oder mit einem offenen Rücken, kann mit einer nichtretentiven Stuhlinkontinenz assoziiert sein, wenn die Funktionen des Enddarms beeinträchtigt sind. Weitere neurologische Ausfälle sind typisch.

1.5 Komorbide Problembereiche und Störungen

1.5.1 Komorbide psychische Problembereiche

Psychische Symptome: Stuhlinkontinenz allgemein

Stuhlinkontinenz allgemein. Viele Kinder leiden unter dem Einkoten und können Symptome zeigen, die nicht das Ausmaß einer vollen psychischen Störung erreichen. Auch solche subklinischen Symptome können belastend sein, bilden sich aber oft zurück, wenn Kinder sauber geworden sind. Von daher sollte die Therapie immer symptomorientiert versuchen, primär das Ziel der Sauberkeit zu erreichen. Viele Begleitsymptome werden in Folge verschwinden oder minimiert. Falls eine manifeste psychische Störung vorliegt, erfordert diese jedoch eine zusätzliche Behandlung.

In der klassischen Arbeit von Bellmann (1966) wurden 45 Jungen mit Stuhlinkontinenz und 73 Kontrollpersonen verglichen. Es handelt sich dabei um eine repräsentative bevölkerungsbezogene Studie (Einzelheiten bei von Gontard, 2011). Jungen mit Stuhlinkontinenz zeigten dabei häufiger folgende Symptome: Nahrungsverweigerung, Negativismus, Stehlen, ausgeprägte Ängste, gestörtes Selbstwertgefühl, niedrige Frustrationstoleranz, gehemmte und ausgelebte Aggression, eine enge Mutterbeziehung und Probleme mit Gleichaltrigen. Es handelt sich bei dieser Liste um deskriptive, nicht näher operationalisierte Symptome und natürlich nicht um Diagnosen. Auch zeigt die Liste, wie heterogen die Symptomatik gestaltet sein kann.

In einer epidemiologischen Studie mit über 8 000 Kindern im Alter von 7½ Jahren wurde auch die kindliche Sicht erfasst. Kinder mit Stuhlinkontinenz gaben an, in Mobbing verwickelt zu sein – sowohl aktiv als auch als Opfer. Auch gaben sie zu, sich bei antisozialen Aktivitäten zu beteiligen, und litten unter einem verringerten Selbstwertgefühl (Joinson et al., 2006). In der gleichen ALSPAC-Studie konnten Joinson et al. (2019) zeigen, dass

Vorläufersymptome im Alter von 2 bis 3 Jahren einer späteren Stuhlinkontinenz (mit und ohne Obstipation) im Alter von 4 bis 10 Jahren vorangehen (Joinson et al., 2019). Zu diesen gehören schwierige Stimmungslage, Verhaltensprobleme, Wutanfälle, Schlafprobleme und belastende Lebensereignisse. Diese waren bei der Obstipation (mit und ohne Stuhlinkontinenz) signifikant häufiger, aber nicht bei der Stuhlinkontinenz alleine. In einer anderen Studie war das Selbstwertgefühl zwar nicht beeinträchtigt, jedoch zeigten Kinder mit Stuhlinkontinenz deutlich mehr internalisierende und externalisierende Symptome und hatten mehr schulische Leistungsprobleme (Cox, Morris, Borrowitz & Sutphen, 2002).

Psychische Symptome: funktionelle Obstipation

Funktionelle Obstipation. Sehr viel mehr Studien sind zu komorbiden psychischen Symptomen bei der Obstipation durchgeführt worden. In einer Arbeit litten Kinder mit Obstipation unter einem niedrigeren Selbstwertgefühl, vor allem, wenn sie häufiger stuhlinkontinent waren (Bongers, van Dijk, Benninga & Grootenhuis, 2009). 70 bis 90 % der Kinder waren besorgt über das mögliche Auftreten von Stuhlinkontinenz und die folgenden sozialen Konsequenzen. Allgemein nahmen sie jedoch an sozialen Aktivitäten teil und hatten nicht das Gefühl, weniger Freund:innen zu haben. In der Studie von Ramasinghe et al. (2017) wurden 1 697 Jugendliche (mittleres Alter 15,1 Jahre) mit einem Persönlichkeitsfragebogen untersucht. Jugendliche mit funktioneller Obstipation hatten auffälligere Persönlichkeitsmerkmale, einschließlich Aggression, ein schwaches Selbstwertgefühl, emotionale Instabilität sowie negative Kognitionen. Auch eine Einschränkung der Lebensqualität war mit diesen Persönlichkeitsmerkmalen korreliert. Philips et al. (2015) konnten in ihrer systematischen Übersicht zeigen, dass Kinder mit funktioneller Obstipation und mit Stuhlinkontinenz erhöhten Raten von belastenden Lebensereignissen ausgesetzt sind. Diese umfassen schulbezogene (wie Mobbing) und familienbezogene Lebensereignisse. Die Prävalenzzahlen variierten in Studien zwischen 1.6 % und 90 %. Kinder mit einer sekundären Stuhlinkontinenz, d. h. die im Rahmen ihrer Kontinenzentwicklung bereits vollständige Stuhlkontinenz erlangt hatten, wiesen dabei vermehrt belastende Lebensereignisse auf. Joinson et al. (2019) fanden erhöhte Raten von belastenden Lebensereignissen, schwierigem Temperament, Verhaltensproblemen sowie Wutanfällen als Vorläufersymptome vor allem bei Kindern mit einer funktionellen Obstipation und Stuhlinkontinenz.

Psychische Symptome: nichtretentive Stuhlinkontinenz

Nichtretentive Stuhlinkontinenz. Nur wenige Studien sind zur nichtretentiven Stuhlinkontinenz durchgeführt worden. So sind belastende Lebensereignisse deutlich erhöht (Rajindrajith et al., 2010; 2016). Diese betreffen sowohl schulbezogene Lebensereignisse (wie Wechsel der Schule, Schulverweis und fehlendes Bestehen von Examen) als auch familienbezogene Lebensereignisse (wie Arbeitsplatzverlust der Eltern, Trennung bzw. Scheidung der Eltern und Alkoholismus eines Elternteils).

1.5.2 Elterliche Belastung

Eltern: psychisch belastet

Eltern sind durch die Defäkationsstörung ihres Kindes sehr belastet. Die meisten denken, dass sie mit dem Problem vollkommen alleine sind und es niemanden gibt, der das Gleiche erlebt. Der Austausch untereinander hilft hier vielen weiter, wozu auch eine Selbsthilfegruppe beitragen kann. Eine psychologische Unterstützung kann in vielen Fällen zusätzlich notwendig sein. Peeters et al. (2017) fanden bei 127 Kindern mit funktioneller Obstipation vor allem bei deren Müttern vermehrt neurotische Persönlichkeitsmerkmale, somatische und depressive Beschwerden sowie Stress. Die Väter waren weniger stark betroffen. Peeters et al. (2017) folgern, dass psychische Faktoren der Eltern in der Diagnostik berücksichtigt werden sollten.

Die Erziehungseinstellungen und -praktiken der Eltern von 131 Kindern mit funktioneller Obstipation wurden mit einem standardisierten Fragebogen in der Studie von van Dijk et al. (2015) untersucht. Eine höhere Frequenz von Stuhlinkontinenz-Ereignissen war mit dem Grad der elterlichen Autonomie verbunden, aber auch mit elterlicher Überprotektion, was bei der Behandlung der Obstipation berücksichtigt werden sollte.

1.5.3 Misshandlung, Vernachlässigung und Missbrauch

Vernachlässigung häufiger als Misshandlung

Ein kontroverses Thema ist weiterhin die Assoziation von funktioneller Obstipation/Stuhlinkontinenz und sexuellem Missbrauch. In mehreren klinischen Studien zeigten sich bei Jungen wie auch bei Mädchen, die Missbrauch erfahren hatten, höhere Raten von Stuhlinkontinenz, aber auch eine Reihe anderer körperlicher und psychischer Symptome (siehe von Gontard, 2011). In einer retrospektiven Untersuchung wurden 466 Kinder nach sexuellem Missbrauch, 429 psychiatrisch auffällige Kinder mit externalisierenden Störungen und 641 Kontrollpersonen miteinander verglichen (Mellon et al., 2006). Es fanden sich dabei keine Unterschiede zwischen den beiden ersten Gruppen: Die Stuhlinkontinenz trat bei 10.3 % der Kinder nach sexuellem Missbrauch und bei 10.5 % der Kinder mit externalisierenden Störungen auf – nur 2 % der Kontrollpersonen waren betroffen. Sehr viel typischer als Stuhlinkontinenz war sexualisierendes Verhalten nach sexuellem Missbrauch. Die Autoren folgern, dass die Stuhlinkontinenz ein unspezifisches stressinduziertes Symptom nach Missbrauch sein kann.

In einer Studie aus Sri Lanka war die Rate von emotionalem und körperlichem Missbrauch, in geringerer Häufigkeit auch von sexuellem Missbrauch, bei Jugendlichen mit Stuhlinkontinenz erhöht (Rajindrajith et al., 2016). Es wurden 1 807 Jugendliche (mittleres Alter 14,4 Jahre) untersucht, von denen 47 (2.6 %) eine permanente Stuhlinkontinenz aufwiesen. Die

Rate von körperlicher Misshandlung betrug 51 % (Kontrollpersonen 24.3 %), emotionaler Vernachlässigung 40.4 % (gegenüber 22.7 %) und sexuellem Missbrauch 17 % (gegenüber 2.3 %).

Bei der Obstipation, die 7.7 % der Jugendlichen betraf, waren in der gleichen Studie die Raten etwas geringer: körperliche Misshandlung mit 41.6 % (Kontrollgruppe 23.3 %), emotionale Vernachlässigung mit 40.9 % (gegenüber 20.8 %), sexueller Missbrauch mit 5.8 % (gegenüber 2.6 %) (Rajindrajith et al., 2016).

Sexueller Missbrauch bei Obstipation nicht gehäuft

Klinische Daten zur Assoziation von sexuellem Missbrauch und gastrointestinalen Symptomen inklusive Stuhlinkontinenz sind insgesamt inkonsistent (Vrolijk-Bosschaart et al., 2018). In einer neuen Studie aus den Niederlanden waren die Raten von sexuellem Missbrauch bei Kindern mit Obstipation (n=223) gegenüber Kontrollen (n=153) nicht erhöht (Vriesman et al., 2022), sodass zumindest in Europa nicht von einem erhöhten Risiko für einen sexuellen Missbrauch bei Kindern mit Obstipation ausgegangen werden kann.

1.5.4 Lebensqualität

Lebensqualität reduziert

Viele Studien haben sich dem Thema Lebensqualität gewidmet. Lebensqualität ist ein Sammelbegriff für verschiedene Aspekte des seelischen Wohlbefindens, d. h. es ist ein multifaktorielles Konstrukt. Es wird zwischen einer allgemeinen Lebensqualität und der gesundheitsassoziierten Lebensqualität unterschieden.

Mehrere Studien und Übersichten konnten zeigen, dass die Lebensqualität von Kindern und Eltern bei chronischer Obstipation und Stuhlinkontinenz erheblich reduziert ist. In einer systematischen Übersicht und Metaanalyse konnten Vriesman et al. (2019) zeigen, dass Kinder mit Obstipation eine geringere Lebensqualität hatten als die Kontrollgruppe. Dabei waren Angaben der Kinder und Eltern vergleichbar. In einer anderen Übersicht von Collis et al. (2018) konnte gezeigt werden, dass die Lebensqualität bei allen Formen von Inkontinenz, d. h. Harn- und Stuhlinkontinenz, reduziert ist.

In der Studie von Rajindrajith et al. (2013) hatten Kinder mit Stuhlinkontinenz und Obstipation eine geringere Lebensqualität im Vergleich zu solchen mit ausschließlicher Obstipation. Multiple Bereiche der Lebensqualität waren betroffen und mit weiteren somatischen Symptomen assoziiert. Auch in der Studie von Ramasinghe et al. (2017) war die Lebensqualität bei Jugendlichen mit funktioneller Obstipation reduziert.

Zudem stimmte in der Studie von van Summeren, Klunder et al. (2018) die Einschätzung der Kinder und Eltern zur reduzierten Lebensqualität von

Kindern mit funktioneller Obstipation gut überein. Bei einzelnen Eltern-Kind-Paaren fanden sich allerdings deutliche Diskrepanzen, sodass es sinnvoll sein kann, im klinischen Setting Eltern und Kinder getrennt zu befragen. In einer großen multizentrischen Studie von 410 Kindern (mittleres Alter 7,8 Jahre) konnten Kovacic et al. (2015) zeigen, dass Kinder mit einer funktionellen Obstipation und Stuhlinkontinenz eine niedrigere Lebensqualität aufwiesen als solche mit funktioneller Obstipation alleine. Ältere Kinder mit beiden Störungen waren häufiger betroffen als jüngere. Auch zeigten Familien von Kindern mit beiden Störungen mehr dysfunktionale Interaktionen, einen erhöhten elterlichen Stress und geringere psychosoziale Ressourcen.

Lebensqualität: wichtig für Studien

Die Erfassung der Lebensqualität ist im Rahmen von Studien wichtig. Es stehen verschiedene generische Fragebögen für Eltern und für Kinder zur Verfügung, wie der KINDL-Fragebogen (Ravens-Sieberer & Bullinger, 1998, 2000), sowie spezifische Fragebögen. In Holland wurde ein spezifischer Lebensqualitätsfragebogen für Kinder mit Obstipation und Stuhlinkontinenz entwickelt (Voskuijl et al., 2004b). Bei der „Defecation Disorder List“ (DDL) handelt es sich um einen standardisierten Fragebogen mit 37 Items für das Alter von 7 bis 15 Jahren mit guten psychometrischen Eigenschaften (Voskuijl et al., 2004b). Der Fragebogen wurde bisher noch nicht ins Deutsche übersetzt und eignet sich eher für Forschungsfragen.

Lebensqualität in klinischer Praxis: nicht therapieleitend

Im klinischen Kontext kann es wichtig sein, symptombedingte Einschätzungen der Lebensqualität zu erfragen: Die Motivationslage für die notwendigen, langdauernden Therapiemaßnahmen kann deutlicher werden und die Familien können sich besser verstanden fühlen, was der therapeutischen Beziehung dient. Allerdings liefert die Erfassung der Lebensqualität mit Fragebögen keine therapieleitenden Informationen, im Gegensatz zu den Verhaltensfragebögen wie der CBCL (Achenbach, 2019) und dem SDQ (Goodman, 1997). Lebensqualitätsfragebögen ergeben keinen Hinweis auf vorliegende psychische Symptome, die eine weitergehende kinderpsychotherapeutische oder kinderpsychiatrische Diagnostik und Behandlung indizieren würden. In anderen Worten: Die standardisierte Erfassung der Lebensqualität wird keinen Einfluss auf die gewählte Therapie haben und diese auch nicht inhaltlich beeinflussen.

1.5.5 Komorbide psychische Störungen

Die Rate von komorbiden psychischen Störungen ist bei Kindern mit funktioneller Obstipation/Stuhlinkontinenz deutlich höher als bei Kindern mit Enuresis oder Harninkontinenz. Die Rate ist ca. 3- bis 5-fach erhöht gegenüber nicht einkotenden Kindern (von Gontard, Baeyens et al., 2011). Es gibt keine Stuhlinkontinenz-spezifische Psychopathologie – die Störungen sind vollkommen heterogen und umfassen sowohl internalisierende als auch externalisierende Störungen. Auch finden sich keine Unterschiede zwischen der funktionellen Stuhlinkontinenz und der Obstipation, sodass beide Formen zusammen behandelt werden können.

In den letzten 20 Jahren wurde eine Vielzahl von Arbeiten veröffentlicht, die die „Child Behavior Checklist" (CBCL) verwendeten (Zusammenfassung bei von Gontard, 2011). Dieses weit verbreitete Instrument ermöglicht eine gute Vergleichbarkeit der Studien, die in verschiedenen Settings durchgeführt wurden. Dabei scheinen Selektionseffekte eine eher geringe Rolle zu spielen. Unabhängig davon, ob im pädiatrischen oder kinder- und jugendpsychiatrischen Setting, hatten 37 bis 57 % aller Kinder Gesamtscores im klinischen Bereich. Die jeweiligen Normwerte der „Child Behavior Checklist" liegen bei 10 % – d.h. die Rate war 3- bis 5-fach erhöht. Einige klinische Studien erfassten das Vorliegen von psychiatrischen Diagnosen nach ICD-10. Dabei waren emotionale Störungen, Störungen des Sozialverhaltens und ADHS am häufigsten.

Komorbide Störungen: 3–5-mal häufiger

Heterogene Störungen

Die genaueste epidemiologische Untersuchung zur psychischen Komorbidität wurde von Joinson et al. (2006) veröffentlicht. Die Rate von psychischen Störungen nach DSM-IV war häufiger bei Kindern, die mindestens einmal pro Woche einkoteten, als bei solchen, die seltener als einmal pro Woche stuhlinkontinent waren. Kinder mit häufigem Einkoten (mindestens einmal pro Woche) zeigten signifikant häufiger als nicht einkotende Kinder folgende DSM-IV-Störungen: Emotionale Störung mit Trennungsangst (4.3 %), soziale Phobien (1.7 %), spezifische Phobien (4.3 %), generalisierte Angststörung (3.4 %), depressive Störungen (2.6 %), ADHS (9.2 %), Störung des Sozialverhaltens mit oppositionellem Verhalten (11.9 %). Wieder wird die Heterogenität der verschiedenen psychischen Störungen deutlich.

Lange wurden die internalisierenden Störungen übersehen. In einer bevölkerungsbezogenen Studie von 1 206 Kindern mit einem mittleren Alter von 5,7 Jahren hatten 1.8 % eine Stuhlinkontinenz und 6.3 % eine Obstipation. Im Vergleich zu kontinenten Kindern waren die Raten von sozialer Phobie (35.3 % vs. 13.5 %) sowie spezifischer Phobie (50.0 % versus 17.2 %) signifikant erhöht. Auch waren diese Kinder signifikant häufiger von depressiven Symptomen betroffen (61.9 % versus 9.7 %). Ähnlich belastet waren Kinder mit einer Obstipation, die signifikant höhere Raten von sozialer Phobie (28.6 %), spezifischer Phobie (36.8 %), generalisierter Angststörung (21.1 %) und depressiven Symptomen (39.2 %) hatten. Die Studie ist besonders wertvoll, da sie auf den DSM-5-Kriterien beruht (Hussong et al., 2021).

Bei der nichtretentiven Stuhlinkontinenz finden sich keine wesentlichen Unterschiede zu Kindern mit einer funktionellen Obstipation. Die Rate von psychischen Störungen und Symptomen war in manchen Studien höher als bei der Obstipation (von Gontard et al., 2015) – in anderen nicht

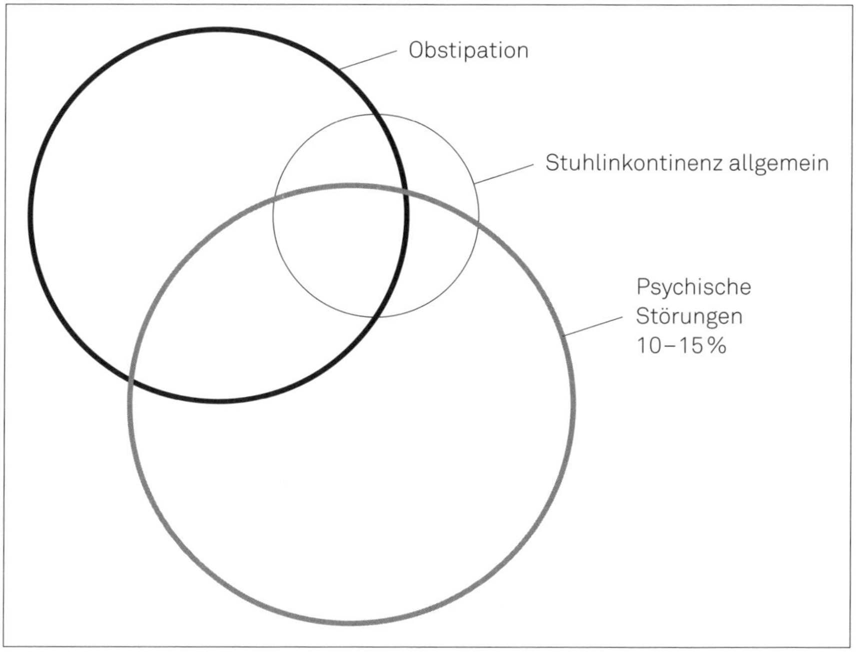

Abbildung 2: Prävalenz der Obstipation, der Stuhlinkontinenz allgemein und der nichtretentiven Stuhlinkontinenz – und komorbide Störungen

(Benninga, Voskuijl, Akkerhuis et al., 2004). In einer Serie von 368 Kindern mit Stuhlinkontinenz hatten 48.5 % der Kinder mit Obstipation und 58.8 % der Kinder mit nichtretentiver Stuhlinkontinenz Verhaltensauffälligkeiten im klinischen Bereich nach dem CBCL-Fragebogen (von Gontard et al., 2015). In einer zweiten Serie von 655 Kindern hatten 43.0 % derjenigen mit einer Obstipation und 40.6 % der Kinder mit einer nichtretentiven Stuhlinkontinenz klinisch relevante Verhaltensprobleme (von Gontard et al., 2020). Da die Basisrate psychischer Störungen bei 10 % liegt, ist die Rate von psychischen Symptomen 4- bis 6-fach erhöht. Diese komorbiden Symptome und Störungen müssen zusätzlich in der Therapie berücksichtigt werden.

Zusammengefasst leiden 30 bis 50 % aller Kinder mit Stuhlinkontinenz an einer klinisch relevanten, manifesten psychischen Störung. Wegen der Heterogenität der psychischen Störung ist im Einzelfall immer eine genaue Diagnostik erforderlich. Ein deskriptives Vorgehen ist unbedingt notwendig: Die Form der Stuhlinkontinenz sowie alle begleitenden Störungen sollen separat diagnostiziert und – falls erforderlich – behandelt werden. Dabei ist zu beachten, dass die meisten, d.h. 50 bis 70 % aller Kinder mit Stuhlinkontinenz nur einkoten und keine weiteren psychischen Störungen aufweisen.

Die Zusammenhänge zwischen funktioneller Obstipation und nichtretentiver Stuhlinkontinenz mit komorbiden psychischen Störungen sind in Abbildung 2 dargestellt. Man sieht, dass die Überschneidung von klinisch relevanten psychischen Störungen und alle Formen der Obstipation/Stuhlinkontinenz bei 30 bis 50 % der Fälle liegt.

1.5.6 Risikogruppen für eine funktionelle Obstipation/Stuhlinkontinenz

Eine besondere Risikogruppe für Obstipation und Stuhlinkontinenz sind Kinder mit neurobiologischen Entwicklungsstörungen. Die Störungen sind überwiegend genetisch bedingt, beginnen früh im Leben und weisen eine hohe Persistenz auf (American Psychiatric Association, 2013). Diese Störungen wurden als Risikogruppe für alle Ausscheidungsstörungen in neueren Studien identifiziert (von Gontard et al., 2022). Besonders wichtig sind dabei die Aufmerksamkeitsdefizit-/Hyperaktivitätsstörung (ADHS; von Gontard & Equit, 2015), Autismus-Spektrum-Störungen (ASS; Niemczyk et al., 2018) und Intelligenzminderung (von Gontard, 2013b). In großen, populationsbasierten Zwillingsstudien wurden 1 021 Kinder mit neurobiologischen Entwicklungsstörungen mit 22 028 Kontrollpersonen verglichen (Alabaf et al., 2019). Die Raten von funktioneller Obstipation (bzw. Stuhlinkontinenz) betrugen bei ADHS 16.2 % (11.1 %), bei ASS 25.3 % (33 %) und bei Intelligenzminderung 16.3 % (12.6 %) – im Vergleich zu 7.3 % (2.7 %) in der Kontrollgruppe.

Risikogruppen: ADHS, ASS und Intelligenzminderung

Diese drei Gruppen von neurobiologischen Entwicklungsstörungen spielen in der Praxis eine besondere Rolle. Aber auch weitere psychische Störungen können das Risiko für eine Obstipation/Stuhlinkontinenz erhöhen und müssen beachtet werden.

ADHS: häufige komorbide Störung und Risikogruppe

Aufmerksamkeitsdefizit-/Hyperaktivitätsstörung (ADHS). ADHS ist durch die Symptome des Konzentrationsmangels, der erhöhten Ablenkbarkeit, der Hyperaktivität und der Impulsivität gekennzeichnet. Es können der unaufmerksame, der hyperaktiv-impulsive und der kombinierte Subtyp unterschieden werden. Die Prävalenz beträgt 5 %. Es handelt sich um eine überwiegend genetisch bedingte Störung. Die Heritabilität ist mit ca. 70 % sehr hoch. Neben Beratung und Verhaltenstherapie ist eine Pharmakotherapie mit Methylphenidat, Amphetaminen, Atomoxetin oder Guanfacin bei vielen Kindern indiziert und wirksam (von Gontard et al., 2022). Die Rate von ADHS ist bei Kindern mit Obstipation und Stuhlinkontinenz deutlich erhöht, wie viele Studien zeigen (siehe Übersicht von Gontard & Equit, 2015). Ohne Behandlung der ADHS ist die Mitarbeit und Adhärenz verringert und der Therapieerfolg geringer (van Everdingen-Faasen et al., 2008).

Johnston und Wright (1993) fanden bei 22.4 % von 167 Kindern mit Stuhlinkontinenz klinisch relevante Symptome eines Aufmerksamkeitsdefizits, bei Cox et al. (2002) waren es 20 % gegenüber 3 % bei Kontrollpersonen. In der schon erwähnten ALSPAC-Studie von 8 242 Kindern im Alter von 7 bis 8 Jahren hatten 4.0 % der Kinder mit gelegentlicher und 9.2 % mit häufiger Stuhlinkontinenz ADHS – gegenüber 1.9 % der Kontrollen (Joinson et al., 2006). Interessant sind die neueren Studien aus pädiatrischen Settings. Kuizenga-Wessel et al. (2018) untersuchten zunächst 282 Kinder mit funktioneller Obstipation und/oder (nichtretentiver) Stuhlinkontinenz. Die Rate von ADHS betrug in dieser Gruppe 10.3 % und war mit einer höheren Rate von Harninkontinenz assoziiert. In einer zweiten Gruppe wurden 198 Kinder mit ADHS untersucht. Davon hatten 22.7 % eine Defäkationsstörung. Die Autoren folgern, dass ein Screening auf Verhaltens- und Defäkationsstörungen in beiden Patientengruppen erfolgen sollte.

Autismus-Spektrum-Störungen (ASS). ASS sind schwere, beeinträchtigende Störungen, die durch ein Defizit der sozialen Kommunikation und durch repetitives Verhalten gekennzeichnet sind. Die Prävalenz beträgt 0.6 bis 1 %. Die Heritabilität liegt bei 90 %, d. h. ASS sind überwiegend genetisch bedingte Störungen. Bei 15 % der Fälle liegen syndromale Formen vor, vor allem das Fragile-X-Syndrom und die tuberöse Sklerose. Eine spezifische Diagnostik und eine autismusspezifische Therapie sind notwendig (von Gontard et al., 2022).

ASS: schwere, beeinträchtigende Risikogruppe

Die Raten von Stuhlinkontinenz, Obstipation und anderen gastrointestinalen Komorbiditäten sind bei Kindern mit ASS deutlich erhöht. Nach der systematischen Übersicht von Niemczyk et al. (2018) betrug die Rate von Stuhlinkontinenz zwischen 2 % und 70.6 % (Median: 12 %). Kinder mit ASS haben nach einer neuen Übersicht besonders hohe Raten von weiteren gastrointestinalen Symptomen, unter anderem Obstipation, Durchfall, Schmerzen und Reflux (Wasilewska & Klukowski, 2015).

In einem pädiatrischen Setting wurden 97 Kinder mit funktioneller Obstipation und/oder nichtretentiver Stuhlinkontinenz mit einem Autismus-Fragebogen untersucht (Kuizenga-Wessel et al., 2016). 27.8 % der Kinder hatten auffällige Scores im klinischen Bereich, 15 Kinder wurden zusätzlich psychiatrisch untersucht. Die dabei gestellten Diagnosen umfassten ASS, ADHS, Oppositionelle Störung, Störung des Sozialverhaltens, Angststörungen und andere. Das Screening ermöglichte die Erfassung vieler anderer Störungen außer dem primär diagnostizierten ASS. Auch war der Therapieerfolg schlechter bei Kindern mit höheren Fragebogenwerten.

Es wurden multimodale, verhaltenstherapeutische Behandlungen für Kinder mit ASS und Inkontinenz entwickelt. 20 Kinder mit ASS und Stuhlinkontinenz wurden randomisiert einer spezifischen Behandlung oder Kontrollgruppe zugeordnet (Lomas Mevers et al., 2020). Kinder mit einer spezifischen Behandlung zeigten eine signifikante Verbesserung ihrer Inkontinenz in nur zehn Sitzungen.

Intelligenzminderung: Risikogruppe für Obstipation/Stuhlinkontinenz

Intelligenzminderung. Die meisten Kinder mit Stuhlinkontinenz sind natürlich durchschnittlich intelligent. Allerdings fanden sich in einer britischen epidemiologischen Studie Hinweise auf leichte kognitive Auffälligkeiten. Bei über 6 000 Kinder im Alter von 8 Jahren wurde ein mehrdimensionaler Intelligenztest durchgeführt (WISC-III). Gegenüber Kontrollen zeigten Kinder mit Stuhlinkontinenz signifikante Auffälligkeiten im Handlungs-IQ sowie in zwei Subtests (Joinson et al., 2007). Wenn allerdings eine Intelligenzminderung vorliegt, dann koten Kinder ohne Zweifel häufiger ein. In der gleichen epidemiologischen Studie hatten 20.5 % der häufig und 6.9 % der selten einkotenden Kinder im Alter von 7 Jahren eine geistige Behinderung – im Vergleich zu 2.9 % der Kontrollen (Joinson et al., 2006).

Unterschiede bei spezifischen Syndromen

Intelligenzminderung ist durch einen IQ unter 70 gekennzeichnet. Es können leichte Formen (IQ 50 bis 70) und schwere Grade der Intelligenzminderung (IQ unter 50) unterschieden werden. Die Prävalenz beträgt ca. 2 bis 3 %. Viele verschiedene Syndrome können mit einer Intelligenzminderung einhergehen (von Gontard et al., 2022). Insgesamt nimmt die Rate von Stuhlinkontinenz und Obstipation zu, je niedriger der IQ liegt. Allerdings gibt es deutliche Unterschiede bei der Untersuchung von Kindern bzw. Jugendlichen mit Syndromen, die die Intelligenzminderung bedingen. Zum Beispiel ist die Häufigkeit einer Obstipation bei Kindern mit einem Fragilen-X-Syndrom sehr niedrig, bei anderen Syndromen sehr hoch. Bei einer Vielzahl von anderen Syndromen konnte gezeigt werden, dass Stuhlinkontinenz und Obstipation erhöht ist, zum Beispiel beim Prader-Willi-Syndrom, Angelman-Syndrom, Rett-Syndrom, Williams-Beuren-Syndrom, Down-Syndrom und vielen anderen mehr (siehe von Gontard et al., 2022; von Gontard, 2013b).

Weitere Risikogruppen: psychische Störungen

Die Behandlung von funktioneller Obstipation und nichtretentiver Stuhlinkontinenz ist vergleichbar bei Kindern mit Intelligenzminderung und Kindern mit durchschnittlicher Intelligenz, allerdings erfordert sie ein kleinschrittigeres Vorgehen und eine Berücksichtigung der kognitiven Fähigkeiten und assoziierten Verhaltensprobleme des Kindes (von Gontard et al., 2022; van Galen et al., 2022). Deshalb wurden auch spezielle verhaltenstherapeutische Programme für Kinder mit Intelligenzminderung entwickelt (Smith, Smith & Lee, 2000).

Weitere Risikogruppen. Neben den neurobiologischen Entwicklungsstörungen können auch andere schwere Störungen mit funktioneller Obstipation/Stuhlinkontinenz assoziiert sein:

- *Zwangsstörungen:* Gerade bei Jugendlichen mit Zwangsstörungen können sich Zwangsgedanken um das Thema Ausscheidungen ranken. Auch hier können Rituale, zum Teil mit Stuhlretention, zum Auftreten des Einkotens beitragen. So hatten in einer Studie 30.4 % von 112 Patienten mit einer Zwangsstörung eine Ausscheidungsstörung, die sowohl den

Darm als auch den Harntrakt betrafen. Mögliche Faktoren sind eine zwanghafte Neigung zur Stuhlretention, die Vermeidung von Schultoiletten, Zwangsgedanken und Zwangshandlungen bezüglich des Ausscheidungsvorgangs, Mobbing und belastende Lebensereignisse (Westwell-Roper et al., 2022).

- *Psychosen:* Im Rahmen von schizophrenen Psychosen kann es durch mangelnde Hygiene zum Einkoten und Einnässen kommen. Die obstipierende Wirkung von Neuroleptika kann zusätzlich dazu beitragen.
- *Anorexia nervosa:* Bei Jugendlichen mit einer Anorexie wird häufig eine Obstipation beobachtet, ohne dass es zum Einkoten kommt. In einer Studie hatten 27.6 % der Patienten eine Obstipation (Mattheus et al., 2020). Eine orale Laxanzienbehandlung mit PEG (siehe unten) kann zur Symptomminderung und zum emotionalen Wohlbefinden bei Patienten mit Anorexia nervosa deutlich beitragen.
- *Adipositas:* Es gibt keinen eindeutigen Zusammenhang zwischen funktioneller Obstipation/Stuhlinkontinenz und Übergewicht und Adipositas (Koppen, Kuizenga-Wessel et al., 2016).

1.5.7 Komorbide somatische Störungen

Risikogruppen: körperliche Behinderungen

Auch Kinder mit körperlicher Behinderung und durchschnittlicher Intelligenz zeigen erhöhte Raten von Stuhlinkontinenz. In einer eigenen Studie koteten 13 % der Kinder und Jugendlichen mit einer spinalen Muskelatrophie (SMA) ein – ohne dass das Einkoten neurogen bedingt sein konnte. Möglicherweise spielen die Bewegungseinschränkung und Obstipationsneigung dabei eine Rolle (von Gontard, Laufersweiler-Plass, Backes, Zerres & Rudnik-Schöneborn, 2001). Auch bei anderen genetischen Störungen mit Bewegungseinschränkung wie dem Rett-Syndrom kommt die Obstipation häufig vor (Giesbers et al., 2012). Frühgeburtlichkeit stellt ebenfalls einen Risikofaktor für eine Stuhlentleerungsstörung dar – wobei neben psychischen auch organische Faktoren eine Rolle spielen könnten (Cunningham et al., 2001).

Komorbidität mit anderen Erkrankungen des Gastrointestinaltraktes

Kinder mit organischen gastroenterologischen Erkrankungen können zusätzlich funktionelle Ausscheidungsstörungen aufweisen. Von daher können manche Störungen, die in der Differenzialdiagnose der funktionellen Obstipation und der nichtretentiven Stuhlinkontinenz ausgeschlossen werden müssen (vgl. Kapitel 1.4) auch als komorbide Störungen auftreten. Zum Beispiel können Kinder mit anorektalen Malformationen und operiertem Morbus Hirschsprung eine funktionelle nichtretentive Stuhlinkontinenz aufweisen (Rintala et al., 2012; Schmiedeke et al., 2012). In solchen Fällen ist es unbedingt notwendig, streng zwischen den organischen und funktionellen Auffälligkeiten zu unterscheiden und diese in einem differenzierten Behandlungsplan zu berücksichtigen.

1.5.8 Komorbide Enuresis und Harninkontinenz

Bladder-and-Bowel-Dysfunktion (BBD): Komorbidität von Obstipation/Stuhlinkontinenz und Enuresis/Harninkontinenz

Die Komorbidität von funktioneller Obstipation und Stuhlinkontinenz mit funktioneller Harninkontinenz tagsüber, wie auch Enuresis nocturna und rezidivierenden Harnwegsinfekten ist sehr hoch. Die Ausscheidungsstörungen von Darm und Blase sind so häufig miteinander verknüpft, dass sich in der internationalen Literatur der Begriff „bladder and bowel dysfunction" (BBD) durchgesetzt hat (Austin et al., 2016). Es handelt sich dabei um einen Sammelbegriff, der deskriptiv die Komorbidität von funktioneller Obstipation, nichtretentiver Stuhlinkontinenz, Enuresis nocturna und Harninkontinenz umfasst.

In vielen Studien zeigte sich eine hohe Komorbidität zwischen Einkoten und Einnässen (Übersicht bei von Gontard, 2011). Etwa ein Drittel aller Kinder mit Stuhlinkontinenz nässt zusätzlich ein – mit einer großen Spanne von 10 bis 60 %, die auf Selektionseffekte und methodische Unterschiede zurückzuführen ist. Dabei nässen Kinder sowohl tags als auch nachts ein. Auch gibt es keinen wesentlichen Unterschied, ob es sich um eine funktionelle Obstipation oder um eine nichtretentive Stuhlinkontinenz handelt. So sind Kinder mit Obstipation wiederum zu ca. einem Drittel auch von Harninkontinenz tags und ebenfalls etwa ein Drittel von einer Enuresis nocturna betroffen (Loening-Baucke, 2007). Auch Kinder mit einer nichtretentiven Stuhlinkontinenz leiden überzufällig häufig an einer Harninkontinenz tagsüber oder einer Enuresis nocturna (Benninga et al., 1994).

Etwa ein Drittel der Kinder mit Harninkontinenz tagsüber haben auch eine Obstipation oder Stuhlinkontinenz. In einer Studie zeigten sogar 50 % der Kinder mit Symptomen des unteren Harntrakts auch eine funktionelle Obstipation (Burgers et al., 2013). Nach der systematischen Übersicht von van Summeren, Holtman et al. (2018) konnte gezeigt werden, dass Kinder mit einer funktionellen Obstipation eine höhere Wahrscheinlichkeit für Störungen des Harntrakts aufweisen. Die Prävalenzraten für Symptome des unteren Harntrakts bei Kindern mit Obstipation variierten in Studien zwischen 37 % und 64 %.

Unter der Verwendung des empfohlenen Normwertes eines Rektum-Durchmessers bis 30 mm hatten von 107 Patienten mit Störungen des unteren Harntrakts 47.7 % ein erweitertes Rektum und 67.3 % eine Obstipation (Jansson & Nevéus, 2018). Ein erweitertes Rektum war mit der Frequenz der Stuhl-, aber nicht der Harninkontinenz assoziiert.

Die Zusammenhänge zwischen funktioneller Obstipation/Stuhlinkontinenz, Harninkontinenz tags und Enuresis nocturna werden in Abbildung 3 verdeutlicht. Es zeigt sich, dass es sehr unterschiedliche Überschneidungen der verschiedenen Ausscheidungsstörungen gibt, die in dem Sammelbegriff BBD zusammengefasst sind.

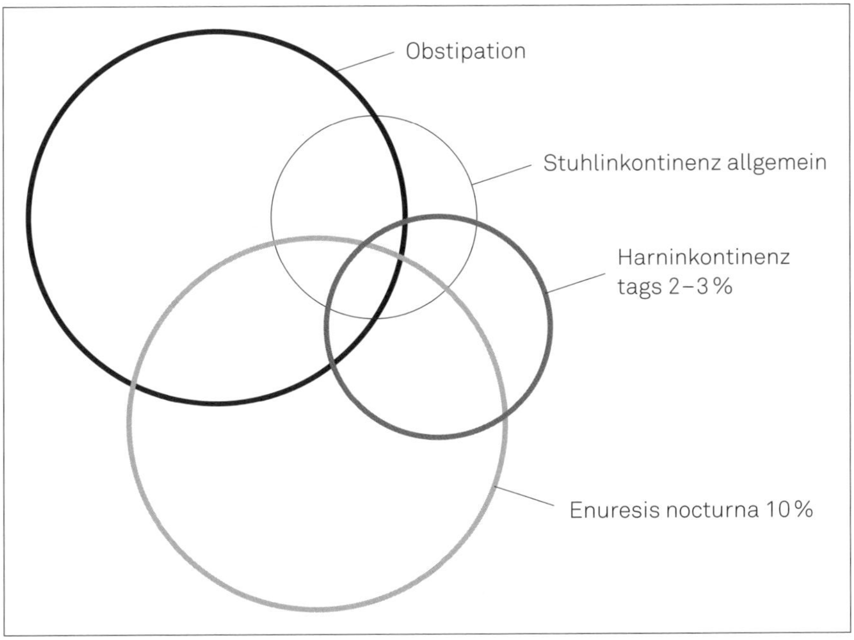

Abbildung 3: Prävalenz der Obstipation, der Stuhlinkontinenz allgemein und der nichtretentiven Stuhlinkontinenz – und komorbide Harninkontinenz

Psychische Störungen bei BBD

Weiterhin sind Kinder mit BBD zusätzlich von komorbiden psychischen Störungen betroffen. Allerdings sind bisher nur wenige Studien zu psychischen Störungen bei BBD durchgeführt worden. In einer Studie hatten 30.4 % von 112 Patienten mit Zwangsstörungen eine BBD. Mögliche beitragende Faktoren waren Stuhlretention, Vermeidung von Schultoiletten, verbotene Zwangsgedanken und Zwangshandlungen bezüglich der Blasen- und Darmfunktionen, Mobbing sowie belastende Lebensereignisse (Westwell-Roper et al., 2022). In einer anderen Studie betrug die Rate von BBD 8.6 %, d.h. 90 von 1 042 vorgestellten Kindern. Unter Verwendung des SDQ-Fragebogens hatten 20 % klinisch relevante Gesamtsymptomscores, 20 % emotionale Probleme, 7.5 % Auffälligkeiten im Sozialverhalten, 32.5 % hyperaktive Symptome, 7.5 % Probleme mit Gleichaltrigen und 22.5 % niedrige prosoziale Werte (Sumboonnanonda et al., 2022). In der Behandlung von BBD spielen die Urotherapie und die Behandlung der Obstipation die wichtigste Rolle (Dos Santos et al., 2017).

In einer eigenen Studie waren 12 % sowohl von einer Stuhlinkontinenz als auch von einer Enuresis/Harninkontinenz betroffen (von Gontard & Hollmann, 2004). Dabei waren Kinder mit Einnässen tags (24.6 %) signifikant häufiger von einer Stuhlinkontinenz betroffen als nächtlich einnässende Kinder (5.5 %). Wenn Kinder sowohl einnässen als auch einkoten, steigt die Rate von komorbiden psychischen Störungen weiter an: 45 % hatten eine externalisierende Störung, 25% eine emotionale Störung, und bei 65% lagen die Verhaltensscores nach der CBCL im klinischen Bereich (von Gontard & Hollmann, 2004).

Spezifische Behandlungen der Enuresis/Harninkontinenz

Für jede Form der Harninkontinenz tagsüber und auch für die Enuresis nocturna stehen spezifische, wirksame Therapiemethoden zur Verfügung (vgl. Kuwertz-Bröking & von Gontard, 2021). Die Hauptform der Therapie ist die Urotherapie, die alle nicht pharmakologischen und nicht chirurgischen Interventionen zusammenfasst (Nieuwhof-Leppink et al., 2021). Es wird zwischen der Standardurotherapie und der speziellen Urotherapie (z.B. TENS, apparative Verhaltenstherapie) unterschieden. In einer Metaanalyse zeigte sich die Standardurotherapie als hochwirksam (Schäfer et al., 2018). Die Empfehlungen zur Urotherapie wurden in einem Dokument der International Children's Continence Society (ICCS) zusammengefasst und veröffentlicht (Nieuwhof-Leppink et al., 2021). Die Urotherapie kann, wenn indiziert, mit einer Pharmakotherapie kombiniert werden.

Urotherapie: Grundlage der Therapie der Enuresis/Harninkontinenz

Assis et al. (2019) konnten in ihrer systematischen Übersicht zeigen, dass Standardurotherapie bei den kombinierten Störungen des Harn- und Gastrointestinaltrakts erfolgreich eingesetzt werden kann. Wichtige Elemente waren Beratung und Informationsvermittlung, Flüssigkeitssteigerung, Reduktion von koffeinhaltigen Getränken, Sitzposition bei der Ausscheidung, Training des Beckenbodens und Behandlung der Obstipation. Auch Dos Santos et al. (2017) fassen die urotherapeutischen Zugänge bei Kindern mit Störungen des Harn-und Gastrointestinaltrakts zusammen.

Pathophysiologische Zusammenhänge bei BBD

Bei der Assoziation von Einnässen und Obstipation/Stuhlinkontinenz werden sowohl lokale als auch zentrale Faktoren diskutiert:

- Lokal können bei einer Obstipation Stuhlmassen die Blase und den Blasenhals von hinten komprimieren, sodass sich Restharn, Refluxe und sogar eine Erweiterung des oberen Nierensystems ausbilden können. Diese Harnretention begünstigt das Einnässen.
- Ebenfalls können die Stuhlmassen durch Kompression der Blase ungehemmte Kontraktionen auslösen und somit zu einer Dranginkontinenz führen.
- Ferner kann der untere Harn- und Darmtrakt als gemeinsame physiologische Einheit betrachtet werden, sodass eine Kontraktion der rektalen Schließmuskeln auch mit einer Kontraktion der urethralen Schließmuskeln über den Beckenboden verbunden ist. So finden sich häufig gleichzeitig dyskoordinierte Blasen- und Darmentleerungen.
- Schließlich können die o.g. Faktoren das Auftreten von Harnwegsinfekten begünstigen, die ihrerseits zum Einnässen führen können.
- Es kann zu Störungen der Wahrnehmung oder der Steuerung der Muskulatur des Beckenbodens kommen; und zuletzt eine „cross-sensitization" zwischen den Organen des Harn- und Gastrointestinaltrakts im Verlauf der Entwicklung und Reifung entstehen.

- Zuletzt muss beachtet werden, dass die Regulierung von Blasen- und Darmfunktionen im Hirnstamm sowie in übergeordneten Zentren des Zentralnervensystems zum Teil gemeinsam und parallel koordiniert werden. Eine zentrale Regulationsstörung kann somit das Risiko für eine Harn- wie auch für eine Stuhlinkontinenz erhöhen. Inzwischen wurden die neurobiologischen Zusammenhänge der Blasen-Darm-Gehirn-Achse (bladder-gut-brain-axis) spezifiziert, die sowohl durch psychische als auch durch körperliche Symptome beide Organsysteme betreffen können (Leue et al., 2017).

Nach Diagnose: Stufentherapie

Diagnostisch müssen in solchen kombinierten Fällen genau der Typ der Stuhlinkontinenz, der Subtyp der Enuresis/Harninkontinenz und weitere komorbide Störungen erfasst werden. Therapeutisch gibt es eine klare, klinisch sinnvolle und bewährte Regel. Bei kombinierten Störungen wird immer zuerst die funktionelle Obstipation/Stuhlinkontinenz behandelt. Es konnte gezeigt werden, dass die alleinige Behandlung der Obstipation zu einer Rückbildung der Einnässproblematik führen kann (Loening-Baucke, 1997, 2002). Als nächstes wird das Einnässen tags behandelt. Auch hier zeigt es sich, dass die alleinige Behandlung der Harninkontinenz tagsüber zu einer Reduktion des nächtlichen Einnässens führen kann. Falls das Kind weiter nachts einnässt, kann zum Abschluss z. B. eine apparative Verhaltenstherapie mit einem Klingelgerät durchgeführt werden.

Falls diese Reihenfolge nicht eingehalten wird, sind die Erfolgschancen sehr viel schlechter, die Motivation und Kooperationsbereitschaft des Kindes sinken und auch somatische Komplikationen können auftreten. Falls z. B. die Urinretention nicht adäquat behandelt wird, steigt das Risiko für Harnwegsinfekte, die aufsteigen können und sogar das obere Nierensystem betreffen können. Das exakte therapeutische Vorgehen wird später in diesem Band kurz erläutert, ausführliche Hinweise finden sich im Band *Enuresis* (von Gontard, 2018).

1.6 Pathogenese

1.6.1 Genetik

Ohne Zweifel tragen genetische Faktoren zur Pathogenese bei. Sie erhöhen die Disposition deutlich, eine Stuhlinkontinenz, vor allem aber eine Obstipation zu entwickeln. Dies konnte in mehreren formalgenetischen Studien nachgewiesen werden.

Epidemiologie

Schon Bellman (1966) konnte in ihrer repräsentativen, bevölkerungsbezogenen Studie zeigen, dass vor allem eine Stuhlinkontinenz bei Vätern das

Risiko bei ihren Söhnen erhöht. Von 25 Jungen mit Stuhlinkontinenz koteten 15 % der Väter, 1 % der Mütter und 9 % der Brüder ein. Bei den parallelisiert ausgewählten Kontrollen waren keine der Verwandten betroffen. Die genetische Disposition ist sehr viel größer, eine Obstipation zu entwickeln als eine Stuhlinkontinenz. In einer Studie von 234 Kindern mit Obstipation (Loening-Baucke, 1997) litten 15 % der Verwandten unter einer Stuhlinkontinenz und 26 % unter einer Obstipation – fast doppelt so viele. Bei Benninga et al. (1994) war die Rate sogar noch höher: 42 % der Kinder mit einer Obstipation hatten Verwandte, die ebenfalls unter einer Obstipation litten. Bei Kindern mit nicht-retentiver Stuhlinkontinenz lag diese Rate bei nur 15 % (Benninga et al., 1994). Aus diesen Studien kann abgeleitet werden, dass genetische Faktoren primär den Phänotyp der Obstipation betreffen und erst in weiterer Folge den Phänotyp der Stuhlinkontinenz. Dieser Trend wird auch in der bisher einzigen Zwillingsstudie deutlich.

Zwillingsstudie

Von 676 Zwillingspaaren litten 59 unter einer Obstipation. Die Konkordanzraten der eineiigen Zwillinge (70 %) war signifikant höher als die der zweieiigen Zwillinge (18 %) (Bakwin & Davidson, 1971). In dieser Studie konnten ferner Wiederholungsrisiken berechnet werden. Das Risiko für eine Obstipation beträgt 26 %, wenn ein Elternteil, 46 % wenn beide Eltern, 40 % wenn der Vater und 19 % wenn die Mutter betroffen war. Leidet kein Elternteil unter einer Obstipation, beträgt das Risiko nur 3.2 %.

Erste molekulargenetische Untersuchungen bei Patienten mit Obstipation wurden durchgeführt, konnten allerdings keine Kandidatengene identifizieren. Untersucht wurden Gene für Motilin, Ghrelin, Serotonin-Rezeptoren und -Transporter (Arslan et al., 2023). Eine Übersicht über weitere formal genetische und molekulargenetische Studien zur Obstipation finden sich bei Peeters et al. (2011). Bei Frauen mit Harninkontinenz konnten eindeutige molekulargenetische Genorte in einer Studie nachgewiesen werden. Bei der Stuhlinkontinenz zeigten sich in einer genomweiten Assoziationsstudie bei Frauen Polymorphismen, die auf mögliche Genorte auf Chromosomen 2 und 18 hinweisen (Penney et al., 2020).

Wie in Kapitel 1.2 erwähnt, ist die Slow-Transit-Constipation eine Subform der Obstipation, bei der genetische Faktoren eine entscheidende Rolle spielen. Die Kinder weisen eine chronische therapieresistente Obstipation seit dem Kleinkindalter auf, bei der typischerweise die Stühle weich und nicht hart sind (Cook et al., 2005; Hutson et al., 2009).

Genetische Faktoren wichtig bei Obstipation

Zusammengefasst liegt eindeutig eine genetische Disposition für die Obstipation, zum geringeren Teil auch für die Stuhlinkontinenz vor. Es ist von einem polygenen multifaktoriellen Erbgang auszugehen, bei dem vor allem das männliche Geschlecht betroffen ist. Welche funktionellen, pathophysiologischen Auswirkungen diese Disposition in der Genese der Stuhlinkontinenz hat, ist bisher noch nicht geklärt.

1.6.2 Neurobiologische Befunde

Der Gastrointestinaltrakt ist das einzige Organ des Körpers, das über ein eigenes Nervensystem verfügt: das Enterische Nervensystem (ENS). Dieses quasi unabhängige Nervensystem erfüllt lokal im Gastrointestinaltrakt eine Vielzahl von koordinativen Aufgaben. Es wurde deshalb auch als „Minihirn“ oder „Minibrain“ bezeichnet. Zwischen dem ENS und dem zentralen Nervensystem (ZNS) bestehen enge Verbindungen. Dabei werden überwiegend Informationen vom Magen-Darmtrakt an das zentrale Nervensystem geliefert. Über 90 % der Verbindungen sind Afferenzen, nur 10 % betreffen Verbindungen vom ZNS zum ENS. Aus dieser engen Verbindung lassen sich die unspezifischen Assoziationen zwischen der Psyche und den funktionellen gastrointestinalen Störungen, wie in der ROME-IV-Klassifikation erfasst, erklären (Hyams et al., 2016).

Besonders deutlich sind die Verbindungen zwischen ENS und ZNS beim Reizdarmsyndrom. Die ROME-IV-Klassifikation spricht sogar von einer Störung der Gehirn-Darm-Achse mit einer Interaktion von viszeraler Hypersensibilität, erhöhtem Schmerzempfinden, Entzündungszeichen, Veränderungen des Mikrobioms und psychischen Faktoren wie Angst, Depression, Stress und belastenden Lebensereignissen (Hyams et al., 2016).

Die Verbindung von ENS und ZNS zeigt sich in meist unspezifischen Befunden bei Kindern mit Stuhlinkontinenz. So finden sich häufiger unspezifische Auffälligkeiten im EEG. Auch lassen sich Veränderungen bei somatisch-sensorisch evozierten Potenzialen nachweisen, die durch elektrische oder Druckreizung im Enddarm ausgelöst wurden. Die Emotionsverarbeitung anhand von späten visuell evozierten Potenzialen wird ebenfalls untersucht. Bei Erwachsenen mit Colon irritabile konnte die Aktivierung des ZNS mittels funktioneller Bildgebung nachgewiesen werden (Mayer, Naliboff & Craig, 2006). In eigenen Arbeiten mit visuell evozierten Potenzialen zeigten sich besonders intensive Reizverarbeitungen bei Kindern mit Obstipation (Equit et al., 2019; Becker et al., 2011).

Ein neuer Schwerpunkt der Forschung widmet sich dem Mikrobiom und funktioneller Obstipation. Die Rolle der Darmmikrobiota in der Pathogenese der Obstipation ist noch unklar, zumal Veränderungen des Mikrobioms bei verzögerter Entleerung immer auch Folge und nicht Ursache der Obstipation sein können (Avelar Rodriguez et al., 2021). Nach der Übersicht von Kwiatkowska und Krogulska (2021) wird davon ausgegangen, dass die Zusammensetzung der Darmkeime (Mikrobiom) einen Einfluss auf die Entwicklung von funktioneller Obstipation haben könnte, in Zusammenhang mit Peristaltik, Diät und körperlicher Aktivität.

Bei der nichtretentiven Stuhlinkontinenz weisen erste funktionelle MRT-Studien (fMRI) darauf hin, dass sich die zentrale Reizverarbeitung von rektalen Reizen zwischen Kindern mit funktioneller Obstipation und nichtretentiver Stuhlinkontinenz deutlich unterscheidet (Mugie et al., 2018). In einer weiteren Studie fanden Monda et al. (2020) Hinweise auf eine neurobiologische Beteiligung bei 45 Kindern mit nichtretentiver Stuhlinkontinenz im Vergleich zu 45 Kontrollpersonen: Kinder mit Stuhlinkontinenz hatten höhere Plasma-Orexin Spiegel und Störungen der Schlaforganisation in polysomnografischen Ableitungen. Diese Studien zeigen, dass auch bei der nichtretentiven Stuhlinkontinenz neurobiologische Faktoren eine Rolle spielen.

1.6.3 Gastrointestinale Funktionsbefunde

Funktionsbefunde: unspezifisch, nicht therapierelevant

Viele der gastrointestinalen Funktionsbefunde sind unspezifisch, d.h. sie gelten sowohl für die funktionelle Obstipation wie auch für die Stuhlinkontinenz mit. Auch konnten sie nicht zur Ätiologie der Stuhlinkontinenz beitragen, da letztendlich nicht geklärt ist, ob sie Ursache oder Folge der funktionellen Obstipation/Stuhlinkontinenz sind. Die veränderte Ausschüttung von mehreren gastrointestinalen Hormonen bei Kindern mit Stuhlinkontinenz könnte somit primäre Ursache oder sekundäre Folge sein. Alle bisher durchgeführten Untersuchungen waren letztendlich forschungsbezogen, kein Labortest lässt sich für die klinische Praxis zur Diagnose verwenden.

Viele Untersuchungen wurden ferner zur Defäkationsdynamik durchgeführt. Dabei werden über intrarektale Sonden die Druckverhältnisse vor, während und nach der Stuhlentleerung gemessen. Zusammengefasst ist der einzige, wiederholt nachweisbare Befund eine unphysiologische, paradoxe Kontraktion des äußeren Schließmuskels des Anus während der Defäkation. Dies bedeutet, dass Kinder bei der Stuhlentleerung nicht entspannen – sondern im Gegenteil paradox anspannen. Wiederum ist nicht geklärt, ob diese Veränderung einen prädisponierenden Faktor für die Entwicklung einer Stuhlinkontinenz/Obstipation darstellt – oder ob sie sich als Folge des wiederholten Einkotens und der Stuhlretention entwickelt. Aufgrund der Studienbefunde ist eine routinemäßige Manometrie (Druckmessung) im Bereich von Anus und Rektum bei Kindern mit funktioneller Obstipation/Stuhlinkontinenz nicht indiziert. Die Befunde liefern keine therapieleitenden Ergebnisse und sind letztendlich unspezifisch. Dies konnte an einer Studie gezeigt werden, die Kinder mit einer funktionellen Obstipation, einer nichtretentiven Stuhlinkontinenz und rezidivierenden abdominellen Schmerzen verglichen. Die Grade von auffälligen Defäkationsdynamiken betrugen in den drei Gruppen jeweils 55 %, 48 % und 42 % – d.h. sie unterschieden sich nicht signifikant (Benninga, Voskuijl, Akkerhuis et al., 2004).

Anatomie

Alle weiteren auffälligen Funktionsbefunde finden sich nur bei Kindern mit einer funktionellen Obstipation. Dazu ist es hilfreich, sich die Funktionen des Enddarms (Rektum) und des Afters (Anus) zu vergegenwärtigen (Claßen, 2007). Der Anus hat zwei Schließmuskeln: Der unwillkürliche glatte innere Schließmuskel (Sphincter ani internus) und der quergestreifte, willkürlich innervierte äußere Schließmuskel (Musculus sphincter ani externus). Zusätzlich ist die Beckenbodenmuskulatur involviert.

Physiologie der Stuhlentleerung

Bei der Stuhlentleerung laufen folgende Prozesse ab: Durch Stuhlmassen wird das Rektum erweitert, ein Stuhldranggefühl wird wahrgenommen, anschließend kommt es zum Druckanstieg mit Entspannung des äußeren und inneren Schließmuskels. Zusätzlich kommt es unterstützend zu einer Veränderung des anorektalen Winkels durch die Entspannung der Beckenbodenmuskulatur, sodass die Stuhlpassage erleichtert wird. Die Stuhlentleerung wird dann mittels Bauchpresse eingeleitet und durchgeführt.

Bei nicht erwünschter Darmentleerung wird eine reflektorische Kontraktion des äußeren Schließmuskels ausgelöst, die Relaxation des inneren Sphinkters nimmt ebenfalls ab und die zurückgehaltenen Stuhlmengen können aufgrund der plastischen Eigenschaften des Enddarms wieder aufgenommen werden. Die Wandspannung nimmt ab – mit entsprechend nachlassendem Stuhldranggefühl.

Stuhlretention bei Obstipation

Bei Kindern mit Stuhlinkontinenz und Obstipation ist das Fassungsvermögen des Rektums verändert; d.h., dass das Rektum größere Stuhlmassen aufnehmen kann, bevor ein Stuhldranggefühl ausgelöst wird. In anderen Worten, es liegt eine höhere Compliance, nicht unbedingt eine erniedrigte Sensibilität vor (Voskuijl et al., 2006). Auch wird durch die Ansammlung von Stuhl im Rektum (das üblicherweise weitgehend leer ist) der Analkanal verkürzt, was ein Stuhlschmieren und Einkoten begünstigt (Claßen, 2007). Ferner konnte bei Kindern mit funktioneller Obstipation nachgewiesen werden, dass die Transitzeit im gesamten Colon verlängert ist (Benninga et al., 1994; Benninga, Voskuijl, Akkerhuis et al., 2004). In der letztgenannten Arbeit betrug die mittlere Colontransitzeit bei Kindern mit funktioneller Obstipation 75 Stunden, mit nichtretentiver Stuhlinkontinenz 41 und mit rezidivierenden Bauchschmerzen 31 Stunden (Normwerte 29 Stunden). Die verlängerte Passage ist verbunden mit einer Reduktion der Peristaltik, d.h. der Eigenaktivität des Dickdarmes. Durch einen entsprechend langen Verbleib des Stuhls im Dickdarm wird vermehrt Wasser resorbiert, was zu einer Veränderung der Stuhlkonsistenz führt. Der im Darm verbleibende Stuhl wird damit härter und bildet feste Klumpen. Neu gebildeter Stuhl tritt zwischen den alten Stuhlmassen hindurch und führt zum Einkoten. Dies erklärt, warum der eingekotete Stuhl sowohl fest als auch flüssig sein kann.

Bei Kindern mit nichtretentiver Stuhlinkontinenz findet sich nur eine leicht verlängerte Colontransitzeit, aber eine ähnlich veränderte, unspezifische Defäkationsdynamik (Benninga, Voskuijl, Akkerhuis et al., 2004). Letztendlich gibt es bei dieser Form keine typischen physiologischen Veränderungen oder Erklärungsmodelle. In der Übersicht von Bongers, Tabbers und Benninga (2007) wurde letztendlich gefolgert, dass die Ätiologie der nichtretentiven Stuhlinkontinenz nicht geklärt sei.

Nach den Leitlinien (Claßen & von Gontard, 2022) spielt die Manometrie inzwischen bei Kindern mit funktioneller Obstipation/Stuhlinkontinenz keine Rolle und ist nur indiziert, wenn eine organische Obstipation vermutet wird.

1.6.4 Lerntheoretische Modelle

Bei der funktionellen Obstipation ergänzen die lerntheoretischen Modelle die physiologischen Veränderungen ideal. Es wird davon ausgegangen, dass sich eine chronische Obstipation aus einer akuten Obstipation entwickelt, die bei Kleinkindern sehr häufig ist. Als Auslöser kommen somatische Faktoren wie schmerzhafte Defäkation (nach analen Rhagaden und Fissuren) infrage, aber auch unspezifische psychische Faktoren wie belastende Lebensereignisse.

Unabhängig von der Art des Auslösers wird der Stuhl zurückgehalten. Im Verlauf beginnt der Stuhl einzudicken, es bilden sich feste Stuhlmassen im Colon, die Peristaltik lässt nach, das Fasssungsvermögen des Rektums nimmt zu, der Entleerungsreflex lässt nach und der gesamte Dickdarm weitet sich aus bis zur Entstehung eines Megacolons. Harte Stuhlballen verbleiben im Colon, frischer Stuhl tritt dazwischen aus, sodass es zum Einkoten kommt. Die Veränderungen lassen sich grafisch sehr schön an der Illustration in M18 (vgl. Kapitel 4) nachvollziehen (in Anlehnung an Hussong et al., 2020; Levine, 1991; von Gontard, 2011). Anhand dieses Schaubildes kann Eltern und Kindern die Genese der Obstipation plastisch erläutert werden, ebenso die notwendigen therapeutischen Schritte.

Lerntheoretisches Modell der Obstipation von Cox et al.

Das differenzierteste lerntheoretische Modell wurde von Cox, Sutphen, Borrowitz, Korvatchev und Ling (1998) entwickelt und ist in Tabelle 6 dargestellt. Wiederum kann eine akute Obstipation durch eine Vielzahl von unspezifischen somatischen wie auch psychischen Faktoren ausgelöst werden (1). Dieses führt zu Schmerzen bei der Defäkation mit Kontraktion der Beckenbodenmuskeln. Diese wird beibehalten, sodass auch bei der Defäkation keine Relaxation, sondern eine paradoxe Anspannung vorhanden bleibt (2, 3). Wegen der befürchteten Schmerzen vermeidet das Kind, auf die Toilette zu gehen, und schiebt den Stuhlgang hinaus. Selbst bei der Defäkation versucht es, den Stuhl zurückzuhalten (4). Durch die bisherigen Prozesse kommt es zu einer Retention und zu einer Ansammlung von Stuhlmassen im Rektum, und der Stuhl verhärtet sich (5). Durch die habituelle Vermeidung der Defäkation kommt es zur chronischen Obstipation (6). Mit der Zunahme der Stuhlmassen entwickelt sich ein erworbenes Megacolon. Die Compliance im Rektum wird größer, d. h. größere Massen sind notwendig, um ein Stuhldranggefühl auszulösen (7). Aufgrund der Retention entwickelt sich eine Stuhlinkontinenz als „Zwischenflussinkontinenz“.

Tabelle 6: Stufen der Entwicklung von Obstipation nach Cox et al. (1998)

Stufen	Mechanismen
1.	*Akute Obstipation.* Eine akute Obstipation wird ausgelöst durch Schmerzen, Nahrungsumstellung, intensives Toilettentraining, Medikamente, emotionale Traumata oder psychische Konflikte wie die Geburt eines jüngeren Geschwisters.
2.	*Schmerzen bei Defäkation.* Aus dieser akuten Obstipation entwickelt sich eine schmerzhafte Defäkation, das Kind spannt die Beckenbodenmuskeln an, was zu einer paradoxen Kontraktion des externen Sphincter ani während der Defäkation führen kann.
3.	*Paradoxe Anspannung des Musculus sphincter ani externus.* Diese paradoxe Kontraktion verselbstständigt sich und wird beibehalten.
4.	*Vermeidung von Toilette und Defäkation.* Die Defäkation wird vermieden, indem das Kind die Defäkation hinausschiebt und nicht auf die Toilette geht, bei der Defäkation nicht genügend drückt und den intraabdominellen Druck erhöht und paradox den externen Sphinkter anspannt, um den Stuhl zurückzuhalten.
5.	*Stuhlretention.* Es kommt zur Retention und Akkumulation von Stuhlmassen im Rektum, die sich zu harten, großen Ballen entwickeln.
6.	*Chronische Obstipation.* Die Vermeidung der Defäkation führt zur habituellen, chronischen Obstipation.
7.	*Verlust der rektalen Wahrnehmung (Sensitivität).* Mit Zunahme der Stuhlmassen entwickelt sich ein erworbenes Megacolon. Durch die Erweiterung des Rektums werden immer stärkere Drucke erforderlich, um die Defäkation in Gang zu setzen, d. h., es entwickelt sich eine herabgesetzte Sensibilität des Rektums.
8.	*Stuhlinkontinenz.* Eine Stuhlinkontinenz entwickelt sich, entweder als „Zwischenflussinkontinenz" oder weil das Kind zu lange wartet, die Toilette aufzusuchen.
9.	*Interaktionsstörungen.* Das Einkoten kann Konflikte mit Eltern und Gleichaltrigen auslösen. Erwachsene werden ärgerlich, bestrafen das Kind und attribuieren das Verhalten als Absicht. Zusätzlich entwickeln sich Konflikte über die Toilettengänge, die das Kind weiter vermeidet. Einkoten in der Öffentlichkeit fördert die soziale Isolation und Stigmatisierung.
10.	*Intrapsychische Konflikte.* Diese führen schließlich zu intrapsychischen Konflikten wie Störung des Selbstwertgefühls, Dissoziation oder Isolierung von der Symptomatik, sozialem Rückzug und Verhaltensprobleme.

Um eine Überlaufinkontinenz handelt es sich nicht, da die harten Stuhlmassen im Darm verbleiben. Auch der veränderte anorektale Winkel und das Hinausschieben der Defäkation tragen zum Einkoten bei (8). Als Folge des Einkotens kommt es zu intrafamiliären Konflikten sowie zur sozialen Isolation und Stigmatisierung (9). Diese führen zu intrapsychischen Konflikten und Symptomen (10).

Nichtretentive Stuhlinkontinenz: Ätiologie ungeklärt

Dieses ausführliche und differenzierte Modell von Cox et al. (1998) ist zum theoretischen Verständnis der Genese, aber auch zur praktischen Therapieplanung von höchster Relevanz. Bei der nichtretentiven Stuhlinkontinenz dagegen gibt es kein schlüssiges lerntheoretisches Modell. Die Ätiologie bleibt letztendlich ungeklärt (Bongers et al., 2007). In Analogie zu dem Modell von Cox et al. (1998) sind die möglichen Vorläufer der nichtretentiven Stuhlinkontinenz nicht bekannt (Stufen 1 bis 7). Sobald eine Stuhlinkontinenz auftritt (8), lassen sich die interpersonellen und intrapsychischen Konsequenzen (8, 9) auch bei der nichtretentiven Stuhlinkontinenz nachvollziehen. Aufrechterhaltende Umwelt- und intrapsychische Faktoren können zumindest identifiziert und in die Therapie einbezogen werden.

1.6.5 Psycho- und familiendynamische Modelle

Früher wurde postuliert, dass die nichtretentive Stuhlinkontinenz psychogen bedingt sei, während bei der Obstipation eher somatische Faktoren die Hauptwirkung entfalten. Inzwischen konnten Studien wiederholt zeigen, dass die Komorbiditätsrate von psychischen Störungen bei beiden Formen der Stuhlinkontinenz – mit und ohne Obstipation – vergleichbar ist. Auch unterscheidet sich das Spektrum der Störungen nicht – bei beiden Formen kommen sowohl externalisierende als auch internalisierende Störungen vor. Zusammengefasst sprechen die empirischen Befunde gegen eine spezifische Psychodynamik, die zu der Störung der Stuhlinkontinenz führt. Vielmehr sind die Zusammenhänge unspezifisch. Es scheint eher so zu sein, dass multiple Risikofaktoren die Störung auslösen können. Durch entsprechende Lernerfahrung wird die Stuhlinkontinenz im weiteren Verlauf aufrechterhalten.

Kein Hinweis für spezifische Psychodynamik

Psychodynamische Theorien allgemein obsolet

Psychodynamische Theorien können in Einzelfällen, bei denen eine Stuhlinkontinenz und vor allem eine emotionale Begleitstörung vorliegen, bei dem Verständnis der Psychodynamik hilfreich sein. Als ausschließliche und allgemeine Erklärungsmodelle sind sie als obsolet anzusehen. Die psychoanalytischen Theorien zum Einkoten wurden in der Monografie von Krisch (1985) zusammengefasst. Es wurde spekuliert, dass die unbewusste Dynamik sechs verschiedene Aspekte umfassen könnte: als verdrängte Aggression; als Angstabwehr; als regressiver Wunsch nach Geborgenheit und Versorgt-werden-Wollen; als Reaktion auf einen

Objektverlust; als eine Form der Autoerotik und als unbewusstes Autonomiestreben. Keiner der Erklärungsversuche eignet sich als allgemeines Ätiologiemodell der Stuhlinkontinenz. Selbst wenn ursprünglich ein unbewusster Konflikt zugrunde lag, folgert Krisch (1985), dass trotzdem lerntheoretische Modelle notwendig sind, um die Persistenz der Symptomatik zu erklären.

Familiendynamik

Auch familiendynamische Aspekte wurden als Ursachen der Stuhlinkontinenz diskutiert. Studien konnten zeigen, dass die meisten Eltern unter dem Einkoten ihres Kindes leiden. Ein Drittel war belastet durch praktische Dinge wie die zusätzliche Wäsche, ein Drittel allerdings sorgte sich um das erniedrigte Selbstwertgefühl ihrer Kinder (Bernard-Bonnin, Haliy, Belanger & Nadeau, 1993). Dennoch werden häufig auch Scham-, Schuld- wie auch aggressive Gefühle bei den Eltern ausgelöst. Obwohl nur eine Minderzahl der Eltern (7 %) glauben, dass ihr Kind mit Absicht einkotet, wurden in den 1960er-Jahren 15 % der Kinder vom Vater und 31 % von der Mutter geschlagen (Bellmann, 1966). Neuere Daten liegen leider nicht vor, wobei man davon ausgehen kann, dass strafende Reaktionen der Eltern auch heute keine Seltenheit darstellen dürften.

In nur wenigen Arbeiten wurden Aspekte der Familiendynamik empirisch untersucht. Silver (1996) beschrieb vier verschiedene Familientypen (von 104 Familien): Bei 32 Familien fanden sich mittelgradige bis schwere Dysfunktionen; bei 18 Familien traten belastende Lebensereignisse auf; in 23 Familien trugen Faktoren wie eine liberale Erziehungshaltung zum Aufrechterhalten des Einkotens bei; schließlich zeigten 51 Familien keine ungewöhnlichen Probleme und erschienen ihren Kindern gegenüber warm und unterstützend. Auch diese Studie zeigt, dass etwa die Hälfte der Familien keinerlei pathologische Interaktionen zeigten. Bei der anderen Hälfte waren es heterogene, unspezifische Faktoren, die nicht unbedingt ätiologisch wirkten, sondern zur Aufrechterhaltung beitrugen. In der langfristigen Entwicklung der Stuhlinkontinenz sind es möglicherweise ungünstig zueinanderpassende elterliche und kindliche Faktoren, die sich gegenseitig verstärken. So konnten Joinson et al. (2008) an einer großen epidemiologischen Stichprobe im Langzeitverlauf zeigen, dass auf kindlicher Seite Entwicklungsstörungen und schwieriges Temperament, auf mütterlicher Seite Depressivität und Angst mit einer späteren Stuhlinkontinenz assoziiert waren.

Keine Auffälligkeiten bei der Hälfte der Familien

Therapeutisch ist es wichtig, die Familien eng in die Behandlung einzubeziehen. So zeigen Reid und Bahar (2006) in ihrer deskriptiven Studie bei 40 Kindern mit Stuhlinkontinenz, dass nach erfolgloser Standardbehandlung eine interaktive Familienberatung erfolgreich war. Kontrollierte Studien zu familientherapeutischen Ansätzen zusätzlich zur Standardtherapie von Defäkations-Störungen fehlen.

1.7 Verlauf

Ungünstiger Verlauf

Der Verlauf der funktionellen Obstipation/Stuhlinkontinenz ist ungünstig. Es liegen mehrere Verlaufsstudien mit einer Katamnesedauer von 1½ bis 7 Jahren vor, die bei von Gontard (2011) zusammengefasst wurden. Danach koteten zum Katamnesezeitpunkt zwischen 24 und 64 % aller Kinder weiter ein, obwohl sie eine Therapie erhalten hatten. Allgemeine prognostische Faktoren waren nicht klar zu eruieren. Vom Trend her waren psychische Begleitstörungen und eine Obstipation eher prognostisch ungünstig. In einer neueren Langzeitkatamnese von 418 Patienten mit Obstipation waren nach 1 Jahr noch 40 % verstopft und nach 8 Jahren 20 % mit häufigen Rückfällen im Verlauf. Bei den Jugendlichen über einem Alter von 16 Jahren hatten noch 30 % weiterhin eine Obstipation (van Ginkel et al., 2003). Auch in einer Verlaufsstudie von 72 Kindern waren 10 bis 12 Jahre später noch 46 % obstipiert, 25 % zeigten eine Stuhlinkontinenz, und 56 % litten unter Bauchschmerzen (Michaud, Lamblin, Mairesse, Turck & Gottrand, 2009).

Zusammengefasst zeigt die Stuhlinkontinenz, wie auch die Obstipation, einen ausgesprochen ungünstigen Verlauf. Auch nach vielen Jahren ist ca. die Hälfte aller Kinder weiterhin betroffen. Dies bedeutet, dass sich die Stuhlinkontinenz/Obstipation nicht „auswächst“, sondern trotz Behandlung sich ins Jugend- und sogar Erwachsenenalter fortsetzen kann.

Intensive, lange Behandlung notwendig

Dieser inakzeptabel ungünstige Verlauf bedeutet, dass die Behandlung intensiver und systematischer begonnen werden muss und dass vor allem eine langfristige Weiterbetreuung notwendig ist. Um einen möglichst günstigen Therapieerfolg zu erreichen, wird nach deutschen und amerikanischen Leitlinien eine Nachbetreuung von 6 bis 24 Monaten mit regelmäßigen Wiedervorstellungsterminen empfohlen (Felt et al., 1999; Claßen & von Gontard, 2022). Auch müssen psychische Begleitstörungen intensiver beachtet und in den Therapieplan einbezogen werden, da sie anscheinend zur Aufrechterhaltung der Symptomatik beitragen.

1.8 Therapie der Obstipation/ Stuhlinkontinenz

Sorgfältige Diagnostik wichtig

Ausführliche Diagnostik. Aufgrund der Komplexität der Problematik ist eine ausführliche, sorgfältige Diagnostik Grundvoraussetzung für jede Therapie. Die Diagnostik hat vier Hauptziele:

1. Organische Ursachen müssen ausgeschlossen werden, vor allem, wenn eine Obstipation vorliegt.
2. Eine spezifische Diagnose der funktionellen Obstipation/Stuhlinkontinenz ist unbedingt erforderlich.

3. Falls ein Kind zusätzlich einnässt, muss der Subtyp (oder sogar Subtypen) der Enuresis/Harninkontinenz erfasst werden.
4. Komorbide psychische Störungen müssen ebenfalls nach dem multiaxialen Diagnoseschema (MAS) der ICD-10 bzw. nach DSM-5 oder ICD-11 erfasst werden.

Im Prinzip sind sowohl eine spezifische Ausscheidungsdiagnostik als auch eine allgemeine kinderpsychotherapeutische und kinderpsychiatrische Diagnostik erforderlich. Diese kann immer ambulant durchgeführt werden. Daneben bietet der diagnostische Prozess eine gute Gelegenheit, subjektive Annahmen, Mythen, Attributionen der Familien zu erfahren. Das Selbstwertgefühl des Kindes kann leicht erfragt werden. Dysfunktionale Interaktionen, vor allem mit Strafen und Zurückweisungen, können zusätzlich erfasst werden. Bisherige Bewältigungsversuche in der Familie (und deren Scheitern) zählen ebenfalls zu nützlichen Informationen. Eine sorgfältige Diagnostik wird von den Familien allgemein sehr dankbar aufgenommen. Durch das Ausfüllen von Fragebögen und Protokollen erfolgt eine kognitive Fokussierung auf das Problem und eine beginnende Bearbeitung. Durch ein empathisches und einfühlsames Vorgehen werden die Grundlagen für eine tragende therapeutische Beziehung gelegt. Aus diesem Grund ist es sinnvoll, 60 bis 90 Minuten für den Erstkontakt einzuplanen.

Unspezifische Maßnahmen. Zu den unspezifischen Maßnahmen gehören Entlastung von Schuld- und Schamgefühlen, Stärkung des Selbstwertgefühls und Steigerung von Motivation. Das Ziel ist es, die intrafamiliäre Belastung und emotionalen Stress zu reduzieren.

Psychoedukation unverzichtbar

Psychoedukation. Dieser Prozess wird in der angloamerikanischen Literatur als „Demystifizierung" bezeichnet, d.h. Mythen werden durch eine sachliche Informationsvermittlung ersetzt. Zur Psychoedukation zählen auch praktische Hinweise und Beratung. Eltern können beraten werden im Umgang mit ihren Kindern, vor allem bei eskalierenden, unproduktiven Interaktionen. Diese einfachen, praktischen, unspezifischen Maßnahmen sind hochwirksam. In einer Studie konnte gezeigt werden, dass nach einem einzigen Kurzkontakt 15% der Kinder innerhalb von 6 Wochen sauber wurden, mit zum Teil langfristigen Erfolgen (van der Plas, Benninga, Taminiau & Büller, 1997). Üblicherweise wird nach Diagnostik und Psychoedukation bis auf ein kurzes Protokoll keine „Baseline" durchgeführt, wie es bei der Enuresis nocturna üblich ist, sondern sofort mit der Therapie begonnen.

Stufenweises Vorgehen bei Komorbidität

Therapieplanung bei komorbiden Störungen. Falls komorbide, multiple Ausscheidungsstörungen vorliegen, gibt es eine ganz klare Reihenfolge der Behandlung:

1. Zunächst wird die Stuhlinkontinenz (mit oder ohne Obstipation) behandelt, da sich dadurch bei einigen Kindern die Einnässproblematik spontan zurückbildet (Borch et al., 2013).

2. Anschließend wird das Einnässen tags behandelt, da es sich meistens um eine funktionelle Harninkontinenz mit einer Störung der peripheren Blasenfunktion handelt. Wird diese behoben, sistiert bei einigen Kindern das nächtliche Einnässen.
3. Falls Kinder weiterhin nachts einnässen, erfolgt zuletzt die Behandlung der Einnässproblematik nachts.

Bei komorbiden Ausscheidungs- und sonstigen psychischen Störungen richtet sich die Reihenfolge der Behandlung nach klinischer Indikation. Entsprechende Studien liegen nicht vor:
1. Wenn z.B. eine ADHS und eine funktionelle Obstipation/Stuhlinkontinenz vorliegen, ist es oft günstiger, zunächst die ADHS mit Stimulanzien und Verhaltenstherapie zu behandeln. Die Mitarbeit und Kooperationsbereitschaft der Kinder wird dadurch gesteigert, und die Therapieerfolge der Stuhlinkontinenzbehandlung werden besser.
2. Bei leichten emotionalen Störungen dagegen kann es sinnvoll sein, zunächst symptomorientiert die funktionelle Obstipation/Stuhlinkontinenz zu behandeln. Subklinische Symptome können sich zurückbilden und das Selbstwertgefühl kann sich steigern, ohne dass weitere Behandlungen notwendig werden.
3. Bei vielen anderen komorbiden Störungen können beide Behandlungen gleichzeitig durchgeführt werden: die der funktionellen Obstipation/Stuhlinkontinenz und die der psychischen Störung. Die Indikation der Therapie der Begleitstörung sollte immer evidenzbasiert entsprechend den Leitlinien erfolgen.

Unabhängig davon, welche Reihenfolge klinisch am günstigsten für das Kind und die Familie sein sollte, ist die Grundbehandlung der funktionellen Obstipation/Stuhlinkontinenz immer symptomorientiert. Auf diese sollte niemals verzichtet werden.

Ambulante Therapie fast immer möglich

Setting. Fast alle Kinder mit Stuhlinkontinenz können ambulant behandelt werden. Durch ambulante Schulungsprogramme können auch therapieresistente Kinder effizient ambulant behandelt werden. Die seltene Indikation für eine stationäre Behandlung ergibt sich vor allem durch die Schwere einer komorbiden psychischen Störung. Diese kann so schwer ausgeprägt sein, dass eine ambulante Behandlung nicht adäquat durchgeführt werden kann. Das stationäre Setting bietet in Extremfällen den Vorteil, dass über 24 Stunden lückenlos entsprechend indizierte multimodale Therapien durchgeführt werden können – sowohl für die Obstipation/Stuhlinkontinenz als auch für die psychischen Begleitstörungen. Nach eigener klinischer Erfahrung war das tagesklinische Setting dagegen für viele Kinder eher ungünstig, da es zum Teil zu großen Diskrepanzen zwischen den Interaktionen im klinischen und im elterlichen Kontext kommt. Nicht indiziert sind dagegen mehrwöchige stationäre Behandlungen oder Kuren. Diese sind meistens nicht notwendig und verschwenden Ressourcen, die sehr viel günstiger in wirksamere ambulante Therapien investiert werden könnten.

Verhaltenstherapie am wirksamsten

Wirksamkeit von Psychotherapie. Systematische Übersichten wie die von Brooks et al. (2000) und McGrath, Mellon und Murphy (2000) zeigen eindeutig, dass verhaltenstherapeutische, symptomorientierte Interventionen am wirksamsten sind. Die Verhaltenstherapie ist die entscheidende Wirkkomponente, vor allem das Toilettentraining mit einer Regulation des Stuhlganges ist von größter Bedeutung. Selbst zusätzliche Kurzpsychotherapien verbessern im Routineeinsatz die Wirksamkeit der Verhaltenstherapie nicht. Dies bedeutet, dass psychodynamische oder personenzentrierte Therapien bei der funktionellen Obstipation/Stuhlinkontinenz nicht indiziert sind. Falls jedoch eine komorbide emotionale Störung vorliegt, können sie zur Behandlung dieser Begleitstörung effektiv zum Behandlungserfolg beitragen. Aus eigener Erfahrung sind – bei entsprechender Therapieplanung – symptomorientierte verhaltenstherapeutische Interventionen und psychodynamische Therapien gut kombinierbar (siehe von Gontard, 2011). Nach McGrath et al. (2000) umfasst die Verhaltenstherapie der Stuhlinkontinenz operante Techniken mit positiver Verstärkung, aversive Techniken, klassisches Konditionieren, Kompetenztraining bezüglich der Defäkation, Aufmerksamkeitstraining und Selbstmonitoring. Vor dem Einsatz sollte natürlich eine Verhaltensanalyse stattfinden. Dazu ist das differenzierte Modell von Cox et al. (1998) für die Obstipation das ausgefeilteste und spezifischste (siehe Tabelle 6).

Biofeedback nicht wirksam

Biofeedback. Verschiedene Biofeedbackverfahren wurden in der Vergangenheit erprobt. Es handelte sich entweder um ein EMG-Biofeedback, bei dem die Kontraktion des Beckenbodens über EMG-Klebeelektroden registriert wurde, oder über ein manometrisches Biofeedback, bei dem über eine intrarektale Sonde Druckveränderungen aufgezeichnet wurden. Die physiologischen Signale wurden optisch oder akustisch wiedergegeben. Die ersten offenen Therapiestudien waren zunächst erfolgversprechend. Inzwischen wurden mehrere randomisiert kontrollierte Studien durchgeführt, die eindeutig zeigen, dass weder bei der funktionellen Obstipation noch bei der nicht-retentiven Stuhlinkontinenz Biofeedbackverfahren wirksam sind (Übersicht bei von Gontard, 2011). In einer sehr sorgfältig durchgeführten Studie von Cox et al. (1998) war ein Biofeedback plus Verhaltenstherapie sogar weniger wirksam als die Verhaltenstherapie alleine. In einem Cochrane Review wird gefolgert, dass es keine Evidenz für den Einsatz von Biofeedbackverfahren bei der Stuhlinkontinenz gibt (Brazzelli & Griffiths, 2006). Auch bei der nicht-retentiven Stuhlinkontinenz sind Biofeedbackverfahren nicht wirksam und deshalb nicht indiziert (van Ginkel et al., 2000). Zusammengefasst ist damit das Biofeedback nach der Leitlinie nicht indiziert (Claßen & von Gontard, 2022). Die üblichen verhaltenstherapeutischen Methoden sind sehr viel wirksamer als Biofeedback.

Neurostimulation bei therapieresistenter Obstipation erwägen

Neurostimulation. Bei der Neurostimulation wird eine elektrische Stimulation appliziert. Bei der Behandlung der Obstipation wird zwischen invasiven Verfahren (wie sakrale Nervenstimulation) und nicht invasiven Verfahren unterschieden. Zu den nicht invasiven Formen gehören die transkutane elektrische Stimulation des Nervus tibialis posterior und die transkutane sakrale Nervenstimulation (TENS). Ein spezifisches Verfahren zur Behandlung der Obstipation ist darüber hinaus die transkutane interferentielle elektrische Stimulation mit insgesamt vier Elektroden. Die Cochrane Analyse von Ng et al. (2016) kommt nicht zu einer klaren Empfehlung für die transkutane elektrische Stimulation. Nach der systematischen Übersicht von Iacona et al. (2019) ergaben sich Verbesserungen der Obstipationssymptome bei bis zu 85.7% und der Inkontinenzsymptome bei 75% der Kinder. Zum jetzigen Zeitpunkt kann die Neurostimulation vor allem bei einer therapieresistenten Obstipation erwogen werden (Claßen & von Gontard, 2022).

Toilettentraining von großer Bedeutung

Toilettentraining. Es besteht international Einigkeit darüber, dass neben Psychoedukation und Informationsvermittlung eine Regulierung des Stuhlgangs durch ein Toilettentraining von entscheidender Bedeutung ist. Systematische empirische Untersuchungen liegen nicht vor. Im Rahmen einer Laxanzienstudie konnte jedoch gezeigt werden, dass eine einfache Verhaltensmodifikation bei 40% der Kinder zu einer Besserung der funktionellen Obstipation führt (Nurko et al., 2008). Konkret werden die Kinder dabei aufgefordert, dreimal am Tag nach den Mahlzeiten auf die Toilette zu gehen und dort zu sitzen. Die Toilettensitzungen werden positiv verstärkt, und der Verlauf wird in einem Plan vermerkt. Es ist bisher nicht geklärt, wie dieses Toilettentraining wirkt. Es wird davon ausgegangen, dass die Entleerungsreflexe des Darmes, die nach den Mahlzeiten am aktivsten sind, genutzt werden, um eine Regulierung des Stuhls zu erreichen (die gastrocolischen Reflexe). Das Toilettentraining ist bei beiden Formen der Stuhlinkontinenz indiziert und sollte während der gesamten Behandlung weiter fortgesetzt werden. Falls eine Obstipation zusätzlich vorliegt, sind Laxanzien notwendig. Falls keine Obstipation vorliegt, kann die Behandlung mit Laxanzien sogar zu einer Verschlechterung der Symptomatik führen (Benninga et al., 1994). Auch aus diesem Grund ist eine genaue Diagnostik zu Beginn der Behandlung unersetzbar.

Diät selten notwendig, dagegen empfiehlt sich eine Steigerung der Trinkmenge

Diätetische Maßnahmen. Falls ein Kind sich sehr einseitig, ballaststoffarm ernährt, kann eine Änderung der Ernährungsgewohnheiten sinnvoll sein. Ansonsten sind diätetische Maßnahmen bei den meisten Kindern nicht notwendig. In einer systematischen Übersicht konnte eindeutig gezeigt werden, dass Ballaststoffe alleine nicht ausreichen, um eine Obstipation zu behandeln. Sie zeigten gegenüber Placebo keine signifikante Wirkung (Pijpers, Tabbers, Benninga & Berger, 2009). Sehr viel wichtiger ist die Steigerung der Menge an Trinkflüssigkeit; wenn ein Trinkprotokoll von Eltern und Kind ausgefüllt wird, wird oft deutlich, wie wenig Flüssigkeit Kinder mit Ausscheidungsproblemen zu sich nehmen (vgl. Materialen in Kapitel 4). Zum Teil werden minimale Mengen von 400 bis 600 ml am Tag von Kindern getrunken – sehr viel weniger als die empfohlenen 1 bis 1½ Liter bei normalen, nicht sportlichen Aktivitäten. Für den zusätzlichen therapeutischen Effekt vermehrter körperlicher Aktivität liegen zur Behandlung der Obstipation nicht genügend Daten vor (Tabbers et al., 2014). Nach einer Übersicht sind natürlich eine ausgewogene Ernährung und regelmäßige Bewegung sinnvoll, aber nicht ausreichend (Koppen, Kuizenga-Wessel et al., 2016). Zusammengefasst sind diätetische Maßnahmen, eine Steigerung der Flüssigkeit und vermehrte körperliche Aktivität alleine zur Behandlung der funktionellen Obstipation nicht ausreichend (Jennings et al., 2009; Boilesen et al., 2017). Steigerung der Flüssigkeitsaufnahme und genügend ballaststoffhaltige Nahrung können die spezifische Therapie der funktionellen Obstipation begleiten, insbesondere, weil für die Wirkung osmotischer Laxanzien Flüssigkeit erforderlich ist.

Darmschulung bei chronischen Verläufen

Schulungsprogramme. Bei Kindern mit therapieresistenter Obstipation/Stuhlinkontinenz können Schulungsprogramme von größter Hilfe sein, wie sie bei Asthma bronchiale, Adipositas und zuletzt der Harninkontinenz entwickelt wurden. Es handelt sich dabei um multimodale Programme, die Informationsvermittlung, Psychoedukation, Relaxationsverfahren, kognitiv-verhaltenstherapeutische Elemente und gruppendynamische Prozesse berücksichtigen. Das Manual von Equit et al. (2013) enthält sieben Module zur Blasen- und zwei zur Darmschulung. Während die Wirksamkeit bei der Behandlung der Harninkontinenz eindeutig nachweisbar war, reichen die zwei Sitzungen zur Darmschulung möglicherweise nicht aus (Hussong et al., 2021). Deshalb entwickelten Hussong et al. (2020) ein spezielles Trainingsprogramm zur Behandlung der Obstipation und Stuhlinkontinenz, das sich mit sieben Modulen den Störungen des Gastrointestinaltrakts widmet. Die Schulung enthält kognitive und verhaltenstherapeutische Elemente, Relaxationsverfahren, Informationsvermittlung, Psychoedukation, spieltherapeutische und gruppendynamische Aspekte. Viele kindgerechte Materialien stehen bei der Schulung zur Verfügung. Die Darmschulungen können in Gruppen von zwei bis vier Kindern durchgeführt werden, die wöchentlich ambulant an sieben Sitzungen teilnehmen (Hussong et al., 2020). Alternativ kann die Schulung Einzelnen angeboten werden, meist in weniger Sitzungen. Das Vorgehen ist manualisiert und wird zurzeit empirisch überprüft. Solche intensiven, spezifischen Schulungsprogramme ermöglichen dem Kind, in seiner gewohnten sozialen Umgebung zu bleiben, und vermeiden teure, unnötige stationäre kinderpsychiatrische Behandlungen.

Laxanzien bei Obstipation fast immer notwendig

Laxanzien. Die Behandlung mit Laxanzien spielt eine entscheidende Rolle in der Therapie der Obstipation. Nur sehr leichte, nichtchronische Formen der Obstipation lassen sich mit dem Toilettentraining allein behandeln. Praktisch alle Kinder mit einer länger dauernden Obstipation benötigen

Laxanzien. Die Diagnose der funktionellen Obstipation muss zu Beginn der Therapie eindeutig gestellt sein. Bei der nichtretentiven Stuhlinkontinenz sind Abführmittel kontraindiziert. Sie können zu einer Verflüssigung des Stuhls und zu einer Zunahme der Stuhlinkontinenz führen (Benninga et al., 1994). In den letzten Jahren hat sich ein grundlegender Wandel in der Laxanzienbehandlung ergeben. Die Therapie ist einfacher durchzuführen, wird von Kindern besser toleriert, und die Wirksamkeit konnte gesteigert werden. Dieses konnte anhand von hochwertigen randomisiert kontrollierten Studien gezeigt werden und wurde in folgenden Übersichten zusammengefasst (Pijpers et al., 2009; Candy & Belsey, 2008). Bei der Therapie mit Laxanzien wird zwischen einer initialen Darmentleerung (der sogenannten Desimpaktion) und der Erhaltungstherapie unterschieden, mit der langfristig vermieden werden soll, dass sich erneut Stuhlmassen im Darm ansammeln.

Die Desimpaktion kann oral oder rektal erreicht werden – beide Methoden sind wirksam (Bekkali et al., 2009). Wegen der besseren Verträglichkeit ist inzwischen das Mittel der ersten Wahl eine orale Desimpaktion mit Polyethylenglykol (Macrogol) (Gordon et al., 2016). Die orale Desimpaktion ist weniger belastend, aber wässrige Stühle, Stuhlinkontinenz und Bauchschmerzen können als Nebenwirkungen auftreten (Koppen et al., 2015). Bei ausgeprägter Stuhlretention kann eine orale Desimpaktion möglicherweise nicht ausreichen. Manche Kinder benötigen deshalb Klistiere, was für sie unangenehmer ist. Manchmal ist das Abführen großer Stuhlmassen nur so möglich.

Bei der Erhaltungstherapie wird folgendes Vorgehen empfohlen:

PEG: Mittel der ersten Wahl

1. Das PEG (Polyethylenglykol oder Macrogol) gilt als Abführmittel unangefochten als Mittel der ersten Wahl. Es ist wirksamer als alle anderen Laxanzien und zeigt weniger Nebenwirkungen (ausführlichere Hinweise siehe unten).
2. Eine Laxanziengabe soll niemals alleine erfolgen, sondern in Kombination mit dem oben erwähnten Toilettentraining (Nurko et al., 2008).
3. Wegen der ungünstigen Prognose ist es unbedingt notwendig, dass die Erhaltungstherapie lange genug durchgeführt wird. Felt et al. (1999) empfehlen eine Behandlungsdauer von 6 bis 24 Monaten mit regelmäßigen Vorstellungsterminen.

Ultraschall zur Verlaufskontrolle

4. Zur Verlaufskontrolle bietet sich die transabdominale Ultraschalluntersuchung an. Ein transversaler Durchmesser von über 30 mm ist ein Hinweis auf eine Stuhlretention. Anhand des Rektumdurchmessers, der sich schrittweise zurückbildet, lässt sich der Therapieerfolg gut dokumentieren (Klijn et al., 2004; Joensson et al., 2008). Die Motivation lässt sich gut steigern, wenn man Eltern und Kindern die entsprechenden Bilder zeigt und sie den Erfolg nachvollziehen können. Rektale Untersuchungen zu Beginn oder während der Behandlung sind routinemäßig bei den meisten Kindern nicht mehr notwendig.

Des-impaktion zur Entleerung von Stuhl-massen

Desimpaktion. Falls große Stuhlmassen retiniert wurden und es zu einer Erweiterung des Rektums oder sogar des Colons (Megacolon) gekommen ist, müssen diese zu Beginn der Therapie abgeführt werden. Alle weiteren Maßnahmen werden nicht sinnvoll sein, ohne dass eine entsprechende Entleerung stattgefunden hat. Wenn möglich, sollte die orale Desimpaktion mit Polyethylenglykol (PEG, Macrogol) durchgeführt werden. Für die Indikation der oralen Desimpaktion besteht eine Zulassung ab dem Alter von 5 Jahren. Es gibt nach der Leitlinie zwei Dosierungsempfehlungen:

1. Nach dem einen Dosierungsschema beträgt die empfohlene Anfangsdosierung 26 g/Tag PEG und kann täglich um 13 g bis zu einem Maximum von 78 g/Tag bis zur Stuhlentleerung gesteigert werden (Trajanovska et al., 2018).
2. Ein anderes Dosierungsschema sieht eine gleichbleibend hohe Dosis von täglich 1.5 g/kg Körpergewicht PEG über 3 bis 4 Tage vor, dann eine Reduktion der Dosis (Tabbers et al., 2014).

Das zweite Dosierungsschema mit der gleichbleibend hohen Dosis wird in vielen Kliniken bevorzugt. Sollte dies innerhalb von 7 bis 10 Tagen nicht zum Erfolg führen, kann nach der Leitlinie (Claßen & von Gontard, 2022) ein stimulierendes Laxanz zusätzlich oral gegeben (z. B. Natriumpicosulfat) oder die Form der Desimpaktion (d. h. von der oralen zur rektalen Desimpaktion) gewechselt werden.

Üblicherweise wird PEG zweimal am Tag (morgens und abends) gegeben. Bei dieser hohen Dosierung empfiehlt sich unter Umständen eine Verteilung auf mehrere Gaben. Da es sich um ein osmotisches Laxanz handelt, das Wasser bindet, ist darauf zu achten, dass die Kinder genügend trinken.

Klistiere bei schweren Formen

Bei schwereren Formen der Obstipation – oder wenn die orale Desimpaktion nicht ausreicht – muss die Desimpaktion mit Klistieren erfolgen, die zum Teil wiederholt appliziert werden müssen. Die rektale Desimpaktion sollte mit Natriumzitrat-Einläufen oder Sorbitol-Klysmata (ca. 3 ml/kg) erfolgen (NICE, 2017). Phosphathaltige Klysmata sind bei Kleinkindern streng kontraindiziert, und auch bei älteren Kindern mit Vorerkrankungen und aktivem Vermeiden von Darmentleerungen gefährlich (Ladenhauf et al., 2012). Vor der Gabe eines Klistiers müssen Kinder genau aufgeklärt werden. Man sollte ihnen das Klistier zeigen, sie den Einführungsschlauch anfassen lassen und sie daran erinnern, dass z. B. ein Thermometer (oder ihr Stuhlgang) ähnlich dick oder dicker sind und ohne Probleme toleriert werden. Ängste der Kinder sollten erforscht und es sollte direkt darauf eingegangen werden. Man sollte sie ehrlich informieren und sie darauf hinweisen, dass es beim ersten Mal durchaus schmerzhaft sein kann. Wenn allerdings die Stuhlmassen (die enorm groß sein können) ausgeschieden sind, wird es ihnen mit Sicherheit besser gehen. Der Einführungsschlauch des Klistiers kann mit Creme oder Gel eingeschmiert werden. Die Kinder legen sich auf die Seite, ziehen die Knie an, und das Klistier wird appliziert. Dann werden sie gebeten, möglichst lange die Flüssigkeit einzubehalten. Die Entleerung erfolgt nach 15 bis 20 Minuten. Die Leitlinie betont, dass bei der Gabe von Klistieren unbedingt eine Traumatisierung vermieden werden soll. In Ausnahmefällen kann eine Analgosedierung (d.h. die Gabe von Schmerz- und Beruhigungsmitteln) erforderlich sein (Claßen & von Gontard, 2022).

Je nach Ausmaß der Stuhlretention kann es notwendig sein, in den ersten Tagen wiederholt Klistiere zu verabreichen. Auch im weiteren Verlauf kann es unter Umständen notwendig sein, mehrfach Klistiere zu geben. Die Indikation erfolgt nach klinischen Kriterien anhand der Ultraschallkontrolle.

Falls die Desimpaktion mit Klistieren nicht ausreichen sollte, sind bei extremen Formen der Obstipation hohe Einläufe und sogar eine kinderchirurgische Ausräumung unter Narkose notwendig. Die Kinder sollten dabei unbedingt an eine entsprechende kinderchirurgische Fachabteilung verwiesen werden. Dieses kommt zwar selten vor, aber wenn es indiziert ist, sollte es nicht lange hinausgeschoben werden. Auch bei diesen schweren Fällen gilt: Ohne eine Desimpaktion kann die Obstipation nicht erfolgreich behandelt werden.

Erhaltungstherapie: Toilettentraining plus orale Laxanzien

Erhaltungstherapie. Während der Erhaltungstherapie sollten Informationsvermittlung, Psychoedukation, Motivationssteigerung, Dokumentation und einfache verhaltenstherapeutische Interventionen erfolgen (Koppen et al., 2015; NICE, 2017; van der Plas et al., 1997). Falls Verstärkerpläne eingesetzt werden, sollte die Defäkation auf der Toilette, nicht das Ausbleiben von Stuhlinkontinenz verstärkt werden. Modifikation von Trink- und Essgewohnheiten, regelmäßige Miktionen und Hygieneregeln beim Toilettengang können sinnvoll sein. Die oben beschriebenen Toilettenzeiten mit Sitzzeiten zwei- bis dreimal pro Tag nach den Mahlzeiten („Toilettentraining"), kombiniert mit oralen Laxanzien, sollten ebenfalls während der gesamten Behandlung durchgeführt werden. Diese Kombination ist nach einem Cochrane Review am wirksamsten (Brazzelli et al., 2011). Die Erhaltungstherapie sollte mindestens 2 Monate durchgeführt werden (Tabbers et al., 2014), bei einzelnen Kindern sogar 6 bis 24 Monate (Felt et al., 1999; Koppen et al., 2015).

Nachdem die Stuhlmassen entfernt wurden (Desimpaktion), zielt die weitere Behandlung darauf, eine Reakkumulation von Stuhlmassen zu vermeiden. Dazu ist unbedingt wichtig, dass das Toilettentraining regelmäßig durchgeführt und protokolliert wird, dass Kinder und Eltern in regelmäßigen Abständen (maximal alle 4 Wochen) vorgestellt werden und dass die Erhaltungstherapie lange genug durchgeführt wird.

Mittel der ersten Wahl: PEG

Während der Erhaltungstherapie sind bei praktisch allen Kindern orale Laxanzien indiziert. Im Kindesalter werden osmotische Laxanzien bevorzugt, d.h. Mittel, die Wasser binden und den Stuhl dadurch weich machen. In den letzten Jahren ist ein Laxanz wegen der guten Wirkung und der geringen Nebenwirkungen absolut zum Mittel der ersten Wahl geworden: Polyethylenglycol (PEG), auch bekannt unter dem Namen Macrogol. Es wird dementsprechend von den Leitlinien der pädiatrischen Gastroenterologie und Kinderpsychiatrie empfohlen und ist ab dem Alter von 6 Monaten zugelassen (Burgers et al., 2013; Candy & Belsey, 2008; Gordon et al., 2016; Koppen et al., 2017). In anderen Worten, es kann schon bei sehr jungen Säuglingen und Kleinkindern mit Obstipation ohne Probleme eingesetzt werden – diese Information ist auch für Eltern mit älteren Kindern beruhigend. Polyethylenglycol (PEG) oder Macrogol wird von verschiedenen Herstellern angeboten. Es ist in Pulverform, in Tütchen oder als Flüssigkeit erhältlich. Manche Hersteller haben einen Zitronen-, Himbeer- oder Schokoladengeschmack beigemischt, bei anderen ist es vom Geschmack her neutral. Dabei sind PEG 3350 mit Elektrolyten und PEG 4000 ohne Elektrolyte gleichwertig. Die Mengen sind bei verschiedenen Herstellern unterschiedlich. Deshalb werden die Dosierungen neutral in Gramm angegeben.

PEG (Macrogol): schon bei Säuglingen zugelassen

PEG kann in Flüssigkeiten aufgelöst oder sogar Nahrungsmitteln untergerührt werden. Es handelt sich um ein langes, lineares Polymer, das Wassermoleküle bindet. Es ist in den USA als Nahrungsmittelzusatz zugelassen. Es wird nicht resorbiert, nicht metabolisiert, sondern wirkt ausschließlich physikalisch, indem der osmotische Druck erhöht wird und es damit zu einer Hydratation des Stuhls kommt. Nebenwirkungen sind sehr selten und umfassen Bauchschmerzen, Übelkeit oder Erbrechen und Blähungen. Bei einer zu hohen Dosis wird der Stuhl zu weich, d.h. eine Diarrhöe entsteht. Die Stuhlkonsistenz kann als Maß der Dosierung verwendet werden, d.h., es wird nach Wirkung dosiert.

Darreichung und Nebenwirkungen von PEG

In den ersten Dosisfindungsstudien wurde eine optimale Dosis von 0.84 g/kg pro Tag empfohlen – mit einem therapeutischen Bereich von 0.27 bis 1.42 g/kg pro Tag in zwei Dosen (Pashankar & Bishop, 2001). In neueren Studien dagegen konnte gezeigt werden, dass bei vielen Kindern eine sehr viel niedrigere Dosis auch wirken kann. So empfahlen Voskuijl et al. (2004a) eine initiale Dosis von 0.26 g/kg Körpergewicht pro Tag in zwei Dosen. Falls der Stuhl zu flüssig sein sollte, wäre eine Dosisreduktion zu empfehlen, falls er zu fest bleibt, kann die Dosis gesteigert werden. In der neusten Studie von Nurko et al. (2008) wird eine Startdosis von 0.4 g/kg pro Tag empfohlen, die bei Bedarf gesteigert werden kann. Die optimale Dosierung liegt zwischen 0.2 bis 0.8 g/Kilogramm pro Tag in ein bis zwei Dosen. Die Dosis wird der Stuhlkonsistenz angepasst. Zwei Dosierungsschemata liegen vor:

Dosierung von PEG

1. Beginn mit 0.8 g/kg/Tag, um eine Reakkumulation von Stuhl zu vermeiden; dann Anpassung der Dosis mit dem Ziel, einen cremigen Stuhl zu erreichen (Gordon et al., 2016).
2. Beginn mit einer geringeren Dosis: täglich 0.4 g/kg/Tag in zwei Dosen und nach Wirkung zu steigern, bzw. bei flüssigem Stuhl zu reduzieren (Nurko et al., 2008; Tabbers et al., 2014).

An vielen Kliniken wird das zweite Dosierungsschema bevorzugt, bei dem man sich langsam der optimalen Dosierung annähert. Dies wird von den Eltern auch positiv aufgenommen. Aufgrund der überwältigenden Erfolge wird fast ausschließlich PEG verwendet. Andere Laxanzien sind in der praktischen Arbeit oft nicht notwendig. Auch neuere Übersichten kommen zu dem Schluss, dass PEG mit Abstand besser wirkt als alle anderen Laxanzien, einschließlich Lactulose, das als Mittel der zweiten Wahl gilt. Lactulose wird verschrieben, wenn Eltern trotz Aufklärung und Beratung darauf bestehen.

Lactulose: Mittel der 2. Wahl

Lactulose (Milchzucker), ein nicht resorbierbares Disaccharid, ist ebenfalls ein osmotisches Laxanz, das Flüssigkeit in das Colon zieht. Es kann in Pulverform oder meistens in fertiger flüssiger Lösung verabreicht werden. Die jeweilige Dosierung trägt 1 bis 3 ml/kg Körpergewicht pro Tag in 1 bis 3 Dosen oder global 20 bis 30 ml bei Kleinkindern und 30 bis 90 ml bei Schulkindern (Keller, 2002). Die Dosierung richtet sich nach der klinischen Symptomatik. Obwohl Lactulose langfristig gut toleriert wird, sind Blähungen, abdominelle Bauchschmerzen und Durchfälle möglich. Auch lehnen manche Kinder den süßen Geschmack als unangenehm ab. Wegen der geringeren Wirkung und der höheren Nebenwirkungsrate ist Lactulose nach den neueren Übersichten keine Alternative zu PEG (Candy & Belsey, 2008; Pijpers et al., 2009).

Polyethylenglykol (Macrogol) und Lactulose sind die zwei Laxanzien, die häufig in der Kinder- und Jugendpsychiatrie und Psychotherapie eingesetzt werden. Die folgenden Empfehlungen richten sich an Kollegen aus den somatischen Fächern. Bezüglich Einzelheiten darf auf die Leitlinie verwiesen werden (Claßen & von Gontard, 2022).

Weitere Laxanzien

Als Mittel der weiteren Wahl werden Gleitmittel wie Paraffinum subliquidum in einer täglichen Dosierung von 1 bis 2 ml/kg Körpergewicht verabreicht (Cave: Aspiration; Malabsorption fettlöslicher Vitamine). Auch stimulierende Laxanzien wie Sennesblätteralkaloide, Natriumpicosulfat, Bisacodyl etc. kommen grundsätzlich infrage, sollten aber in der Dauertherapie nicht eingesetzt werden (NICE, 2017; Bonilla et al., 2020). Weitere Laxanzien benötigen eine gezielte Indikation (Tabbers et al., 2014).

Laxanzien sollten in der Erhaltungsphase grundsätzlich oral verabreicht werden. In seltenen Fällen können rektal verabreichte Laxanzien (Zäpfchen, Mikroklistiere oder Klysmata) bei Schulkindern und Jugendlichen indiziert sein, da nach der Entleerung des Rektums die Stuhlinkontinenz für einige Stunden reduziert ist. Bei Kleinkindern dagegen sollte auf eine rektale Applikation verzichtet werden, um eine Traumatisierung und Ängste zu vermeiden.

Nicht wirksame Methoden. Weiterhin sollten Medikamente unbedingt vermieden werden, die in der Behandlung der funktionellen Obstipation bei

Kindern und Jugendlichen nicht wirksam sind (Tabbers et al., 2014): Prä- und Probiotika; komplementär-medizinische Maßnahmen und Substanzen (Tabbers et al., 2011); Lubiprostone; Linaclotide und Prucaloprid. In anderen Worten, Präbiotika (unverdauliche Ballaststoffe, die erwünschte Darmkeime fördern) und Probiotika (Stoffe mit lebenden Mikroorganismen) sind in der Therapie der funktionellen Obstipation nicht wirksam. Auch die vielen Medikamente, die die Darmperistaltik anregen sollen, sind bei Kindern und Jugendlichen nicht indiziert.

Unwirksame Medikamente vermeiden

Ebenso sollten keine nicht medikamentösen Verfahren angewandt werden, die nicht wirksam sind oder deren Wirksamkeit nicht ausreichend gesichert ist. Wie schon erwähnt, konnte in mehreren Studien gezeigt werden, dass Biofeedbackverfahren nicht wirksam sind und deshalb nicht empfohlen werden können (Cox et al., 1998; van der Plas et al., 1996). Verschiedene Verfahren der Neurostimulation – sowohl invasive als auch nicht invasive Verfahren – kommen in seltenen Fällen, gerade bei Therapieresistenz der chronischen funktionellen Obstipation, zum Einsatz (Wright & Haddad, 2017; Iacona et al., 2019). Für eine Routinebehandlung stehen wirksamere Interventionen zur Verfügung.

Unwirksame Verfahren vermeiden

Auch die Beckenbodenphysiotherapie kann routinemäßig nicht empfohlen werden. Nach ersten erfolgversprechenden Berichten konnte in einer randomisiert-kontrollierten Studie kein zusätzlicher Gewinn der Physiotherapie zur Standardbehandlung nachgewiesen werden (van Summeren et al., 2020). Die Beckenbodenphysiotherapie kann zum Beispiel bei Therapieresistenz erwogen werden.

Ganz besonders zurückhaltend sollten invasive Eingriffe wie Irrigationen, Botulinumtoxin-A-Injektionen und chirurgische Interventionen erfolgen. Die Indikation für solche Verfahren muss extrem streng gestellt werden (Claßen & von Gontard, 2022).

2 Leitlinien

2.1 Leitlinien zur Diagnostik und Verlaufskontrolle

Körperliche Diagnostik immer notwendig

Bei der funktionellen Obstipation/Stuhlinkontinenz handelt es sich um Störungen, bei denen eine körperliche Leitsymptomatik, nämlich Verstopfung und/oder Einkoten, im Vordergrund steht. Da die funktionelle Obstipation/Stuhlinkontinenz auch durch eine organische Grunderkrankung bedingt sein kann, ist eine kinder- und jugendärztliche Untersuchung zu Beginn der Behandlung unbedingt notwendig. Erst wenn sicher keine medizinische Grundstörung vorhanden ist, darf mit der Therapie begonnen werden. Von daher ist es unerlässlich, dass alle Kinder zu Beginn der Therapie mindestens einmal kinderärztlich untersucht werden. Da sich bei der funktionellen Obstipation die Sonografie als wichtigstes Mittel zur Verlaufskontrolle erwiesen hat, ist die Einbeziehung des:der Kinderärzt:in der Familie auch im Verlauf der Therapie sinnvoll. Auch wenn das Kind zusätzlich einnässt, sind kinderärztliche Untersuchungen notwendig, um z. B. eine Harnwegsinfektion auszuschließen. Hinweise finden sich im Band *Enuresis* (von Gontard, 2018) und in der Leitlinie zur funktionellen Harninkontinenz und Enuresis (Kuwertz-Bröking & von Gontard, 2021).

Erfassung komorbider psychischer Störungen

Zusätzlich sind viele Kinder von einer komorbiden psychischen Störung betroffen. Die Komorbiditätsrate liegt bei 30 bis 50 % – sehr viel höher als bei Kindern, die einnässen. Da zudem die Art der Störungen sehr heterogen ist, sowohl internalisierende als auch externalisierende Störungen vorkommen, ist eine komplette kinderpsychotherapeutische oder kinderpsychiatrische Diagnostik unbedingt zu empfehlen. Eine nicht diagnostizierte und unbehandelte komorbide Störung ist oft mit einer geringeren Mitarbeit des Kindes und einem schlechteren Outcome verbunden. Von daher empfiehlt es sich unbedingt, gleich zu Beginn die komplette Diagnostik durchzuführen (siehe Döpfner & Petermann, 2012).

In anderen Settings, wie z. B. Kinderkliniken, kinderurologischen oder kinderchirurgischen Abteilungen, in denen die Ressourcen für eine kinderpsychiatrische Diagnostik nicht gegeben sind, sollte zumindest ein Screening anhand eines etablierten und validierten Elternfragebogens (z. B. Child Behavior Checklist: Döpfner et al., 2014; Plück et al., 2022; Strengths and Difficulties Questionnaire: Klasen et al., 2003; Goodman, 2005) erfolgen. Bei auffälligen Symptomscores kann anschließend die Weiterleitung zu kinderpsychotherapeutischen oder kinderpsychiatrischen Kolleg:innen erfolgen.

Standardprogramm immer durchführen

Aufgrund der Komplexität der Problematik, die somatische und psychische Faktoren einschließt, kann zwischen der Standard- und der erweiterten

Diagnostik unterschieden werden (siehe Tabelle 7). Zur Standarddiagnostik gehören die Anamnese, Protokolle, Fragebögen, körperliche Untersuchung, Ultraschall und die psychiatrische Diagnostik. Dieses reicht für die meisten aller Kinder mit Stuhlinkontinenz vollständig aus.

Tabelle 7: Standard- und erweiterte Diagnostik nach der Leitlinie (Claßen & von Gontard, 2022)

Standarddiagnostik	Erweiterte Diagnostik
• Anamnese • Fragebögen zur Obstipation/ Stuhlinkontinenz • Fragebögen zum Verhalten • Stuhlprotokolle • Körperliche und neurologische Untersuchung • Ultraschall	• Anamnese • Fragebögen zur Obstipation/ Stuhlinkontinenz • Fragebögen zum Verhalten • Stuhlprotokolle • Körperliche und neurologische Untersuchung • Ultraschall *Nur nach Indikation:* • Kinderpsychiatrische/ -psychologische Diagnostik • Laboruntersuchungen • Röntgendiagnostik (Transitzeitbestimmung) • Magnetresonanztomografie • Endoskopie und Biopsie • Manometrie • Uroflowmetrie • Sonstige

Erweitertes Programm nur bei Indikation

Das erweiterte diagnostische Programm umfasst auch die Punkte der Standarddiagnostik, wird jedoch durch spezielle somatische und psychiatrische Untersuchungen ergänzt (siehe Tabelle 7). In einem kinder- und jugendpsychiatrischen und -psychotherapeutischen Setting ist es sinnvoll, die gesamte psychiatrische Diagnostik durchzuführen.

Die Indikation für weitergehende somatische Untersuchungen muss von Spezialist:innen, z.B. Kinderchirurg:innen oder auf Darmerkrankungen spezialisierte Kinderärzt:innen (pädiatrische Gastroenterolog:innen), gestellt werden. Falls der Verdacht auf eine körperliche Erkrankung wie auf den Morbus Hirschsprung besteht, sollte mit der erforderlichen Diagnostik nicht gezögert werden. Eine besondere Risikogruppe für somatische Begleitstörungen sind junge Kinder mit einer funktionellen Obstipation unter einem Alter von 2 Jahren. Andererseits sollten diese weitergehenden Untersuchungen allen Kindern unbedingt erspart bleiben, die sie nicht benötigen.

Diagnosen: neun Achsen

Am Ende des diagnostischen Prozesses sollte es möglich sein, die Störung des Kindes auf insgesamt neun Achsen zu diagnostizieren, nämlich:

1. Form der Obstipation/Stuhlinkontinenz.
2. Ggf. Form der Harninkontinenz tags.
3. Ggf. Form der Enuresis nocturna.

Diagnosen: MAS

Zudem auf den sechs Achsen des multiaxialen Klassifikationsschemas der ICD-10 bzw. demnächst der ICD-11 (Remschmidt et al., 2017):

1. Klinische Störungen.
2. Teilleistungsstörungen.
3. Intelligenzniveau.
4. Körperliche Erkrankungen.
5. Psychosoziale Risikofaktoren.
6. Schweregrad und Beeinträchtigung durch die Erkrankung.

Aufgrund dieser multiaxialen differenzierten Diagnosen kann der Therapieplan adäquat aufgebaut werden. In Analogie zum Leitfaden *Enuresis* (von Gontard, 2018) soll in diesem Kapitel das in Tabelle 8 dargestellte Schema eingehalten werden.

Tabelle 8: Übersicht über die Leitlinien zur Diagnostik und Verlaufskontrolle

L1	Exploration der Eltern
L2	Exploration und psychopathologische Beurteilung des Kindes
L3	Toilettenprotokolle und Fragebögen
L4	Testpsychologische Untersuchung
L5	Körperliche und neurologische Untersuchung
L6	Spezielle Diagnostik: Ultraschall
L7	Verlaufskontrolle

Von diesen sind unverzichtbar und sollten in keinem Fall unterlassen werden:

- *Die Exploration der Eltern und des Kindes (L1, L2):* Eine detaillierte und genaue Anamnese wird den größten Teil der Informationen liefern, die für die Diagnose und Therapieplanung notwendig sind. Man sollte sich deshalb für diesen Bereich Zeit lassen und systematisch vorgehen.
- *Körperliche Untersuchung (L5):* In keinem Fall darf bei einer Obstipation/Stuhlinkontinenz auf eine körperliche Untersuchung verzichtet werden. Es wäre ein absoluter Kunstfehler, die Obstipation/Stuhlinkontinenz zu behandeln und dabei eine medizinische Erkrankung wie den Morbus Hirschsprung zu übersehen.
- *Ultraschall (L6):* Die Ultraschalluntersuchung ist schmerzfrei, hat keinerlei Nebenwirkungen und kann beliebig oft wiederholt werden. Die

wichtigste Information, die die Ultraschalluntersuchung liefern kann, ist, ob der Enddarm erweitert ist oder nicht. Dies ist eine entscheidende Information zur Diagnose (oder Ausschluss) der Obstipation und hat direkte Konsequenzen für die Therapie. Ein Rektumdurchmesser von mehr als 30 mm wird als auffällig betrachtet. Bei einem Durchmesser von mehr als 30 mm ist die Diagnose einer Obstipation, zusammen mit den anderen klinischen Zeichen, relativ sicher. Falls ein Kind zusätzlich einnässt, liefert die Ultraschalluntersuchung wichtige Hinweise über Niere, Blase und Resturin.

- *Verlaufskontrolle (L7):* Da der Langzeitverlauf der Stuhlinkontinenz so ungünstig ist, muss der Behandlungsverlauf exakt dokumentiert werden. Hierzu bieten sich Protokolle an, die bei den Wiedervorstellungen mit Eltern und Kind durchgegangen werden können. Auch die Ultraschalluntersuchung mit Bestimmung des Rektumdurchmessers ist ein wichtiger Bestandteil der Verlaufskontrolle.

2.1.1 Exploration der Eltern

Die Exploration der Eltern findet üblicherweise beim Erstkontakt statt. Es bietet sich an, Eltern und Kind zusammen zu explorieren. Dies hat nicht nur den Vorteil der Zeitersparnis, sondern ermöglicht es, unterschiedliche Sichtweisen und Differenzen zwischen Eltern und Kind wahrzunehmen.

Nur in sehr wenigen Ausnahmen, z. B. bei Jugendlichen, kann eine Exploration des:der Jugendlichen ohne Eltern aufgrund der Schamgefühle sinnvoll sein. Erst im zweiten Schritt werden dann die Eltern zum Gespräch hinzugenommen. Andererseits kann es bei Kindern mit schweren psychischen Begleitstörungen, z. B. Autismus-Spektrum-Störungen oder Intelligenzminderung, sinnvoll sein, die Exploration der Eltern ohne das Kind durchzuführen und das Kind erst beim zweiten Termin hinzuzunehmen.

Subjektives Erleben und Bewältigung erfragen

Bei der Exploration ist es wichtig, sich das subjektive Erleben vieler Eltern und Kinder zu vergegenwärtigen. Viele Kinder schämen sich, sorgen sich und haben große Ängste vor dem, was auf sie zukommen wird. Manche Kinder haben resigniert, fühlen sich anders als andere Kinder und haben die Hoffnung aufgegeben, dass sich etwas ändern kann. Bei den Eltern können Schuldgefühle, Versagensängste, aber auch Aggressionen ihrem Kind gegenüber vorliegen. Eine Minderheit der Eltern straft das Kind.

Es ist deshalb nötig, eine vertrauensweckende, ruhige Atmosphäre in einer kindgerechten Umgebung zu gestalten, in der das Kind sich entspannen und wohlfühlen kann. Deshalb sollte immer genügend Spiel- und Malmaterial vorhanden sein. Es ist erfahrungsgemäß sinnvoll, Eltern und Kind darauf hinzuweisen, was bei dem ersten Termin eingeplant ist, z.B. nur die Exploration oder auch anschließende Untersuchungen. Es kann für Kinder sehr beruhigend sein, wenn sie wissen, dass keine schmerzhaften oder bedrohlichen Untersuchungen geplant sind.

Nach einem allgemeinen Beziehungsaufbau, Aufklärung und Gestaltung der Umgebungsatmosphäre ist es nicht sinnvoll, lange um die Problematik herumzureden. Da das Kind Hauptperson in dem diagnostischen und therapeutischen Prozess ist, kann die Frage nach dem Vorstellungsanlass direkt an das Kind gerichtet werden, z.B. mit den Worten: „Du weißt, dass es heute um dich geht, weißt du denn auch, warum du heute hier bist?" Wenn das Kind nicht direkt auf diese Frage antworten kann, kann man z.B. anbieten, die Eltern zu fragen, mit der Bitte, dass das Kind genau zuhört und seine Meinung auch gleich dazu sagt. Über diesen Umweg ist es manchmal möglich, später wieder die Frage an das Kind zu stellen. Wenn das Kind antwortet, sagt es zum Beispiel häufig: „Weil ich in die Hose mache." Nachdem geklärt ist, ob es sich um Stuhl oder Urin handelt, ist man schon mitten in der Exploration, die dann gleich fortgesetzt werden kann.

Semistrukturiertes Vorgehen sinnvoll

Am günstigsten ist es, dabei dem Prinzip eines „semistrukturierten Interviews" zu folgen, d.h., Eltern und Kinder haben zuerst die Möglichkeit, offen und in eigenen Worten die Problematik zu schildern. Anschließend wird mit speziellen Fragen „nachgehakt", die zur Einschätzung notwendig sind. Dabei hat es sich bewährt, zunächst die Einkot- und Verstopfungsproblematik komplett zu erfragen. Anschließend sollte aktiv danach gefragt werden, ob das Kind tags und/oder nachts einnässt. Dies wird von den Eltern und dem Kind nicht spontan angegeben, sondern wird nur erfahren, wenn direkt nachgefragt wird. Anschließend folgt die Anamnese bezüglich weiterer komorbider psychischer Symptome und Störungen. Zum Schluss folgt die Eigen- und Familienanamnese. Das genaue Vorgehen ist in der Leitlinie L1 zusammengefasst. Die Exploration nach der Leitlinie L1 folgt dem „Stuhlinkontinenz-Fragebogen" in der langen vollständigen Version, der im Materialienteil (vgl. M01 in Kapitel 4) abgedruckt ist (von Gontard, 2011). Dabei können anamnestische Angaben leicht mit den Fragebogenantworten verglichen bzw. ergänzt werden. Es empfiehlt sich, während der Exploration die Angaben von Eltern und Kind mitzuschreiben.

L1 Leitlinie 1: Exploration der Eltern

Sektion 1: Vorstellungsanlass

Weißt du, warum du hier bist? Ist es, weil du in die Hose machst? Ist es, weil du nicht gerne auf die Toilette gehst? Magst du mir davon erzählen?

Sektion 2: Einkothäufigkeit

Kotet Ihr Kind tagsüber ein? Wie häufig kotet Ihr Kind tags pro Woche ein? Wie häufig kotet Ihr Kind pro Tag ein? Zu welcher Tageszeit kotet Ihr Kind ein? Kotet Ihr Kind nachts ein? Wie häufig kotet Ihr Kind nachts pro Woche ein?

Sektion 3: Einkotsymptomatik

Wenn Ihr Kind einkotet, wie groß sind die Stuhlmengen? Wie ist die Beschaffenheit des Stuhls? In welchen Situationen kotet Ihr Kind ein? Tritt das Einkoten in Belastungssituationen auf? Kann Ihr Kind z. B. im Auto den Stuhlgang zurückhalten, wenn keine Toilette zur Verfügung steht? Wenn ja, wie lange?

Sektion 4: Rückfälle

War Ihr Kind schon einmal sauber? Wenn ja, wie lange maximal? Und in welchem Alter? Bestand ein Anlass für das Wiedereinkoten?

Sektion 5: Stuhlverhalten und Obstipation

Trägt Ihr Kind eine Windel? Wenn ja, wann? An wie vielen Tagen pro Woche hat Ihr Kind Stuhlgang? Wievielmal am Tag hat Ihr Kind Stuhlgang? Wie groß sind die Stuhlmengen? Wie groß ist der Durchmesser des Stuhls, war die Toilette schon mal verstopft? Merken Sie, dass Ihr Kind den Stuhl zurückhält? Wenn ja, wie hält es ihn zurück? Müssen Sie Ihr Kind zum Toilettengang auffordern? Wenn ja, wie reagiert es darauf? Nimmt Ihr Kind sich Zeit für den Stuhlgang? Wenn ja, wie lange? Spielt oder liest Ihr Kind dabei? Geht Ihr Kind regelmäßig zu bestimmten Tageszeiten auf die Toilette? Wenn ja, wann? Hat Ihr Kind Schwierigkeiten beim Stuhlgang? Muss es dabei pressen? Verspürt Ihr Kind Schmerzen beim Stuhlgang? Welche Beschaffenheit hat der Stuhl Ihres Kindes? Kontrollieren Sie regelmäßig den Toilettengang Ihres Kindes?

Leidet Ihr Kind an Bauchschmerzen? Wie häufig hat Ihr Kind Bauchschmerzen? Wie stark sind die Bauchschmerzen? Tritt nach dem Stuhlgang eine Besserung ein? Leidet Ihr Kind unter Blähungen?

Sektion 6: Wahrnehmung und Reaktion auf Einkoten

Merkt Ihr Kind, wenn es einkotet? Merken Sie, wenn Ihr Kind einkotet? Woran merken Sie es? Sagt Ihnen Ihr Kind, wenn es eingekotet hat? Wenn nein, versucht Ihr Kind, es zu verbergen? Versteckt Ihr Kind seine Unterhosen? Wie verhält sich Ihr Kind, wenn es eingekotet hat? Wer entfernt den Kot aus Kleidung (oder Bett)? Leidet Ihr Kind unter dem Einkoten? Wenn ja, wie intensiv? Wenn ja, wie zeigt sich das Leiden? Ist Ihr Kind für eine Behandlung motiviert?

Sektion 7: Verhalten der Eltern und der Umwelt

Wie verhalten Sie sich, wenn Ihr Kind eingekotet hat? Leiden Sie unter dem Einkoten Ihres Kindes? Wenn ja, wie intensiv? Haben Sie Ihr Kind wegen des Einkotens bestraft? Meinen Sie, dass Ihr Kind absichtlich einkotet? Wer weiß, dass Ihr Kind einkotet? Wird Ihr Kind wegen des Einkotens abgelehnt? Wenn ja, wie? Wie häufig geschieht dies? Von wem wird Ihr Kind geärgert? Hat Ihr Kind auf Dinge verzichten müssen, weil es einkotet? Wenn ja, auf welche?

Sektion 8: Trink- und Essverhalten

Wie viel Flüssigkeit trinkt Ihr Kind am Tag? Isst Ihr Kind ballaststoffreiche Nahrungsmittel? Wenn ja, welche? Isst Ihr Kind bestimmte Lebensmittel fast ausschließlich? Wenn ja, welche? Treibt Ihr Kind regelmäßig Sport? Wenn ja, welche Sportarten?

Sektion 9: Therapieversuche

Benutzen Sie Abführmittel für Ihr Kind? Wenn ja, welche? Wenn ja, wie häufig? Wurde Ihr Kind wegen des Einkotens oder der Verstopfung untersucht? Wenn ja, wo und wann? Wurde Ihr Kind wegen des Einkotens operiert? Wenn ja, wo und wann? Was haben Sie wegen des Einkotens unternommen?

Sektion 10: Anamnese des Einnässens

Falls das Kind zusätzlich einnässt, sollte eine ausführliche Anamnese bezüglich der Einnässsymptomatik erhoben werden. Hinweise hierfür finden sich bei von Gontard (2018). Einige wichtige Fragen sind: Wie häufig geht Ihr Kind täglich auf die Toilette, um Wasser zu lassen? Nässt Ihr Kind tagsüber ein? Wenn ja, an wie vielen Tagen pro Woche? Nässt Ihr Kind nachts ein? Wenn ja, an wie vielen Nächten pro Woche? Muss Ihr Kind sich besonders beeilen, die Toilette zu erreichen, wenn es Harndrang hat? Geht Ihr Kind nicht auf die Toilette, obwohl es eigentlich Wasser lassen müsste? Wenn Ihr Kind nicht auf die Toilette geht, wie merken Sie das?

Sektion 11: Anamnese weiterer psychischer Symptome

Am Ende der spezifischen Anamnese des Einkotens ist es sinnvoll, eine offene Frage zu stellen, z.B.:

Gibt es andere Bereiche im Verhalten Ihres Kindes, die Ihnen Sorgen machen? Könnten Sie diese bitte beschreiben? Wie häufig tritt es auf? In welchen Situationen (zu Hause, in der Schule, mit Freund:innen)? Wie reagiert Ihr Kind? Wie reagieren Sie darauf? Wann hat das Problem begonnen? Wie hat es sich bisher entwickelt? Ist es gleich geblieben, hat es sich verschlechtert, hat es an Häufigkeit und Schweregrad zu- oder abgenommen? Was haben Sie bisher unternommen? Wurde Ihr Kind bisher vorgestellt, untersucht und behandelt? Wann und wo wurde es vorgestellt (Erziehungsberatungsstelle, Kinderärzt:in, Sonstiges)? Hat die Behandlung eine Wirkung gezeigt? Was sind Ihre Hauptsorgen? Welche Veränderung würden Sie sich wünschen? Was erwarten Sie sich von der Vorstellung hier?

Es ist ferner ausgesprochen sinnvoll, einige Fragen zu den Störungsbildern zu stellen, die bei der Obstipation/Stuhlinkontinenz gehäuft auftreten. Falls die Eltern positiv antworten, sollte dieser Bereich näher exploriert werden.

- *Externalisierende Störungen:* Ist Ihr Kind unruhig, immer in Bewegung, körperlich zu aktiv für sein Alter? Wird es leicht abgelenkt? Wie lange kann es sich konzentrieren? Gibt es bestimmte Situationen, in denen es besonders schwierig ist, konzentriert zu bleiben (in der Schule, bei den Hausaufgaben, Sonstiges)? Handelt Ihr Kind impulsiv, d.h. ohne zu denken? Verhält es sich aggressiv – mit Worten, gegenüber Gegenständen oder Personen? Wie verhält sich Ihr Kind gegenüber Regeln und Grenzen? Hält es sich an Ihre Anordnung? Verweigert es sich? Wie reagiert es, wenn Sie ein Verbot aussprechen? Gibt es irgendwelche besonderen Problembereiche wie Hausaufgaben, rechtzeitig nach Hause kommen, ins Bett gehen, Zähne putzen, Hygiene, Lügen, Stehlen usw.?

- *Internalisierende Probleme:* Ist Ihr Kind unglücklich, zurückgezogen, bedrückt? Hat Ihr Kind sein Interesse am Spielen und an Kontakten mit anderen Kindern verloren? Zeigt es Schwierigkeiten, mit einer Aktivität in Gang zu kommen? Grübelt Ihr Kind? Zeigt es Probleme mit Schlafen oder Essen? Zeigt es Ängste gegenüber bestimmten Gegenständen oder Tieren, gegenüber Fremden? Gruppen von Kindern? Oder wenn Sie weggehen? Oder ohne erkennbaren Grund? Hat Ihr Kind bestimmte Angewohnheiten, Rituale oder Interessen entwickelt? Muss es Dinge in einer gleichen Art und Weise wiederholen?

Anschließend sollte eine kinder- und jugendpsychiatrische Anamnese erhoben werden, die in diesem Zusammenhang nicht ausführlich dargestellt wird.

Sektion 12: Eigenanamnese

Aspekte der Eigenanamnese umfassen Schwangerschaft, Geburt, Säuglingszeit, Kleinkindzeit, motorische Entwicklung, Sprachentwicklung, Kindergartenbesuch, Schulbesuch, Freizeitaktivitäten, körperliche Erkrankungen.

Sektion 13: Familienanamnese

Ganz wichtig in diesem Zusammenhang ist die Familienanamnese. Es sollte gezielt nachgefragt werden, welche Verwandten eingenässt oder eingekotet haben oder obstipiert waren. Nieren-, gastrointestinale oder psychiatrische Erkrankungen sollten eruiert werden. Es ist sehr sinnvoll, einen Stammbaum zu erheben und diese Fragen gezielt für alle Familienangehörigen zu erfragen.

Sektion 14: Andere Informationsquellen

Informationen von anderen Verwandten, Bezugspersonen, Lehrer:innen und Kindergartenerzieher:innen.

Sektion 1: Vorstellungsanlass

Klärung des Vorstellungsanlasses

Die Fragen richten sich erst an das Kind, erst im zweiten Schritt an die Eltern. Hierbei genügt es zunächst, festzustellen, ob das Kind einkotet oder verstopft ist. Es folgt dann die Klärung des Vorstellungskontextes:

- Wer hat die Vorstellung angeregt, sind die Eltern auf eigenen Wunsch gekommen oder sind sie von dem:der Kinderärzt:in geschickt?
- Welche Wünsche und Erwartungen haben sie an die Klinik, Praxis oder Beratungsstelle?
- Welche Ziele hat das Kind?
- Was soll sich ändern?

Sektion 2: Einkothäufigkeit

Genaue Exploration der Symptomatik

Es ist sinnvoll, nachzufragen, ob das Kind zurzeit tatsächlich noch einkotet oder verstopft ist. Diese Frage ist wichtig, da manche Kinder in der Zeit zwischen der Anmeldung und Vorstellung auch spontan sauber werden oder regelmäßigen Stuhlgang haben können. Die Obstipation kann natürlich trotzdem weiter bestehen.

Falls es noch einkotet, ist die Tageszeit (d. h. tags oder nachts) wichtig. Die meisten Kinder koten tagsüber ein. Das nächtliche Einkoten ist eher die Ausnahme und ist häufiger auf organische Ursachen zurückzuführen. In diesen Fällen sollte noch sorgfältiger exploriert und untersucht werden. Um den Schweregrad einzuschätzen, ist die Frequenz des Einkotens wichtig. Ein Kind kann ein- oder mehrfach am Tag einkoten. Es ist ferner wichtig, zu spezifizieren, an wie vielen Tagen pro Woche es durchschnittlich einkotet; falls es seltener einkotet, an wie vielen Tagen pro Monat. Auch die Tageszeit des Einkotens kann wichtige Hinweise auf Umgebungsfaktoren liefern. Die meisten Kinder schaffen es, morgens während der Schule das Einkoten zu vermeiden. Das Einkoten mittags beim Spielen oder abends beim Fernsehen ist typisch. In der sicheren häuslichen Umgebung und der damit verbundenen Entspannung steigt die Wahrscheinlichkeit für das Einkoten deutlich an. Falls ein Kind morgens in der Schule einkotet, ist die Gefahr der Hänseleien, des sozialen Ausschlusses oder sogar des Mobbings erhöht. Falls das Kind tags und nachts einkotet, ist die Frequenz jeweils für den Tag und für die Nacht zu erheben.

Sektion 3: Einkotsymptomatik

Neben der Frequenz und der tageszeitlichen Bindung sind spezifische Aspekte des Einkotens an sich zur Diagnosestellung (ob mit oder ohne Obstipation) wichtig. Es sollte gefragt werden, ob es sich von der Menge her um ein Stuhlschmieren oder eher um das Einkoten von einem richtigen „Häufchen" handelt. Jede Menge des Einkotens gilt als Stuhlinkontinenz.

Konsistenz mithilfe der Bristol Stool Form Scale erfragen

Manche Eltern unterschlagen z. B. das Stuhlschmieren, da sie es als weniger belastend empfinden. Das Ziel der Diagnostik und Therapie ist es, dass das Kind komplett sauber wird, d. h. auch nicht Stuhl schmiert. Die Beschaffenheit des Stuhls kann erfragt werden. Sehr viel praktischer ist es, Kind und Eltern die Stuhlformen der „Bristol Stool Form Scale" zu zeigen, die in Kapitel 4 (vgl. M05) abgebildet sind. Dieses altbewährte, standardisierte Instrument listet nicht nur sieben verschiedene Konsistenzen des Stuhls auf, sondern ist mit entsprechenden Bildern illustriert. Man erspart sich minutenlange Diskussionen, indem man das Kind bittet, auf die Stuhlkonsistenz zu zeigen. Gerade bei älteren Kindern sind die Angaben der Kinder zuverlässiger als die der Eltern. Auch die situative Umgebung ist für die Diagnostik wichtig. Das Einkoten kann z. B. in Belastungssituationen auftreten, die sowohl positiv (Kindergeburtstag) als auch negativ (Klassenarbeit) sein können. Auch die Frage, ob das Kind den Stuhlgang zurückhalten kann (wie z. B. in der Schule oder im Auto), ist wichtig.

Sektion 4: Rückfälle

Die Frage nach der primären (nie sauber) und der sekundären (Rückfall nach einem sauberen Intervall von 6 Monaten) Stuhlinkontinenz ist nicht so wichtig wie bei der Enuresis. Die Kinder mit einer primären und sekundären Stuhlinkontinenz unterscheiden sich weder nach somatischen noch nach psychischen Faktoren wesentlich voneinander. Dennoch kann es für die Therapieplanung und für die Motivationssteigerung wichtig sein, zu wissen, ob das Kind schon mal sauber gewesen ist. Wenn ja, kann man nochmals betonen, dass Kinder, die schon einmal sauber waren, dies auch wieder erreichen können. Falls es zu einem Rückfall in der Vergangenheit kam, sollte man nach möglichen Auslösern fragen. Dies können somatische Auslöser wie Schmerzen beim Stuhlgang, Obstipation oder Durchfälle, aber auch belastende Lebensereignisse im Leben des Kindes sein. In solchen Fällen wird die Disposition zum Einkoten durch Risikofaktoren der Umgebung ausgelöst bzw. aufrechterhalten.

Rückfälle: nicht relevant

Sektion 5: Stuhlverhalten und Obstipation

Bei dieser Sektion geht es nicht um das Einkoten in die Hose, sondern um das allgemeine Stuhlverhalten (auf Toilette, Töpfchen oder Windel).

Stuhlverhalten: wichtig für Diagnose der Obstipation

Es sollte gefragt werden, ob das Kind überhaupt eine Windel trägt und wenn ja, ob tags, nachts oder tags und nachts. Gegen das Tragen von Windeln ist gar nichts einzuwenden. Viele Eltern haben die dreckigen, riechenden Wäscheberge satt und ziehen ihren Kindern Windeln oder Windelhöschen an. Alles, was zur Entlastung der intrafamiliären Spannung beiträgt, sollte positiv verstärkt werden. Wenn das Kind selber nach der Windel verlangt, sollte gefragt werden, ob es die Windel zur Sicherheit immer trägt oder gezielt zur Defäkation. Bei dem Toilettenverweigerungssyndrom ist es typisch, dass die Kinder sie zum Stuhlgang, jedoch nicht zum „Pipimachen" verwenden. Bei der selteneren Toilettenphobie fürchten die Kinder sich so vor der Toilette, dass sie die Windel für ihre gesamte Ausscheidung benötigen.

Die Frage nach der Frequenz des Stuhlganges ist wichtig und sollte mit einer Zahl spezifiziert werden. Wenn das Kind weniger als dreimal pro Woche auf die Toilette geht, besteht eine hohe Wahrscheinlichkeit, dass eine Obstipation vorliegt. Andererseits gibt es Kinder, die erhebliche Mengen von Stuhl retinieren und trotzdem täglich Stuhlgang auf der Toilette haben. Die älteren Stuhlmassen verbleiben im Darm, während der frische Stuhl dazwischen hindurchtritt. Deshalb sind zur Diagnose der Obstipation andere klinische Zeichen sowie die Ultraschalluntersuchung notwendig.

Ab dem Alter von 4 Jahren haben Kinder im Durchschnitt einmal am Tag Stuhlgang – allerdings mit einer hohen Spannbreite. So gibt es durchaus manche Kinder, die mehrfach am Tag auf die Toilette gehen. Die jeweilige Größe der Stuhlmengen ist ebenfalls zu erfragen. Das Kaliber, d.h. der Durchmesser des Stuhls, ist bei der Obstipation vergrößert, zum Teil so stark, dass die Toilette verstopft sein kann.

Retentionsverhalten wichtig

Manche Kinder versuchen, den Toilettengang hinauszuzögern, was das Risiko für eine Stuhl- und Harnretention erhöht. Von daher müssen manche Kinder aufgefordert werden, zur Toilette zu gehen. Die Frage nach dem Retentionsverhalten ist besonders wichtig, da dieses ein Merkmal der funktionellen Obstipation darstellt. Viele Eltern erkennen bei ihrem Kind Haltemanöver wie Hin- und Herhüpfen, in die Hocke setzen oder Beine übereinanderschlagen, wenn ihre Kinder „müssen". Manche Kinder lassen sich ohne Weiteres auf die Toilette schicken, während andere verärgert darauf reagieren. Manche Kinder gehen gern auf die Toilette, lesen und spielen dabei, während es sich für andere um ein „lästiges Geschäft" handelt. Bei Kindern, die nur sehr kurz auf der Toilette sind, ist auch nicht gewährleistet, ob sie sich dort auch richtig abputzen.

Toilettenroutine

Ebenfalls sollte nach der Toilettenroutine gefragt werden. Manche Kinder gewöhnen sich daran, z.B. morgens nach dem Frühstück Stuhl auf der Toilette abzusetzen. Eine solche regelmäßige Routine ist günstig und reduziert das Risiko für eine Obstipation. Die weiteren Fragen beziehen sich wiederum auf typische Symptome einer Obstipation. Wenn das Kind z.B. Stuhl retiniert, kann es sein, dass es beim Stuhlgang pressen muss. Harte, große Stuhlmassen können beim Stuhlgang Schmerzen verursachen, was wieder die Retentionsneigung verstärkt. Die Beschaffenheit des Stuhls lässt sich zwar erfragen, wiederum ist jedoch die „Bristol Stool Form Scale" für diese Frage praktischer, einfacher und genauer (vgl. M05 in Kapitel 4). Es sollte deshalb immer gefragt werden, ob der Stuhl in der Toilette (regulärer Stuhlgang) sich von dem Stuhlgang in der Hose (einkoten) unterscheidet. Bei extrem hartem Stuhl kann es sogar zur Blutung kommen. Manche Eltern überprüfen den Toilettengang des Kindes. In diesen Fällen sind elterliche Angaben genauer – ansonsten benötigt man unbedingt die Angaben des Kindes.

Vriesman et al. (2020) und Beaudry-Bellefeuille et al. (2017) betonen, dass das zurückhaltende, vermeidende und aufschiebende Verhalten bei der funktionellen Obstipation typisch ist. Es handelt sich um ein erlerntes Verhalten, das trotz offensichtlicher negativer Konsequenzen beibehalten wird – ganz ähnlich wie bei der Harninkontinenz bei Miktionsaufschub (von Gontard et al., 2016).

Bauchschmerzen bei Obstipation

Kinder mit Obstipation können Bauchschmerzen während des gesamten Tages haben – d.h. unabhängig von der Defäkation. Diese können leicht, stark, kurz oder lang andauernd sein. Manche Kinder spüren nach dem Stuhlgang eine Besserung, z.B. wenn Stuhlmassen abgegangen sind. Andere Kinder leiden unter Blähungen und schämen sich dafür.

Sektion 6: Wahrnehmung und Reaktion auf Einkoten

Reaktion des Kindes nach Einkoten erfragen

Hierbei geht es um die Reaktion des Kindes auf die Einkotepisode. Manche Kinder merken anscheinend nicht, wenn es zum Einkoten kommt. Manche Eltern sind so aufmerksam, dass sie es sofort spüren und sprechen ihre Kinder darauf an. Manche Kinder schämen sich, manche haben eher apathisch resigniert, wenn es wieder zum Einkoten kommt. Manche versuchen, es zu verbergen, um z. B. mit anderen Kindern weiterzuspielen. Andere Kinder verstecken die Unterhosen in Schubladen, Bettkästen oder Abfalleimern. Die emotionale Reaktion des Kindes auf das Einkoten liefert Hinweise darauf, wie stark der Leidensdruck ist – und damit die Motivation für eine Veränderung. Die Behandlungsmotivation sollte ebenfalls gezielt befragt werden. Manche Kinder werden aktiv nach dem Einkoten involviert und müssen z. B. den Kot aus der Kleidung (oder dem Bett) entfernen. Andere Kinder werden eher in einer passiven Rolle gehalten und die Eltern erledigen alle Aufgaben, was zwar eine Form der Zuwendung bedeuten, aber auch die Aufrechterhaltung begünstigen kann. Die Veränderungsbereitschaft ist in solchen Fällen eher geringer.

Sektion 7: Verhalten der Eltern und der Umwelt

Reaktion der Eltern nach Einkoten erfragen

In dieser Sektion geht es direkt um die Reaktionen der Eltern, der Familie, Freund:innen und Klassenkamerad:innen. Sehr wichtig ist die Frage, wie sich die Eltern nach dem Einkoten verhalten. Viele Eltern sind selbst sehr emotional belastet und leiden unter der Problematik ihres Kindes. Andere haben das Gefühl, dass das Kind es absichtlich macht, und reagieren aggressiv und sogar bestrafend. Von daher ist die Frage nach der Attribution – ob das Kind absichtlich oder unabsichtlich einkotet – von entscheidender Bedeutung.

Der Kreis der Mitwissenden ist ebenfalls wichtig. Wenn das Kind es schafft, ausschließlich in der häuslichen Umgebung einzukoten, ist die Gefahr, dass es gehänselt wird, geringer. Wenn es in der Schule einkotet, können Hänseleien und Ablehnungen folgen. In solchen Fällen ist es wichtig zu fragen, wer das Kind ärgert: Sind es nur Geschwister oder ein weitergehender Personenkreis? Manche Kinder schämen sich so wegen des Einkotens, dass sie auf Übernachtungen oder Klassenfahrten verzichten.

Sektion 8: Trink- und Essverhalten

Trinkverhalten: besonders wichtig, da Kinder zu wenig trinken

Die Trinkmenge ist bei Entwicklung der funktionellen Obstipation/Stuhlinkontinenz wichtig – aber auch bei der Behandlung, da osmotische Laxanzien Flüssigkeit benötigen. Oft ist den Eltern nicht klar, wie wenig ihr Kind

Ernährung und Bewegungsmangel nicht alleinige Ursachen der Obstipation

trinkt. Dieses wird oft erst deutlich, wenn ein entsprechendes Protokoll ausgefüllt wird (vgl. M04 in Kapitel 4). Die Trinkmenge sollte über den ganzen Tag verteilt sein. Manche Kinder neigen zum „Nachholtrinken“: Sie trinken tagsüber praktisch gar nichts und holen ihre Trinkmenge am Abend auf. Auch die Frage nach dem Essverhalten ist wichtig, wenn das Kind sich sehr einseitig und ballaststoffarm ernährt. Dieses ist zwar nicht der ausschließliche Grund für eine Obstipation, kann sie jedoch verstärken. Auch die Frage nach körperlicher Aktivität ist in diesem Zusammenhang wichtig. Insgesamt sollte sich das Kind gesund ernähren, ausreichend trinken und sich bewegen. Als alleinige Ursache der Obstipation sind diese Faktoren allerdings nicht ausreichend.

Sektion 9: Therapieversuche

In dieser Sektion geht es um bisherige Behandlungsversuche. Wurde das Kind untersucht, operiert oder an anderer Stelle behandelt? Auch ist es wichtig, ob das Kind schon jetzt Laxanzien zu sich nimmt.

Sektion 10: Anamnese des Einnässens

Einnässen erfragen, vor allem bei BBD

Es sollte immer aktiv nach Einnässen gefragt werden, da viele Kinder und Eltern diese Information nicht spontan erzählen. Hinweise für eine ausführliche Exploration finden sich im Leitfaden *Enuresis* (von Gontard, 2018). Dabei ist es zunächst grundsätzlich wichtig, zu wissen, ob das Kind überhaupt einnässt. Falls ja, sollte die jeweilige Tageszeit getrennt eruiert werden. Es sollte gefragt werden, ob das Kind tagsüber einnässt und wenn ja, an wie vielen Tagen pro Woche. Auch die Häufigkeit des Einnässens pro Tag kann erfragt werden. Die Häufigkeit des Toilettengangs am Tag ist wichtig, um die Subformen der Harninkontinenz zu diagnostizieren. Kinder mit einer Dranginkontinenz gehen z. B. sehr häufig auf die Toilette. Kinder mit einem Miktionsaufschub verzögern den Toilettengang und gehen selten auf die Toilette. Die normale Miktionsfrequenz beträgt fünf- bis siebenmal am Tag. Da Urin- und Stuhlretention gemeinsam auftreten können, sollte die Frage nach Haltemanövern erfolgen, wie z. B. Beine zusammenpressen, hin- und herhüpfen, auf den Fersen sitzen etc.

Sektion 11: Anamnese weiterer psychischer Symptome

Gezielt nach weiteren psychischen Störungen fragen

Am Ende der spezifischen Anamnese des Einkotens ist es sinnvoll, eine offene Frage zu stellen (z. B.: „Gibt es andere Bereiche im Verhalten Ihres Kindes, die Ihnen Sorge machen?“). Viele Eltern reagieren sehr positiv auf solche offenen Fragen. Alle angegebenen Problembereiche sollten gezielt weiter exploriert werden, beginnend mit der aktuellen Symptomatik, der Entwicklung der Symptome und der bisherigen Bewältigungs- und Behandlungsversuche.

Es ist sinnvoll, zu fragen, ob das Kind unter der Problematik leidet, ob sein Selbstwertgefühl und seine Lebensqualität eingeschränkt sind und ob es möchte, dass sich etwas ändert.

Ferner ist es ausgesprochen sinnvoll, sich grob orientierend danach zu erkundigen, ob möglicherweise weitere komorbide externalisierende oder internalisierende Störungen vorliegen. Zu den externalisierenden Störungen gehören ADHS, Störung des Sozialverhaltens mit oppositionellem Verhalten und die Störung des Sozialverhaltens. Zu den internalisierenden Störungen werden die Angst- und depressiven Störungen sowie im Kindesalter die emotionalen Störungen gezählt. Da bei der Stuhlinkontinenz sowohl internalisierende wie auch externalisierende Störungen häufig sind, bietet sich so eine aktive Exploration komorbider Störungen an. Auch sollte beachtet werden, dass manche Kinder nicht nur eine, sondern mehrere komorbide Störungen aufweisen.

Sektion 12: Eigenanamnese

Entwicklung erfragen

Nachdem die Anamnese zur Obstipation/Stuhlinkontinenz, Enuresis/Harninkontinenz und zu komorbiden psychischen Störungen abgeschlossen ist, erfolgt die allgemeine Eigen- und Entwicklungsanamnese über die Eltern. Die Fragen betreffen Schwangerschaft, Geburt, Säuglingszeit, Kleinkindzeit, motorische Entwicklung, Sprachentwicklung, Kindergartenbesuch, Schulbesuch, Freizeitaktivitäten und körperliche Erkrankungen.

Sektion 13: Familienanamnese

Familiäre Belastungen erfragen

Die Frage nach familiären Belastungen ist wichtig, da vor allem die Obstipation (und die Enuresis nocturna) genetisch mitbedingt ist. Von daher bietet es sich an, gezielt nach Einnässen, Einkoten und Obstipation zu fragen, sowie nach Nieren-, Magen-Darm- und psychiatrischen Erkrankungen. Falls eine familiäre Belastung vorliegt, bieten sich auch Stammbäume zur Dokumentation an.

Sektion 14: Andere Informationsquellen

Weitere Informationen: nur wenn Kind einverstanden

Eine umfassende diagnostische Einschätzung der Problematik des Kindes oder des:der Jugendlichen und der psychosozialen Bedingungen setzt voraus, dass Informationen von mehreren Quellen zusammengetragen werden. Eltern und Kind sind ohne Zweifel die wichtigsten Informationsquellen. Zur Vervollständigung der Familienanamnese kann es sinnvoll sein, andere Verwandte (wie Großeltern) über die Eltern befragen zu lassen. Auch Hinweise von Lehrer:innen und Erzieher:innen können hilfreich sein, wenn diese Information zur Therapieplanung relevant ist. Das Kind sollte vorher immer gefragt werden, ob es damit einverstanden ist, wenn noch andere Personen befragt werden sollen, um eine mögliche unnötige Stigmatisierung im schulischen Bereich zu vermeiden.

Wünsche des Kindes respektieren

Hilfreiche Materialien

In Kapitel 4 finden sich viele Materialien, die unterstützend und hilfreich sein können. Dazu zählen:

- Die Enkopresis-Fragebögen (von Gontard, 2011), die in einer langen, kurzen und einer Screening-Version verfügbar sind (vgl. M01 bis M03, S. 128–137).
- Das „48-Stunden-Toilettenprotokoll" (vgl. M04, S. 139), mit dessen Hilfe die Trinkmengen erfasst werden können.
- Eine deutsche Version der „Bristol Stool Form Scale", die die Anamneseerhebung wesentlich vereinfacht (vgl. M05, S. 140).

2.1.2 Exploration und psychopathologische Beurteilung des Kindes

L2 Leitlinie 2: Exploration und psychopathologische Beurteilung des Kindes

Bei der Exploration des Kindes geht es immer darum, die kindliche subjektive Sicht zu erfahren und zu verstehen. Es genügt nicht, nur die elterliche Sicht und Attribution zu erfragen, sondern die Gedanken, Vorstellungen, Sorgen und Gefühle des Kindes zu verstehen. Dies ist unerlässlich, da elterliche und kindliche Einschätzungen zum Teil erheblich divergieren können. Dabei gibt es zwei Möglichkeiten:

Sektion 1: Exploration des Kindes in Anwesenheit der Eltern

Das Kind wird in Anwesenheit der Eltern befragt. Dies ist die übliche und zeitökonomische Form, Einsicht über die kindlichen Vorstellungen zu gewinnen. Andererseits wird das Kind in Gegenwart der Eltern aufgrund von Loyalitätskonflikten und Schamgefühlen möglicherweise nicht die eigene Sicht, sondern Erwartungen der Eltern ausdrücken.

Sektion 2: Exploration des Kindes ohne Eltern

Das Kind wird alleine exploriert. Standardisierte Interviews für Kinder mit Stuhlinkontinenz gibt es nicht. Stattdessen können Fragebögen zur kindlichen Exploration verwendet werden, die auch als Materialien in einer Darmschulung genutzt werden. Man erfährt etwas über die kindlichen Vorstellungen und Sorgen, wenn man das Kind einzeln in einem geschützten und entspannten Rahmen befragt.

Sektion 1: Exploration des Kindes in Anwesenheit der Eltern

Exploration von Kind und Eltern: meistens gut möglich

Im Prinzip können die Fragen, die an die Eltern gerichtet werden, angepasst auf den Entwicklungsstatus des Kindes, an das Kind gerichtet werden. In der gemeinsamen Exploration bietet es sich geradezu an, die jeweilige Sicht gegenüberzustellen (z. B. „Jetzt hast du gehört, was deine Mutter gesagt hat, siehst du das auch so?" Oder an die Eltern gerichtet: „Nehmen Sie das auch so wahr, wie Ihr Kind das gerade erzählt hat?"). Darüber hinaus gibt es spezifische Bereiche, bei denen die subjektive Einschätzung des Kindes entscheidend ist. Dazu gehören u. a. Fragen nach den direkten Folgen des Einkotens (z. B. „Wie fühlst du dich, wenn du in die Hose gemacht hast?"; Mögliche Antworten: „Ich finde das blöd", „Ich ärgere mich", „Ich bin wütend", „Ich bin traurig", „Mir ist es egal" usw.). Weitere wichtige Fragen sind:

- „Wie ist es für dich, wenn du so selten auf die Toilette gehen musst?"
- „Tut es weh, wenn du Kacki machst?"
- „Kommt es vor, dass du eigentlich auf die Toilette gehen musst, aber zurückhältst?"
- „Wie machst du das?"
- „Hast du einen besonderen Trick dabei?"
- „Merken deine Eltern, wenn du zurückhältst?"

Therapiemotivation für weitere Behandlung wichtig

Auch Fragen zu der Therapiemotivation sind wichtig (z. B. „Möchtest du gerne, dass das Einkoten oder die Verstopfung aufhört?", „Bist du bereit etwas dafür zu tun, oder ist es dir egal?", „Wenn du nichts dafür tun möchtest, kannst du mit dem jetzigen Zustand gut leben?"). Auch die Frage nach sozialen Konsequenzen und Vermeidung hängt mit der Therapiemotivation zusammen (z. B. „Bist du schon von jemanden wegen des Einkotens geärgert oder gehänselt worden?", „Wer war das?", „Wie war das für dich und was hast du getan?"). Schließlich verzichten manche Kinder wegen des Einkotens auf Aktivitäten (z. B. „Gibt es irgendwelche Dinge, die du nicht getan hast, weil du einkotest – z. B. auf Schulausflüge mitfahren, zum Kindergeburtstag gehen usw.?").

Sektion 2: Exploration des Kindes ohne Eltern

Falls genügend Zeit zur Verfügung steht und vor allem, wenn es sich um eine komplexe oder therapieresistente funktionelle Obstipation/Stuhlinkontinenz handelt, lohnt es sich, das Kind getrennt von den Eltern zu befragen. Dabei gibt es zwei Möglichkeiten. Man kann das Kind im Rahmen eines semistrukturierten Interviews befragen. Spezifische Interviews wurden für Kinder mit Stuhlinkontinenz noch nicht entwickelt.

Exploration des Kindes ohne Eltern: zusätzliche Informationen möglich

Folgendermaßen kann vorgegangen werden:

1. *Vorstellungsanlass:* Häufig haben die Kinder keinerlei Vorstellungen, warum sie in die Praxis oder in die Klinik kommen, da dieses auf Wunsch der Eltern erfolgt. Andererseits kann es auch dem Wunsch des Kindes entsprechen, Hilfe zu erhalten, die Symptomatik zu verändern.
2. *Krankheitsverständnis:* Viele Kinder haben eigene Vorstellungen entwickelt, warum sie einkoten. Oft entspricht das nicht dem Krankheitsverständnis der behandelnden Therapeuten.
3. *Körperverständnis und Körperfunktion:* Vielen Kindern sind einfache anatomische Zusammenhänge nicht geläufig. Man kann sie z.B. bitten, zu malen, wie sie sich den Weg der Nahrung vom Mund bis zum Po vorstellen. Zur Psychoedukation können Kinderbücher zum Körper verwendet werden. Inzwischen sind einige Kinderbücher speziell zur Ausscheidung erschienen, die auf kindliche Art anatomische Zusammenhänge vermitteln.
4. *Wahrnehmung des Einkotens:* Kinder sollten gefragt werden, was sie vor dem Einkoten spüren und wahrnehmen. Bei manchen geschieht es so schnell, dass sie keine Vorboten registrieren können. Bevor sie etwas dagegen unternehmen können, ist der Stuhl schon in der Hose. Andere Kinder können sehr gut wahrnehmen, dass sie eigentlich auf die Toilette müssen. Sie können auch angeben, warum sie nicht gehen und wie sie den Stuhl aufhalten können. Viele setzen gezielt Haltemanöver ein.
5. *Nachteile und Vorteile des Einkotens:* Hierbei werden die Kinder offen gefragt, was sie schlecht daran finden, einzukoten. Oft sind es praktische Dinge, z.B., dass sie die Hose wechseln und sich duschen müssen. Anderseits können sie auch Schamgefühle angeben oder das Gefühl, ausgeschlossen zu sein. Ausgeprägte Vorteile werden üblicherweise nicht angegeben. Viele Kinder haben durch die lange Dauer des Einkotens eher eine apathische Haltung entwickelt. Sie haben resigniert und tolerieren das Einkoten mit scheinbarer Gelassenheit.
6. *Reaktion der Eltern und Geschwister:* Hierbei geht es darum, die kindliche Sicht der Familienreaktion zu erfahren, d.h. ob die Familienangehörigen sie positiv unterstützen, negativ ablehnen oder sich neutral verhalten. Zum Teil können die kindliche und die mütterliche Sicht erheblich divergieren.
7. *Kenntnis des Einkotens:* Das Kind wird gefragt, wie viele weitere Menschen von dem Einkotproblem wissen – ob die Kenntnis nur auf die Familie beschränkt ist oder andere Personen einschließt. Wichtig ist es, zu wissen, ob das Kind in der Schule einkotet und dort von Klassenkamerad:innen gehänselt wurde. Es bedeutet einen besonderen Vertrauensbruch, wenn das Einkoten von Geschwistern oder Freund:innen weitererzählt wurde, was mit einem Gefühl von Verrat und Verletzung einhergehen kann. Ferner kann das Kind gefragt werden, ob das Einkoten geheim gehalten werden soll und wie wichtig es für das Kind ist, dass keiner davon etwas erfährt.

8. *Prävalenz des Einkotens:* Kinder werden gefragt, ob sie wissen, wie viele andere Kinder auch einkoten. Bei einer Prävalenz von 1 bis 3 % werden es selbst in der eigenen Schule mehrere Kinder sein. Dies kann sehr entlastend sein, da viele Kinder glauben, sie seien die Einzigen in der Welt mit einem solchen Problem. Bei der Verstopfung mit einer Prävalenz von 10 % sind es sehr viel mehr Kinder, die betroffen sind.
9. *Erklärungsversuche:* Das Kind wird gefragt, ob es eine Erklärung hat, warum es einkotet. Dabei ist es wichtig zu erfahren, ob es das Einkoten als eine körperliche Krankheit ansieht oder als Folge des eigenen Verhaltens (...weil ich faul bin, frech bin, die Mutter geärgert habe usw.). Auch wird das Kind gefragt, was die Eltern dazu meinen. Sehen die Eltern das Einkoten als eine Krankheit an oder glauben sie, dass das Kind selber daran schuld ist und es absichtlich macht?
10. *Bisherige Behandlungsversuche:* Das Kind wird nach den bisherigen Maßnahmen gefragt sowie nach seiner Einschätzung dieser Schritte.

Exploration des Kindes anhand von Fragebögen

Eine weitere Möglichkeit des Vorgehens bieten die sehr einfachen und übersichtlichen Kinderfragebögen. Diese Materialien sind so einfach aufgebaut, dass sie auch von jüngeren Kindern ausgefüllt werden können (vgl. M06 bis M11 in Kapitel 4). Die Kinderfragebögen werden in Sektion 4 der Leitlinie L3 näher erläutert. Sie können in Interviewform mit den Kindern durchgegangen werden.

Hilfreiche Materialien

Die Kinderfragebögen zu Einkoten, Häufigkeit, Obstipation, Gefühlen, Trinken und Darmproblemen (vgl. M06 bis M11, S. 141–146) können (gerade bei jüngeren Kindern) auch als Interview eingesetzt werden.

2.1.3 Fragebögen und Protokolle

L3 Leitlinie 3: Toilettenprotokolle und Fragebögen

Fragebögen sind eine zeitökonomische Form, Informationen zu gewinnen. Auch stellen sie eine wichtige Ergänzung zur Anamnese dar. Aspekte, die in der Exploration vielleicht zu kurz gekommen sind, werden deutlich, wenn sie in einem Fragebogen gezielt abgefragt werden. Oft gibt es Diskrepanzen zwischen Fragebogen und direkter Exploration, denen dann nachgegangen werden kann. Es können Eltern- und Kinderfragebögen sowie Fragebögen zum Einkoten und zum allgemeinen Verhalten unterschieden werden.

Sektion 1: Toilettenprotokoll

- Das „48-Stunden-Toilettenprotokoll“ dient als direktes Beobachtungsinstrument des Trink- und Ausscheidungsverhaltens.

Sektion 2: Elternfragebögen
• Spezielle Elternfragebögen zum Einkoten. • Elternfragebögen zum allgemeinen Verhalten des Kindes.
Sektion 3: Stuhlskalen für Eltern und Kinder
• Bristol Stool Form Scale.
Sektion 4: Kinderfragebögen
• Spezielle Kinderfragebögen zum Einkoten. • Allgemeine Kinderfragebögen zum Verhalten.
Sektion 5: Fragebögen für Lehrkräfte
• Fragebögen für Lehrkräfte sollten nur eingesetzt werden, wenn Eltern und Kind zustimmen.

Sektion 1: Toilettenprotokoll

Toilettenprotokoll: unverzichtbar bei BBD

Beim „48-Stunden-Toilettenprotokoll“ (vgl. M04 in Kapitel 4) handelt es sich um ein direktes Bobachtungsinstrument des kindlichen Trink- und Ausscheidungsverhaltens. Eltern werden gebeten, an einem Wochenende, an dem sie keine weiteren Verpflichtungen haben und weder sie noch das Kind „gestresst“ sind, das Protokoll auszufüllen. Zwei Tage sind notwendig, da manche Kinder aufgrund des Neuigkeitseffektes ein Verhalten zeigen, das nicht ihrer üblichen Routine entspricht. Bei dem Protokoll handelt es sich um ein Beobachtungsinstrument, d.h. während dieser 2 Tage werden die Kinder in ihrem Verhalten nicht bewusst gelenkt oder beeinflusst.

Auf dem Bogen sind verschiedene Spalten gekennzeichnet. In der ersten Spalte soll die Uhrzeit für alle Ereignisse festgehalten werden, die in den anderen Spalten angegeben sind. Ganz entscheidend ist die Trinkmenge, da viele Kinder mit funktioneller Obstipation/Stuhlinkontinenz viel zu wenig trinken. Hier ist es wichtig, dass tatsächlich die Menge in Milliliter angegeben wird. Manche Eltern (und Kinder) sind erstaunt, wie wenig tatsächlich über den Tag verteilt getrunken wird. Auch zeigen manche Kinder eine tageszeitliche Verschiebung des Trinkens. Sehr typisch ist das so genannte „Nachholtrinken“ am Ende des Tages in den Abendstunden.

In der nächsten Spalte wird die gemessene Urinmenge notiert. Falls ein Kind neben dem Einkoten auch einnässt, werden die Eltern gebeten, die tatsächliche Urinmenge zu messen. Es werden dabei Messbecher aus der Klinik oder Praxis mitgegeben; falls kein Messbecher vorhanden ist, genügt es, einen Joghurtbecher in 50 ml-Schritten zu markieren. Nach dem Messen wird der Urin weggeworfen, d. h. nicht gesammelt. Die Bestimmung des Urinvolumens und die Miktionshäufigkeit sind von großer Bedeutung, um Subformen des Einnässens voneinander zu differenzieren. So ist bei der Harninkontinenz bei Miktionsaufschub typisch, dass die Kinder selten auf die Toilette gehen und große Volumina ausscheiden. Bei der Dranginkontinenz findet man das gegenteilige Muster: Die Kinder gehen häufig auf die Toilette und scheiden nur geringe Urinvolumen aus. Zur Orientierung können grob folgende Normwerte verwendet werden: Die durchschnittliche Miktionshäufigkeit beträgt im Kindesalter fünf- bis siebenmal, das altersentsprechende Urinvolumen beträgt im Kindesalter – nicht im Jugendalter: Alter + 1 × 30 ml = maximales Urinvolumen in ml.

Falls ein Kind nur einkotet, aber nicht gleichzeitig einnässt, genügt es, die Zeit des Wasserlassens festzuhalten, d. h. man notiert die Zeit in der ersten Spalte und macht z. B. ein Kreuz in der dritten Spalte. Falls es in diesen 2 Tagen zum Einnässen kommt, wird dieses in der vierten Spalte vermerkt. In der fünften Spalte wird jeder Stuhlgang auf der Toilette – wieder mit Zeitangabe – vermerkt. Falls es zum Einkoten kommt, wird dieses in der sechsten Spalte mit Zeitangabe notiert. Die siebte Spalte dient elterlichen Beobachtungen und Kommentaren. Diese können das Verhalten des Kindes betreffen (z. B. gute Kooperation, Ärger, Verweigerung, Verheimlichung). Sie können die Konsistenz und die Menge des Stuhlgangs betreffen. Auch das Auftreten von Haltemanövern kann registriert werden. Zuletzt kann die Art des Getränks (nur Milch, Cola usw.) von Interesse sein.

Bei Obstipation/Stuhlinkontinenz ohne Einnässen: Trinkmenge wichtig

Das „48-Stunden-Toilettenprotokoll" ist unerlässlich, falls ein Kind ein kombiniertes Einkoten und Einnässen zeigt. In diesen Fällen sind die Informationen sehr wichtig und können durch keine anderen Quellen erhoben werden, sodass in keinem Fall darauf verzichtet werden darf. Bei Kindern nur mit funktioneller Obstipation/Stuhlinkontinenz ist das „48-Stunden-Toilettenprotokoll" nicht obligat. Es sind vor allem die Angaben zur Trinkmenge entscheidend. Die Feststellung, dass ein Kind nur 400 bis 600 ml am Tag trinkt, ist für viele Familien verblüffend. In der Therapie kann eine Steigerung der Trinkmenge auf 1 bis 2 Liter als wichtiges Therapieziel angesehen werden.

Sektion 2: Elternfragebögen

Elternfragebögen sind hilfreich, um bestimmte Merkmale der Obstipation/Stuhlinkontinenz zu erfassen, sowie die Reaktion und den Umgang der Eltern auf die Störung. Sie stellen somit eine wichtige Ergänzung zur Exploration und Anamnese dar. Gerade bei unklaren Diagnosen können sie entscheidende Informationen liefern. Man unterscheidet spezielle Elternfragebögen zur funktionellen Obstipation/Stuhlinkontinenz und Elternfragebögen zum allgemeinen Verhalten des Kindes.

Elternfragebögen: verschiedene Versionen

Spezielle Elternfragebögen zur Obstipation/Stuhlinkontinenz. Drei verschiedene Elternfragebögen zur Stuhlinkontinenz wurden von von Gontard aufgrund der Literatur und eigener klinischer Erfahrung entwickelt (von Gontard, 2011). Die lange Version (vgl. M01 in Kapitel 4) enthält umfassend alle Fragen, die zur Diagnostik und Therapieplanung der Stuhlinkontinenz von Bedeutung sein können. Auch subjektive Einschätzungen und Attributionen der Eltern werden erfragt. Die Exploration der Eltern (wie in Kapitel 2.1.1 beschrieben) sowie die lange Version des „Stuhlinkontinenz-Fragebogens" sind aufeinander abgestimmt, sodass die Informationen miteinander verglichen werden können. Aus diesem Grund wird die lange Version routinemäßig in Kliniken bei allen Kindern mit Stuhlinkontinenz eingesetzt.

In der kurzen Version des „Stuhlinkontinenz-Fragebogens" (vgl. M02 in Kapitel 4) wurde versucht, die Zahl der Fragen auf für die Diagnostik und Therapie besonders wichtige Informationen zu beschränken. Es bietet sich an, diesen Fragebogen z. B. in Ambulanzen mit einer hohen Anzahl von Patienten einzusetzen, wenn es aufgrund der Zeitnot unmöglich ist, eine umfassende Exploration durchzuführen und die detaillierten Informationen des langen Fragebogens sinnvoll auszuwerten.

Schließlich wurde eine Screeningversion des „Stuhlinkontinenz-Fragebogens" (vgl. M03 in Kapitel 4) entwickelt. Diese nochmals reduzierte Minimalform des Fragebogens erfasst nur die zur Diagnose absolut notwendigen Informationen. Es wurde versucht, möglichst „harte" Daten und Fakten abzufragen. Alle subjektiven Attributionen und Einschätzungen wurden weggelassen. Dieser Fragebogen bietet sich deshalb als Screening-Fragebogen im klinischen Setting sowie für die Forschung an.

Elternfragebogen zum Verhalten: routinemäßig einsetzen

Elternfragebogen zum allgemeinen Verhalten des Kindes. Routinemäßig sollten Eltern gebeten werden, einen allgemeinen Fragebogen zum Verhalten des Kindes, wie z. B. den Elternfragebogen über das Verhalten von Kindern und Jugendlichen (CBCL/6–18R) von Döpfner et al. (2014), auszufüllen. Wichtige Hinweise auf Problembereiche des Kindes können so gewonnen werden. Neben einem klinischen Hinweis auf mögliche Verhaltensbereiche können acht spezielle Syndromskalen und drei übergeordnete Skalen (internalisierendes, externalisierendes und Gesamtverhalten) berechnet werden. Die Achenbach-Fragebögen wurden inzwischen für das Kleinkindalter (1½ bis 5 Jahre) und für junge Erwachsene (über 18 Jahre) entwickelt (Plück et al., 2022). Eine gute Alternative ist der „Strengths and Difficulties Questionnaire" (SDQ) von Goodman (1997), der 25 Items erhält.

Bei speziellen Problembereichen können Eltern natürlich auch gebeten werden, weitere Fragebögen und Beobachtungsskalen, z. B. zu depressiven Symptomen, hyperaktivem Verhalten und Konzentrationsstörungen, auszufüllen. Weitere Informationen hierzu finden sich bei Döpfner und Petermann (2012).

Sektion 3: Stuhlskalen für Eltern und Kinder

„Bristol Stool Form Scale“: bewährtes Instrument zur Erfassung der Stuhlkonsistenz

Die „Bristol Stool Form Scale“, die in Kapitel 4 (vgl. M05 in Kapitel 4) abgebildet ist, ist ein ausgesprochen hilfreiches Instrument, das sich sowohl für Eltern als auch für Kinder eignet (Vriesman et al., 2017). Die „Bristol Stool Form Scale“ wurde vor mehreren Jahrzehnten für den Erwachsenenbereich entwickelt, ist aber bei Kindern und Jugendlichen genauso gut einsetzbar. Die Stuhlform wird in dieser Skala in sieben verschiedene Typen eingeteilt und mit einem entsprechenden Bild versehen:

- Der Typ 1 ist wie „Hasenknöddel“ durch harte kleine Kügelchen gekennzeichnet.
- Der Typ 2 ist zwar wurstförmig, aber hart und klumpig.
- Beim Typ 3 handelt es sich um eine trockene Wurst mit Rissen in der Oberfläche.
- Typ 4 kennzeichnet eine weiche Wurst.
- Beim Typ 5 werden weiche, klar voneinander getrennte Häufchen ausgeschieden.
- Beim Typ 6 handelt es sich um einen noch weicheren, zusammenhängenden, breiartigen Stuhl.
- Beim Typ 7 ist der Stuhl komplett flüssig ohne feste Bestandteile.

Bei der Diagnostik bietet es sich an, die „Bristol Stool Form Scale“ Eltern und Kind zu zeigen, da manche Eltern über die Stuhlform nicht informiert sind – vor allem bei älteren Kindern und Jugendlichen. Dagegen können die Kinder selber sehr gut angeben, wie ihr Stuhl aussieht. Der Typ sollte mit Nummernbezeichnung notiert werden. Es sollte gezielt danach gefragt werden, wie der Stuhl beim Einkoten und wie er beim Toilettengang aussieht. Beide Stühle können divergieren.

Beim Einkoten kann der Stuhl sowohl weich und flüssig sein (Typ 5 bis 7), wie auch verhärtet (Typ 1 bis 2). Normal sind die Zwischenstufen 3 bis 4. Beim Stuhlgang dagegen überwiegen die harten Stuhlformen (Typ 1 und 2), vor allem, wenn sie mit Schmerzen verbunden sind. Die „Bristol Stool Form Scale“ kann auch in der weiteren Therapie verwendet werden, um z. B. die Dosierung von oralen Laxanzien zu überprüfen. Schnell können Eltern und Kind angeben, wie der Stuhlgang sich verändert hat, und das Laxanz kann entsprechend in der Dosierung angepasst werden.

Die Verwendung der „Bristol Stool Form Scale“ hat viele Vorteile. Die Angaben sind genauer und lassen sich quantifizieren. Der wichtigste Vorteil ist jedoch, dass viel Zeit eingespart werden kann. Es muss nicht diskutiert werden, wie der Stuhl genau aussieht, ein Blick auf die Skala genügt.

Sektion 4: Kinderfragebögen

Bei den Kinderfragebögen können spezielle Kinderfragebögen zum Einkoten sowie allgemeine Kinderfragebögen zum Verhalten unterschieden werden. Generell gilt, dass Fragebögen alleine zuverlässig ab einem Alter von 8 Jahren eingesetzt werden können. Bei jüngeren Kindern bietet es sich an, anhand der Fragebögen ein gleichzeitiges Interview durchzuführen.

Kinderfragebögen geben die subjektive Sicht der Kinder wieder

Spezielle Kinderfragebögen zum Einkoten. Im Rahmen der Darmschulung wurden einfache Kinderfragebögen entwickelt, die auch von jüngeren Kindern ohne Probleme ausgefüllt werden können (Hussong et al., 2020). Anderseits kann man die Fragebögen auch als Explorationshilfe verwenden und sie als Interview vorgeben. Die kindliche Sicht ist für die Diagnostik und Therapieplanung von entscheidender Bedeutung. Auch sind Kinder oft begeistert, wenn sie aktiv zum Prozess beitragen können.

Im „Kinderfragebogen: Einkoten“ (vgl. M06 in Kapitel 4) werden basale Aspekte abgefragt. Kinder werden gefragt, ob die Hose verschmiert ist oder viel Stuhl in die Hose kommt, wenn sie einkoten. Sie werden dann gefragt, ob sie die Kleider selber sauber machen, es die Eltern erledigen lassen oder es verheimlichen. Die Frage nach einem gleichzeitigen Einnässen schließt sich an. Dieser Fragebogen ist ein guter Einstieg in die Einkotproblematik und vermittelt den Kindern, dass offen und sachlich mit dem Problem umgegangen wird.

Beim „Kinderfragebogen: Häufigkeit“ (vgl. M07 in Kapitel 4) geht es darum, die Häufigkeit des Einkotens auf kindliche Art einzuschätzen. Die Kinder werden gefragt, wie viele saubere Tage sie in der Woche haben, d. h., man geht zunächst positiv an die Problematik heran. Es kann nochmals betont werden, dass das Einkoten ja gar nicht täglich passiert. Eine Einschätzung der Miktionshäufigkeit kann allgemeine Hinweise auf ein Retentionsverhalten geben. Bei Kindern, die selten auf die Toilette gehen, besteht der Verdacht, dass sie Wasserlassen und Stuhlgang hinausschieben. Bei Kindern, die häufig gehen, besteht der Verdacht auf eine Drangsymptomatik. Die normale Miktionsfrequenz beträgt fünf- bis siebenmal am Tag. Auch wird danach gefragt, wie häufig die Kinder davon Stuhl absetzen. Die mittlere Stuhlfrequenz beträgt bei Kindern ab 4 Jahren einmal pro Tag. Schließlich wird gezielt gefragt, an welchen Tagen das Kind eingekotet hat. Diese Angaben können mit den ersten Angaben (wie viele saubere Tage pro Woche) verglichen werden – und sollten übereinstimmen. Bei dem Fragebogen geht es um eine Selbsteinschätzung des Kindes. Objektive Daten erfährt man erst mit einem Beobachtungsinstrument wie dem Miktionsprotokoll („48-Stunden-Toilettenprotokoll“, vgl. M04 in Kapitel 4).

Bei dem „Kinderfragebogen: Obstipation“ (vgl. M08 in Kapitel 4) geht es um einfache Fragen zur Obstipation und zur Geheimhaltung. Ganz allgemein wird das Kind gefragt, ob es Schmerzen beim Stuhlgang hat und schon einmal unter einer Verstopfung gelitten hat. So wird ferner gefragt, ob es andere Menschen kennt, die auch einkoten und verstopft waren. Zuletzt wird danach gefragt, wer alles weiß, dass das Kind einkotet. Bei allen diesen Fragen hat man die Gelegenheit, nachzufragen und die Kinder erzählen zu lassen.

Beim „Kinderfragebogen: Gefühle“ (vgl. M09 in Kapitel 4) werden Kinder gebeten, ein Bild von sich zu zeichnen, wie es ihnen geht, wenn sie eingekotet haben. Ein zweites Bild soll darstellen, wie es dem Kind gehen wird, wenn das Einkoten aufhört. Diese Technik wurde von Butler (1987) für Kinder mit Enuresis nocturna entwickelt. Kinder können in ihren Zeichnungen sehr direkt ausdrücken, wie es ihnen emotional nach dem Einkoten geht. Die Diskrepanz zum zweiten Bild ist meistens erstaunlich, mit deutlichen Unterschieden in der Gesamtstimmung des Bildes sowie dem emotionalen Ausdruck von Mimik und Körperhaltung. Auch nach diesen Zeichnungen sind Kinder oft dazu bereit, ausführlicher über ihr Erleben zu berichten.

Mit dem „Kinderfragebogen: Trinken“ (vgl. M10 in Kapitel 4) wird das wichtige Thema der Flüssigkeitszufuhr in kindgerechter Form angesprochen. Manche Kinder trinken wenig, um z.B. zu vermeiden, tagsüber in der Schule auf die Toilette zu gehen. Sie werden gebeten, einzuschätzen, wie viel sie tagsüber trinken. Auch hierbei handelt es sich um eine subjektive Einschätzung, objektive Maße erhält man erst durch Beobachtungsinstrumente wie das „Toilettenprotokoll“ (vgl. M04 in Kapitel 4). Nach unserer Erfahrung ist es sehr viel wichtiger, auf eine Steigerung der Trinkflüssigkeit zu achten, als z.B. auf eine Veränderung der diätetischen Maßnahmen.

Beim „Kinderfragebogen zum Darmproblem“ werden Erklärungsmodelle und Attribution des Kindes erfragt. Elf Items werden einfach mit ja oder nein beantwortet und geben einen Hinweis auf den Leidensdruck des Kindes, sowie seine Krankheitsvorstellungen. Diese können in der Therapie gut aufgegriffen werden (vgl. M11 in Kapitel 4).

Erfassung der Lebensqualität: in der klinischen Praxis nicht notwendig

Kinderfragebogen zur Lebensqualität bei Enkopresis. In Holland wurde ein Lebensqualitätsfragebogen für Kinder mit Obstipation und Enkopresis entwickelt (Voskuijl et al., 2004b; Bongers et al., 2009). Bei der „Defecation Disorder List“ (DDL) handelt es sich um einen standardisierten Fragebogen mit 37 Items für das Alter von 7 bis 15 Jahren mit guten psychometrischen Eigenschaften. Der Fragebogen wurde bisher noch nicht ins Deutsche übersetzt und eignet sich eher für Forschungsfragen. Ebenso wurde der standardisierte Fragebogen zur Enkopresis, der „Virginia-Encopresis-Constipation-Apperception-Test“ (VECAT; Cox et al., 2003), bisher noch nicht ins Deutsche übersetzt und wird wohl eher für Forschungszwecke geeignet sein. Ferner gibt es generische Fragebögen zur Lebensqualität (Ravens-Sieberer & Bullinger, 1998, 2000).

Nach eigener Erfahrung kann es in einzelnen Fällen sinnvoll sein, generell nach der Lebensqualität des Kindes zu fragen. Eine systematische, routinemäßige Erfassung der Lebensqualität ist mit Sicherheit weniger wichtig als die Diagnostik komorbider psychischer Symptome und Störungen. Es gibt Kinder, die eine hohe Lebensqualität aufweisen, aber einen deutlichen Hinweis auf eine psychische Störung haben und andersherum.

Allgemeine Kinderfragebögen zum Verhalten. Bezüglich standardisierter Kinderfragebögen muss ebenfalls auf die Fachliteratur verwiesen werden (siehe Döpfner & Petermann, 2012). Bei Kindern ab einem Alter von 11 Jahren kann routinemäßig der „Youth-Self-Report" (YSR) von Achenbach (2019) eingesetzt werden (Döpfner et al., 2014). Mit diesem können wichtige Informationen zu Stärken wie auch Problembereichen aus kindlicher Sicht gewonnen werden. Zusätzlich gibt es eine Vielzahl von kindlichen Fragebögen zu speziellen Aspekten des Verhaltens (siehe Döpfner & Petermann, 2012).

Sektion 5: Fragebögen für Lehrkräfte

Fragebogen für Lehrkräfte: nur wenn indiziert und Einverständnis vorliegt

Im Gegensatz zu Eltern- und Kinderfragebögen sollten Fragebögen für Lehrkräfte nur eingesetzt werden, wenn die gewonnenen Informationen für die weitere Therapieplanung wirklich notwendig sind. Aufgrund der Schamgefühle und des Wunsches nach Verheimlichung sollte man auf die Diskretionswünsche der Kinder eingehen. Auch ist leider der Informationsstand mancher Lehrkräfte nicht sehr aktuell, sodass die Gefahr besteht, dass manche Kinder statt mit einer Entlastung mit weiteren Verurteilungen bezüglich des Einkotens konfrontiert werden.

Fragebögen für Lehrkräfte werden deshalb nur eingesetzt, wenn Eltern und Kind zustimmen, z. B. bei dem Verdacht auf eine hyperkinetische Störung, bei der es entscheidend ist, Informationen über das Verhalten des Kindes in der Klasse zu gewinnen. Der bevorzugte Fragebogen ist dabei die „Teacher-Report-Form" (TRF) von Achenbach (2019) bzw. von Döpfner et al. (2014).

Hilfreiche Materialien

- Zur direkten Beobachtung des kindlichen Trink- und Ausscheidungsverhaltens kann das „48-Stunden-Toilettenprotokoll" (vgl. M04, S. 139) genutzt werden.
- Zur Exploration der Eltern können die Lang-, Kurz- und Screeningversion des „Stuhlinkontinenz-Fragebogens" eingesetzt werden (vgl. M01 bis M03, S. 128–137).
- Die Stuhlform kann mithilfe der „Bristol Stool Form Scale" (vgl. M05, S. 140) in sieben Typen eingeteilt werden.

- Für die Befragung der Kinder können die verschiedenen Kinderfragebögen zu Einkoten, Häufigkeit, Obstipation, Gefühlen und Trinken (vgl. M06 bis M11, S. 141–146) genutzt werden.

2.1.4 Testpsychologische Untersuchung

Test-psychologie: nur wenn Indikation gegeben ist

Eine testpsychologische Untersuchung ist bei den meisten Kindern, die verstopft sind oder einkoten, nicht notwendig und sollte nur erfolgen, falls eine besondere Indikation vorliegt. Obwohl die funktionelle Obstipation/Stuhlinkontinenz bei Kindern mit einer Intelligenzminderung eindeutig erhöht ist, verfügen die meisten Kinder, die einkoten, über eine Intelligenz im Durchschnittsbereich. Beim Verdacht auf eine Intelligenzminderung sowie auch bei Teilleistungsstörungen ist eine entsprechende Leistungsdiagnostik unbedingt erforderlich (vgl. Döpfner & Petermann, 2012). Bei spezieller Indikation können folgende Untersuchungen angezeigt sein:

L4 Leitlinie 4: Testpsychologische Untersuchung

Allgemeine Intelligenz: Tests

Orientierende eindimensionale Intelligenztests sowie mehrdimensionale Tests, wie die „Kaufman Assessment Battery for Children – Second Edition“ (KABC-II) (Kaufman & Kaufman, 2015) und die „Wechsler Intelligence Scale for Children – Fifth Edition“ (WISC-V) (Wechsler, 2017), können indiziert sein, wenn eine Lernbehinderung oder eine allgemeine Intelligenzminderung vermutet wird.

Spezielle Tests für Teilleistungsschwächen

Die häufigste Indikation ist ein Rechtschreibtest zum Ausschluss einer Legasthenie, andere Test sind nur bei spezieller Indikation erforderlich.

Projektive Tests

Projektive Tests können wichtige Informationen über das emotionale Erleben und die kindliche Sicht gegenüber Familienangehörigen liefern. Da sie zeitaufwendig sind, werden sie nicht regelmäßig durchgeführt. Bei entsprechender Indikation können sie hilfreiche Informationen zur Beratung und Therapieplanung liefern.

2.1.5 Körperliche und neurologische Untersuchung

Eine körperliche Untersuchung gehört explizit zu jeder Diagnostik der funktionellen Obstipation/Stuhlinkontinenz. Es muss zu Beginn der Behandlung unbedingt ausgeschlossen werden, dass eine organische Ursa-

Körperliche Untersuchung: in jedem Fall obligat

che für die funktionelle Obstipation oder für die Stuhlinkontinenz vorliegt. Auch im Verlauf der Behandlung kann es notwendig sein, dass das Kind wiederholt kinderärztlich untersucht wird, um z.B. die Rückbildung der Obstipation festzustellen. So können sich körperliche Befunde wie tastbare Kotballen (Skybala) zurückbilden, ebenso können Veränderungen im Ultraschall sichtbar gemacht werden. Grob kann zwischen einer allgemeinpädiatrischen Untersuchung und einer neurologischen Untersuchung unterschieden werden.

L5 Leitlinie 5: Körperliche und neurologische Untersuchung

Allgemeinpädiatrische Untersuchung

Die Durchführung sollte dem:der untersuchenden Ärzt:in überlassen werden. Im Allgemeinen gilt, dass alle Organsysteme kurz untersucht werden. Auch Körperlänge, Gewicht und Kopfumfang sind bei jeder Untersuchung zu erheben.

Insbesondere sollte in jedem Fall der Bauch abgetastet werden. Es ist dabei darauf zu achten, ob Milz und Leber vergrößert sind. Auch Kotballen können bei Obstipation getastet werden (sogenannte Skybala). Die Darmgeräusche könnten vermindert sein, vor allem bei einer chronischen Obstipation. Die Analregion muss inspiziert werden. Es ist darauf zu achten, ob mögliche Schleimhautrisse (Fissuren oder Rhagaden) vorliegen, auch müssen Entzündungen (Dermatitis) und sichtbare Fehlbildungen ausgeschlossen werden. Es können auch die Anal- und Kramasterreflexe geprüft werden. Der Rückenbereich wird inspiziert und abgetastet, um Verschlussstörungen der Wirbelsäule (wie Spina bifida occulta) auszuschließen. Der Gesäßbereich und die unteren Extremitäten werden miteinander verglichen. Asymmetrien können Hinweise auf Innervationsstörungen liefern, wie beim Tethered-Cord-Syndrom.

Nach der Leitlinie (Claßen & von Gontard, 2022) hat die Sonografie die rektale Untersuchung weitgehend ersetzt. Durch die Ultraschalluntersuchung kann eine Erweiterung des Rektums sofort und nicht invasiv festgestellt werden und die Veränderungen gemessen werden. Eine digital-rektale Untersuchung (DRU; d.h. eine Abtastung des Anus und Rektums mit einem Finger) sollte deshalb nicht routinemäßig durchgeführt werden. Falls eine organische Form der Stuhlinkontinenz vermutet wird, kann sie jedoch sinnvoll sein. Neben tastbaren Stuhlmassen kann der Tonus des äußeren Schließmuskels beurteilt werden. Inzwischen ist die DRU deshalb nur diesen besonderen Fragestellungen vorbehalten.

Neurologische Untersuchung

Hierbei können Reflex- und Sensibilitätsdifferenzen im Bereich der unteren Extremitäten einen Hinweis auf mögliche neurogene Darmstörungen ergeben. Ansonsten ermöglicht eine komplette neurologische Untersuchung einschließlich der weichen neurologischen Zeichen (sogenannte „soft signs“), wie Bewegungsablauf, Koordination, Gleichgewicht usw., einen Hinweis auf feinneurologische, zentrale Koordinationsstörungen.

2.1.6 Spezielle Diagnostik

L6 Leitlinie 6: Spezielle Diagnostik

Eine Ultraschalluntersuchung ist so wichtig, dass sie bei jedem Kind mit Stuhlinkontinenz und/oder Obstipation durchgeführt werden sollte. Neben dem Ausschluss von Fehlbildungen ist der Nachweis eines erweiterten Rektums zur Diagnose einer Obstipation von großer Bedeutung.

Alle anderen speziellen Untersuchungen erfordern eine besondere Indikation und sollen routinemäßig nicht angewandt werden.

Ultraschall: sehr wichtige Routineuntersuchung

Ultraschall. Routinemäßig sollte bei jedem Kind ein Ultraschall des Abdomens, der Nieren, der ableitenden Harnwege und der Blase durchgeführt werden. Zum einen können so angeborene Fehlbildungen des Gastrointestinal- und Urogenitaltraktes erhoben werden. Zum anderen kann festgestellt werden, ob das Rektum erweitert ist oder nicht. Mit einer transversalen Einstellung sieht man hinter der Blase das Rektum als kreis- oder ovalförmige echodichte Masse. Ein Durchmesser von mehr als 30 mm ist mit hoher Wahrscheinlichkeit mit einer Obstipation assoziiert (Klijn et al., 2004; Joensson et al., 2008).

Bei einem erweiterten Rektum sieht man weitere typische Befunde, die sogenannten rekto-vesikalen Impressionen. Die Stuhlmassen drücken von hinten gegen die Blase, deren Kontur entsprechend verändert ist. Zum Teil wird die Blase durch die Stuhlmassen komplett in den rechten Unterbauch verschoben. Bei einer Retentionsneigung sieht man ferner eine Erweiterung der Blase, zum Teil sogar eine Erweiterung des Nierenbeckens, eine Resturinbildung und eine Verdickung der Blasenwand.

Darüber hinaus kann die Ultraschalluntersuchung auch therapeutisch eingesetzt werden. Psychoedukativ kann man den Kindern sehr anschaulich die Lage der Organe erklären. Zur Verlaufskontrolle kann man die Wirkung der Laxanzien und des Toilettentrainings schrittweise mit Rückbildung des Rektumdurchmessers nachweisen. Aus allen diesen Gründen sollte auf eine Ultraschalluntersuchung nicht verzichtet werden.

Abbildung 4 zeigt eine Ultraschallaufnahme eines Kindes mit einer funktionellen Obstipation. Links sieht man das erweiterte Rektum mit einem Durchmesser von 47 × 71 mm. Im Vergleich zu den Normwerten (unter 30 mm) spricht dieses Bild eindeutig für eine Stuhlretention. Im rechten Bild sieht man im Längsschnitt, dass der Dickdarm über eine längere Strecke erweitert ist. Bei diesen Befunden ist eine Desimpaktion, Toilettentraining und langfristige Gabe von Laxanzien indiziert.

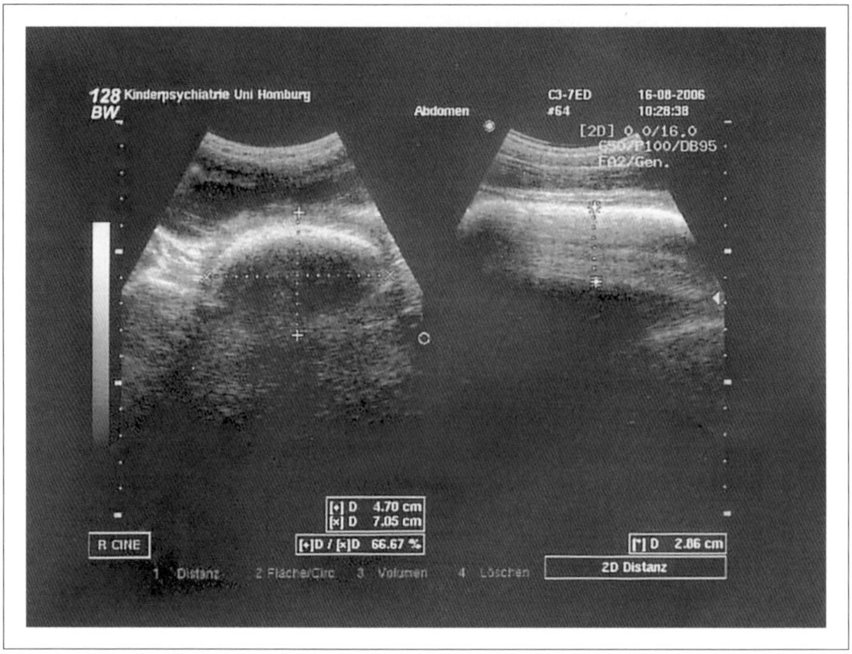

Abbildung 4: Ultraschall des Rektums: links transversaler Schnitt, Durchmesser 47 × 71 mm; rechts longitudinaler Schnitt, der zeigt, dass der Dickdarm über längere Abschnitte erweitert ist

Weitere somatische Untersuchungen: bei Indikation, nicht routinemäßig

Alle weiteren speziellen Untersuchungen sind nur notwendig, wenn der Verdacht auf eine organische Erkrankung besteht. Die Indikation sollte Spezialist:innen, die sich insbesondere mit Erkrankungen des Kindesalters auskennen, vorbehalten sein. Infrage kommen Kinderärzt:innen, pädiatrische Gastroenterolog:innen und Kinderchirurg:innen.

Dazu sind die Warnzeichen (sogenannte rote Fahnen) wichtig, die im Kasten in Kapitel 1.4.2 zusammengefasst sind. Eine besonders sorgfältige somatische Abklärung ist bei jungen Kindern unter dem Alter von 2 Jahren erforderlich. Die Indikation dazu sollte von Spezialist:innen gestellt werden.

Im Folgenden sollen kurz die in seltenen Fällen indizierten Untersuchungen erläutert werden:

- *Laboruntersuchungen.* Falls erforderlich, können Laboruntersuchungen wie Elektrolyte, Leberwerte, Schilddrüsenparameter und Antikörper gegen Gliadin (bei Verdacht auf Zöliakie) indiziert sein. Bei Verdacht auf zystische Fibrose (Mukoviszidose) ist zusätzlich ein Schweißtest notwendig. Bei dem Verdacht auf eine infektiöse Durchfallerkrankung sind entsprechende Stuhluntersuchungen indiziert. Falls ein Kind zusätzlich einnässt, sollte routinemäßig ein Urinscreening mit einem Teststreifen (Urinstix) durchgeführt werden. Wird ein Harnwegsinfekt vermutet, sind eine Urinmikroskopie und Urinbakteriologie notwendig. Von der Leitlinie (Claßen & von Gontard, 2022) wird betont, dass Laboruntersuchungen routinemäßig nicht notwendig sind, da sie aufgrund fehlender Evidenz von internationalen Leitlinien nicht empfohlen werden (Tabbers et al., 2014). Dennoch kann einmalig und initial individuell erwogen werden, folgende Parameter zu kontrollieren: TSH, Kalium, Calcium, Kreatinin, die Gewebstransglutaminase-IgA-AK und Gesamt IgA, fäkale Elastase und Urinstatus. Dies ist eine schwache Empfehlung und wird im Kontext der Kinderpsychiatrie und Kinderpsychotherapie in den meisten Fällen nicht notwendig sein. Dagegen sind Laboruntersuchungen zur Kuhmilchallergie eindeutig nicht notwendig.

- *Röntgendiagnostik.* Bei einer Röntgen-Abdomenübersichtsaufnahme ist es möglich, Hinweise der Stuhlretention zu sehen. Sie wurde früher oft durchgeführt. Bei der Transitzeitbestimmung trinkt der:die Patient:in röntgendichte Marker, deren Lage mit einer Röntgenübersichtsaufnahme des Abdomens am vierten Tag bestimmt wird. Neuerdings werden auch radioaktive Marker eingesetzt. Aus der Verteilung der Marker kann die Transitzeit berechnet werden. Auch dieses ist routinemäßig nicht notwendig, kann aber bei dem Verdacht auf eine Slow-Transit-Constipation sinnvoll sein. Schließlich kann ein Colonkontrastmitteleinlauf mit Defäkografie z. B. als präoperative Diagnostik eines aganglionären Segments bei Morbus Hirschsprung sowie zur Diagnose angeborener Fehlbildung und bei Stenosen dienen. Auch diese Untersuchung wird nicht als Primärdiagnostik, sondern nur bei besonderen Fragestellungen eingesetzt. Die Leitlinie betont ausdrücklich, dass Röntgenuntersuchungen des Abdomens, Transitzeitbestimmungen, Colon-Szintigrafie, Colonkontrastuntersuchungen bei der funktionellen Obstipation nicht sinnvoll sind (Claßen & von Gontard, 2022).

Röntgenuntersuchungen vermeiden

- *Magnetresonanztomografie.* Wird ein Tethered-Cord-Syndrom oder eine andere Fehlbildung im Bereich des Spinalkanals vermutet, ist eine Kernspintomografie angezeigt. Eine MRT-Untersuchung des Abdomens ist routinemäßig nicht sinnvoll. Die Erweiterung des Darmes durch die retinierten Stuhlmassen (Megacolon) ist ebenso gut in der Sonografie zu sehen, therapieleitende Informationen werden meistens nicht gewonnen. Ansonsten sind MRT-Untersuchungen beim Fehlen von Warnzeichen bei der funktionellen Obstipation/Stuhlinkontinenz nicht empfohlen (Claßen & von Gontard, 2022).
- *Manometrie.* Bei der anorektalen Manometrie werden über Ballonkatheter Druckwerte und Druckverläufe im Rektum und Anus sowie die lokalen gastrointestinalen Reflexe gemessen. Auch die Manometrie ist als Grunddiagnostik nicht angezeigt. Der einzig konstant wiederholte Untersuchungsbefund in vielen Untersuchungen war eine paradoxe Anspannung des äußeren Schließmuskels, d. h. anstatt zu entspannen, verkrampft sich der äußere Schließmuskel während der Defäkation. Noch ist es nicht geklärt, ob dies ein prädisponierender Faktor für eine Obsti-

Manometrie: keine therapieleitenden Informationen

pation darstellen könnte – oder ob es nicht eine sekundäre Folge der Stuhlretention darstellt. Auch hat die Feststellung, ob eine solche paradoxe Kontraktion vorliegt, keinerlei prognostische Aussage für den Therapieerfolg (Brooks et al., 2000). Auch eine Manometrie ist laut Leitlinien routinemäßig nicht indiziert (Claßen & von Gontard, 2022).

- *Urodynamik.* Bei gleichzeitigem Einnässen sollten zunächst Miktionsprotokolle und Fragebögen zum Einnässen zum Einsatz kommen. Zum Ausschluss eines Harnwegsinfektes sollte ein Urinstatus bzw. eine Urinbakteriologie erfolgen. Bei Kindern, die tagsüber einnässen, oder bei Kindern mit einer nicht monosymptomatischen Enuresis nocturna kann eine Uroflowmetrie mit Beckenboden-EMG wichtige Hinweise liefern. Vor allem bei einer Detrusor-Sphinkter-Dyskoordination ist eine solche Uroflowmetrie obligat und sollte bei jedem Kind erfolgen, da diese Störung unbehandelt die gravierendsten Auswirkungen für das obere Nierensystem mit sich trägt. Der Vorteil der Uroflowmetrie mit Beckenboden-EMG ist, dass sie ebenso wie die Sonografie nicht invasiv ist und jederzeit wiederholt werden kann.

Alle weiteren urologischen Untersuchungen, wie z. B. eine Urodynamik mit intrarektalen und intravesikalen Druckmessungen, sowie eine Blasenspiegelung sollten nur den Fällen vorbehalten sein, bei denen man eine entsprechende organische Grundstörung ausschließen möchte. Das diagnostische und therapeutische Vorgehen bei einer Enuresis und einer funktionellen Harninkontinenz findet sich im Band *Enuresis* (von Gontard, 2018) und in der Leitlinie zur Enuresis und funktionellen Harninkontinenz (Kuwertz-Bröking & von Gontard, 2021).

2.1.7 Verlaufskontrolle

L7 Leitlinie 7: Verlaufskontrolle

Der Verlauf der Behandlung soll immer in speziellen Kalendern und Beobachtungsbögen dokumentiert werden. Dies ist aus verschiedenen Gründen notwendig. Die Dokumentation steigert die Motivation und die Selbstbeobachtung. Nur durch eine genaue Dokumentation können ein Therapieerfolg nachvollzogen sowie Probleme in der Behandlung erkannt werden. Zudem wirken Dokumentationen und Beobachtungen an sich bereits therapeutisch, wie die klinische Erfahrung zeigt. Die kognitive Fokussierung auf das Symptom und mögliche Auslöser und Verstärker führt bei einem Teil der Kinder zu einer Besserung.

Verlaufskontrollen wegen ungünstiger Prognose wichtig

Wegen der ungünstigen Prognose soll der Behandlungsverlauf bei der Obstipation/Stuhlinkontinenz initial engmaschig erfolgen. Die Verlaufskontrolle soll langfristig über mehrere Monate erfolgen, zum Teil bis zu 2 Jahren. Bei der Obstipation ist die Verlaufskontrolle durch eine Sonografie ein wichtiges Instrument, durch das die Rückbildung des Rektumdurchmessers dokumentiert werden kann. Die Indikation zur sonografischen Verlaufskontrolle sollte dem:der Kinderärzt:in vorbehalten sein. Es ist sinnvoll, die erste Kontrolle z. B. nach der Desimpaktion, spätestens allerdings nach einem Monat durchzuführen. Es kann somit dokumentiert werden, ob die Desimpaktion ausgereicht hat oder nochmals wiederholt werden muss. Zur weiteren Verlaufskontrolle reicht es, wenn die Sonografie alle 2 bis 3 Monate wiederholt wird. Bei den Wiederholungen ist es natürlich nicht notwendig, jedesmal die gesamte Ultraschalluntersuchung durchzuführen. Es reicht vollkommen aus, den Rektumdurchmesser zu messen und die Rückbildung der retrovesikalen Impressionen zu dokumentieren. Das Ziel ist es, einen Durchmesser von 30 mm (oder kleiner) zu erreichen.

Dokumentation durch Eltern

Zur Dokumentation des Verlaufes dienen die Materialien, die auch in der Therapie eingesetzt werden. Das wichtigste Instrument für die Eltern ist der sogenannte „Schickplan“ (vgl. M21 in Kapitel 4), mit dem der Verlauf des Toilettentrainings dokumentiert wird. Es wird dabei morgens, mittags und abends jeweils dokumentiert, ob das Kind auf die Toilette geschickt werden musste oder von selbst ging. Es wird festgehalten, ob die Hose sauber, nass, beschmiert oder eingekotet war. Schließlich wird ein möglicher Urin- und Stuhlgang festgehalten. Im Verlauf der Behandlung kann man so sehen, dass manche Kinder zunehmend selbst auf die Toilette gehen, und das Einkoten sich zum Schmieren bis hin zur Sauberkeit verändert, und sie setzen Stuhl und Urin in der Toilette ab.

Dokumentation durch Kinder

Analog können Kinder das Toilettentraining im sogenannten „Kloprogramm“ dokumentieren (vgl. M15 in Kapitel 4). Hier wird nur vereinfacht festgehalten, ob das Kind morgens, mittags und abends auf der Toilette gesessen hat. Das Kind kann sich dabei ein entsprechendes Symbol aussuchen.

Um festzuhalten, an wie vielen Tagen die Hose sauber oder trocken war, können die sogenannten „Sonne-Wolken-Kalender“ bzw. Monatspläne (vgl. M16 und M17 in Kapitel 4) eingesetzt werden, die ursprünglich für die Enuresis nocturna entwickelt wurden. Das Kind vermerkt mit einem eigenen Symbol (z.B. einer Sonne bzw. einer Wolke) die sauberen und/oder eingekoteten Tage. Alternativ kann ein Aufkleber verwendet werden, um die Tage zu kennzeichnen. Wie schon oben erwähnt, haben diese Beobachtungspläne an sich schon therapeutischen Wert.

Zuletzt können Trainingspläne sinnvoll eingesetzt werden, um das Trinkverhalten zu dokumentieren und die Flüssigkeitsmenge zu steigern (vgl. M12, M13 und M14 in Kapitel 4).

Hilfreiche Materialien

Zur Verlaufskontrolle stehen verschiedene Pläne und Kalender zur Verfügung (vgl. M12, M13, M14, M15, M16 und M17 sowie M21 auf den Seiten 147 bis 152 sowie auf Seite 156).

2.2 Leitlinien zur Behandlungsindikation

Liegt die Diagnose einer Stuhlinkontinenz vor, ist das Kind 4 Jahre oder älter (Störungsdefinition) und sind Eltern und Kind motiviert, besteht in jedem Fall eine Behandlungsindikation. Bei jüngeren Kindern unter 4 Jahren besteht eine Behandlungsindikation für das Toilettenverweigerungssyndrom, insbesondere bei einem chronischen Verlauf, da die Gefahr für eine Stuhlretention ansteigt. Auch eine funktionelle Obstipation stellt eine Indikation bei jüngeren Kleinkindern dar.

Grundlage der Therapie: Toilettentraining

Laxanzien: nur bei Obstipation

Die Grundbehandlung für die funktionelle Obstipation/Stuhlinkontinenz stellt das Toilettentraining dar. Auf dieses sollte auf keinen Fall verzichtet werden. Nur bei der funktionellen Obstipation sind pharmakologische Interventionen in Form von Desimpaktion und Erhaltungstherapie mit oralen Laxanzien notwendig. Bei der Auswahl des Interventionssettings ist zu beachten, dass in den allermeisten Fällen eine Stuhlinkontinenz ambulant behandelt werden kann. Stationäre oder teilstationäre Therapien kommen nur bei Therapieresistenz gegenüber bisherigen Methoden, bei schwerer psychischer Begleitsymptomatik oder bei der Notwendigkeit eines intensiven Trainings infrage.

Tabelle 9 gibt eine Übersicht zu den Leitlinien für die Indikation einzelner Behandlungskomponenten.

Tabelle 9: Unterteilung der Leitlinien zur Behandlungsindikation

L8	Indikation für ein Toilettentraining
L9	Indikation für eine Kombinationsbehandlung
L10	Indikation für Biofeedback-Training
L11	Indikation für eine Pharmakotherapie
L12	Indikation für die Behandlung komorbider Störungen
L13	Indikation für eine teilstationäre oder eine stationäre Therapie
L14	Entbehrliche Maßnahmen

2.2.1 Toilettentraining

L8 Leitlinie 8: Indikation für ein Toilettentraining

Das Toilettentraining ist bei jeder Form der Stuhlinkontinenz indiziert und soll immer durchgeführt werden. Es stellt die Grundlage der Behandlung dar und hat sich auch als am wirksamsten erwiesen (Brooks et al., 2000). Das Toilettentraining wird sofort begonnen. Eine mehrwöchige Baseline wie bei der Enuresis nocturna ist nicht notwendig. Nur während des „48-Stunden-Toilettenprotokolls" möchte man das naturalistische Trink- und Ausscheidungsverhalten der Kinder beobachten. Direkt danach kann mit dem Training begonnen werden.

Toilettentraining: wichtigste Therapiekomponente

Dazu werden Kinder dreimal am Tag nach den Mahlzeiten auf die Toilette geschickt. Das Toilettentraining wird von den Bezugspersonen angeleitet. Die Häufigkeit der täglichen Toilettensitzungen richtet sich nach dem familiären Tagesablauf. Der Verlauf wird in den entsprechenden Protokollen erhoben. Das Toilettentraining sollte lang genug durchgeführt werden, auch nach Sistieren des Einkotens lohnt es sich für eine Weile, mit dem Training fortzufahren. Als Empfehlung wird eine Dauer von 6 bis 24 Monaten von den amerikanischen Leitlinien angegeben (Felt et al., 1999). Der Verlauf des Trainings sollte bei den Wiedervorstellungsterminen alle 4 Wochen kontrolliert werden. Durch Besprechung der Protokolle können bei fehlendem Erfolg bzw. Rückfällen zusätzliche verhaltenstherapeutische Elemente indiziert sein.

Bei der nichtretentiven Stuhlinkontinenz stellt das Toilettentraining die wichtigste Grundbehandlung dar. Bei der Obstipation wird sie natürlich mit Laxanzien kombiniert.

2.2.2 Kombinationsbehandlungen

L9 Leitlinie 9: Indikation für Kombinationsbehandlungen

Üblicherweise reicht das Toilettentraining vollkommen aus, wenn Kinder und Eltern motiviert sind und die Sitzungszeiten auf der Toilette positiv gestaltet werden. Bei fehlender Motivation, mangelndem Erfolg oder Rückfällen kann es notwendig sein, dieses mit weiteren therapeutischen Elementen zu verstärken. Auch können Schulungsprogramme dabei sehr hilfreich sein. Diätetische Maßnahmen sind bei den meisten Kindern nicht notwendig und reichen zur Behandlung der Obstipation nicht aus. Dagegen besteht eine deutliche Indikation bei vielen Kindern zur Steigerung des Trinkvolumens.

Die Mitarbeit des Kindes kann durch positive Verstärker gesteigert werden. Dabei ist zu beachten, dass nicht der Therapieerfolg an sich (Einkoten oder nicht, häufigerer Stuhlgang) verstärkt werden sollte, sondern die Mitarbeit des Kindes. Bei den „Schickplänen" ist beispielsweise vermerkt, ob das Kind von selbst auf die Toilette gegangen ist oder ob es geschickt werden musste, zum Teil mit Widerstand (vgl. M21 in Kapitel 4). So kann über ein einfaches Tokensystem mit positiver Verstärkung vereinbart werden, dass das Kind, wenn es pro Woche mehrfach (Zahl vorher festlegen, z. B. 18-mal) von selbst auf die Toilette gegangen ist, eine entsprechende Belohnung erhält.

Kombinationsbehandlung, falls Toilettentraining nicht ausreicht

Darüber hinaus wurden spezielle kombinierte verhaltenstherapeutische Programme entwickelt, wie z.B. das erweiterte Toilettentraining (ETT) von Cox et al. (1998). Bei diesem Programm werden kognitive und auch verhaltenstherapeutische Elemente mit Laxanzien kombiniert. Das ETT hat sich international jedoch nicht durchgesetzt und wird auch in den Leitlinien nicht gesondert empfohlen (Claßen & von Gontard, 2022).

Bei Kindern mit therapieresistenter Obstipation/Stuhlinkontinenz bieten sich ambulante Schulungsprogramme an (Hussong et al., 2020). Die Blasenschulung hat sich in der Evaluation als wirksam erwiesen, die Darmschulung wird zurzeit evaluiert.

Für eine generelle Umstellung der Diät der Kinder liegt keine Evidenz vor. Wie Pijpers et al. (2009) in ihrer Übersicht zeigen konnten, haben Ballaststoffe gegenüber Placebo bei der chronischen Obstipation keinen wesentlichen Effekt. Falls ein Kind sich sehr einseitig oder ballaststoffarm ernährt (Milch, Kekse, Weißbrot, kein Obst oder Gemüse), wäre in einem solchen Fall eine ausgewogenere Ernährung mit Sicherheit sinnvoll. Es muss jedoch betont werden, dass die alleinige Veränderung der Diät zur Behandlung der Obstipation nicht ausreicht. Auch die Steigerung der körperlichen Aktivität reicht zur Behandlung der Obstipation nicht aus.

Sehr viel wichtiger ist die Steigerung des Trinkvolumens. Im „48-Stunden-Toilettenprotokoll“ wird bei vielen Kindern offensichtlich, wie wenig sie trinken. Zur Erhebung und Steigerung des Trinkvolumens finden sich im Kapitel 4 verschiedene Materialien (vgl. M10, M12, M13 und M14).

Hilfreiche Materialien

- Zur Erhebung des Trinkvolumens kann der Kinderfragebogen zum Trinken eingesetzt werden (vgl. M10 auf Seite 145).
- Das Kinder-Trinkprogramm sowie die Kinder-Trinkpläne können dazu genutzt werden, das Trinkvolumen zu steigern (vgl. M12, M13 und M14 auf den Seiten 147 bis 149).

2.2.3 Biofeedback-Verfahren

L10 Leitlinie 10: Indikation für Biofeedback-Training

Nach mehreren randomisiert kontrollierten Studien sowie systematischen Übersichten besteht keine Indikation für ein Biofeedback-Verfahren: Weder für die Stuhlinkontinenz mit Obstipation noch für die nichtretentive Stuhlinkontinenz sind Biofeedback-Programme wirksam.

Randomisiert kontrollierte Studien zeigen, dass durch das Biofeedback-Training keinerlei nennenswerte positive Effekte erzielt werden können – weder bei der Obstipation noch bei der nichtretentiven Stuhlinkontinenz (Cox et al., 1998; van Ginkel et al., 2000). Zudem sind viele eingesetzte Biofeedback-Verfahren für Kinder belastend.

Keine Indikation für Biofeedback

Falls sie wirksam wären, wäre ihr Einsatz noch zu vertreten. In einer Studie (Cox et al., 1998) konnte jedoch sogar gezeigt werden, dass ein umfassendes verhaltenstherapeutisches Programm (ETT) plus Biofeedback ungünstiger war als die Verhaltenstherapie alleine, die die entscheidendste Wirkungskomponente darstellt. Anscheinend sind diese gezielten, auf das Symptom Stuhlinkontinenz und Obstipation ausgerichteten Programme wesentlich günstiger als aufwendige apparative Biofeedback-Verfahren. Diese schienen eher von den Wirkkomponenten der Verhaltenstherapie abzulenken.

Die einzige Indikation für die Anwendung eines Biofeedback-Verfahrens liegt bei der funktionellen Harninkontinenz vor. Kinder mit einer Detrusor-Sphinkter-Dyskoordination sprechen sehr gut und schnell auf eine Biofeedback-Behandlung an. Es handelt sich dabei um ein Uroflow- und/oder EMG-Biofeedback. Es wird die Harnflusskurve bzw. die Anspannung des Beckenbodens über Klebeelektroden akustisch oder visuell wiedergegeben. Die Körpergrenzen der Kinder werden dabei nicht verletzt. Durch das Biofeedback wird die dyskoordinierte Blasenentleerung koordiniert, und die Gefahr von Folgekomplikationen wie Harnwegsinfekten oder Schädigung des oberen Nierensystems wird vermieden.

Biofeedback: nur bei Detrusor-Sphinkter-Dyskoordination

2.2.4 Neurostimulation

Bei der Neurostimulation (TENS) wird meist über transdermale sakrale Elektroden elektrische Stimulation durchgeführt. Die Neurostimulation hat sich bei der Behandlung der Dranginkontinenz bewährt (siehe entsprechend der Leitlinie: Kuwertz-Bröking & von Gontard, 2021). Erste Studien haben gezeigt, dass die TENS auch in der Behandlung der Obstipation wirksam sein kann.

TENS hat sich bei Dranginkontinenz bewährt

Zum jetzigen Zeitpunkt bietet sich die Neurostimulation vor allem bei Kindern mit Therapieresistenz an. Die Leitlinie betont, dass sie jedoch nicht routinemäßig eingesetzt werden soll (Claßen & von Gontard, 2022).

2.2.5 Medikamentöse Behandlung

L11 Leitlinie 11: Indikation für eine Pharmakotherapie

Die einzige Indikation für eine Pharmakotherapie liegt für die funktionelle Obstipation vor. Hierbei wird die initiale Darmentleerung (Desimpaktion) von der Erhaltungstherapie mit oralen Laxanzien unterschieden.

Bei der nichtretentiven Stuhlinkontinenz ist dagegen eine Laxanzienbehandlung nicht indiziert. Diese führt zu wässrigen Stühlen und zum Teil zu einer Steigerung der Einkotproblematik. Von daher ist eine genaue Diagnostik zu Beginn der Behandlung unabdingbar.

Laxanzien bei Obstipation

Liegt eine Stuhlretention mit tastbaren Skybala, erweitertem Rektum und weiteren typischen Symptomen vor, ist eine Desimpaktion unbedingt indiziert. Die weitere Behandlung kann nicht erfolgreich sein, wenn weiterhin Stuhlmassen retiniert werden. Wenn Eltern und Kindern dies in Ruhe und ausführlich erläutert wird, sehen sie die Notwendigkeit ein. Die Stuhlretention kann natürlich unterschiedliche Ausmaße annehmen. Bei chronischen Verläufen haben sich Stuhlmassen über Wochen, Monate, zum Teil Jahre angesammelt. Durch Verdickung und Flüssigkeitsentzug sowie mangelnde Peristaltik und Ausweitung des Darms tragen manche Kinder enorme Stuhlmengen mit sich herum.

Bei anderen Kindern kann der Verlauf weniger chronifiziert sein. Aus einer akuten Obstipation entwickeln sie eine geringgradige Stuhlretention, die noch nicht einmal tastbar sein muss, aber sich im Ultraschall zeigt.

Vorgehen bei der Desimpaktion

Das Vorgehen wird sich nach dem Ausmaß der Stuhlretention richten. Wenn es sich um große, harte Stuhlmassen handelt, ist die Desimpaktion auf jeden Fall für das Kind unangenehm. Es sollte entsprechend beraten werden. Wenn möglich, sollte bei geringen bis mittleren Stuhlmassen eine orale Desimpaktion versucht werden, da Kinder Klistiere üblicherweise nicht mögen. Das einzige Medikament, das für eine orale Desimpaktion infrage kommt, ist das Polyethylenglycol (PEG). Zur Desimpaktion muss es in sehr viel höheren Dosen verabreicht werden als in der Erhaltungstherapie. Auch ist darauf zu achten, dass die Kinder genügend Flüssigkeit trinken, da das Medikament Wasser bindet und nur wirken kann, wenn die Flüssigkeitszufuhr ausreicht. Es gibt zwei verschiedene Dosierungsempfehlungen:

1. Nach dem ersten Dosierungsschema beträgt die empfohlene Anfangsdosierung 26 g/Tag PEG und kann täglich um 13 g bis zu einem Maximum von 78 g/Tag bis zur Stuhlentleerung gesteigert werden (Trajanovska et al., 2018). Dann reduziert man die Dosierung auf die übliche Erhaltungsdosis.

2. Nach einem anderen Schema beginnt man relativ hoch mit 1,5 g/kg Körpergewicht pro Tag (dies ist ca. die 3- bis 5-fache Menge der Erhaltungsdosis) und gibt diese für mehrere Tage, bis die Desimpaktion vollzogen ist (Claßen & von Gontard, 2022). Dieses Schema wird in vielen Kliniken vorgezogen.

Falls die orale Desimpaktion nicht ausreichen sollte, muss bei großen Stuhlmassen eine rektale Desimpaktion mit Klistieren durchgeführt werden. Es werden dabei sorbithaltige Klistiere gegeben. Wegen der Gefahr der Retention und Phosphatvergiftung wird in der Leitlinie von phosphathaltigen Klistieren abgeraten. Das Vorgehen wurde oben beschrieben. Nach eigener Erfahrung müssen die Klistiere zum Teil wiederholt werden, bis eine vollständige Desimpaktion erreicht ist. Eine Ultraschallkontrolle mit Messung des Rektumdurchmessers ist sehr hilfreich bei der Frage, ob weitere Klistiere notwendig sind. Nach der Desimpaktion beginnt sofort die Erhaltungstherapie mit der Erhaltungsdosis.

Es ist wichtig zu beachten, dass manche Kinder über Jahre so viel Stuhl retiniert haben, dass weder die orale noch die rektale Desimpaktion ausreicht. In solchen Fällen sind hohe Einläufe, zum Teil intraoperative Ausräumungen in Narkose notwendig. Die Kinder sollten unbedingt an eine entsprechende kindergastroenterologische oder kinderchirurgische Fachabteilung weiterverwiesen werden. Bei so schweren Retentionsbefunden ist es nicht sinnvoll, vorzeitig mit der Erhaltungsphase zu beginnen. Man wird auch mit intensivstem Toilettentraining, oralen Laxanzien und Verhaltenstherapien keinen Erfolg erreichen. Eine partielle Desimpaktion neigt sehr schnell wieder zur Reakkumulation von Stuhlmassen und zur Rückkehr zum Ursprungsbefund. Die Therapie wird dadurch nur unnötig verzögert, was für die Kinder belastender ist als die erforderliche initiale Desimpaktion.

Im Anschluss: Erhaltungstherapie

Nachdem die Desimpaktion erfolgt ist, beginnt sofort die Erhaltungstherapie mit oralen Laxanzien. Die empfohlene Initialdosis wird heute bei ca. 0,4 g/kg Körpergewicht PEG (Polyethylenglycol) angegeben. Dieses Mittel hat die Behandlung der Obstipation in den letzten Jahren wesentlich vereinfacht und ist mit Abstand Mittel der ersten Wahl. Es wird nach Wirkung dosiert: Bei hartem Stuhl kann es gesteigert, bei weichem Stuhl reduziert werden. Es ist wichtig, dass die oralen Laxanzien mit dem Toilettentraining kombiniert und lange genug gegeben werden. Eine Behandlungsdauer von 6 bis 24 Monaten wird empfohlen (Felt et al., 1999). In einzelnen Fällen kann das Medikament 5 Jahre oder länger verabreicht werden, da es praktisch keine Nebenwirkungen hat. Auch zur Behandlung der Obstipation bei sehr jungen Kindern ist es geeignet und ist ab dem Alter von 6 Monaten zugelassen.

2.2.6 Behandlung komorbider Störungen

L12 Leitlinie 12: Indikation für die Behandlung komorbider Störungen

Die Stuhlinkontinenz/Obstipation kann mit einer Enuresis/Harninkontinenz einhergehen, sowie mit anderen psychischen Störungen. Es ist wichtig, dass komorbide Störungen diagnostisch erfasst und, wenn indiziert, separat behandelt werden.

Zur Diagnostik bietet sich ein deskriptives Vorgehen an. Im Prinzip wird die Diagnose auf neun Ebenen oder Achsen gestellt: die Form der Obstipation/Stuhlinkontinenz; der Subtyp der Harninkontinenz tags und der Enuresis nocturna sowie die sechs Achsen des multiaxialen Klassifikationssystems (MAS) der ICD-10, der ICD-11 oder des DSM-5. Demnach gibt es Kinder, die nur unter einer Stuhlinkontinenz leiden und sonst keine weiteren komorbiden Störungen aufweisen. Es gibt Kinder, die eine kombinierte Ausscheidungsstörung haben, aber keine weiteren psychischen Auffälligkeiten. Und schließlich gibt es Kinder, die komplexe Ausscheidungsstörungen sowie weitere psychische Störungen aufweisen.

Stufentherapie bei komplexen Ausscheidungsstörungen

Unabhängig von den komorbiden Störungen ist ein ambulantes Setting auf jeden Fall zu bevorzugen. Dabei gibt es bezüglich der Ausscheidungsstörung eine klare, empirisch begründete Reihenfolge. Bei komorbiden Ausscheidungsstörungen:

1. ... sollte immer die Stuhlinkontinenz mit oder ohne Obstipation zuerst behandelt werden. Allein die Therapie der Stuhlinkontinenz oder der Obstipation führt zu einer Reduktion des Einnässens, wie oben erläutert.
2. ... sollte jede Form des Einnässens tags als nächstes behandelt werden, da es sich um eine periphere Störung der Blasenfunktion handelt. Dieses gilt auch für Kinder mit einer nicht mono-symptomatischen Enuresis nocturna. Bei ihnen liegen ähnliche Funktionsstörungen der Blase vor, nur dass sie tagsüber nicht einnässen. Wenn man also diese spezifischen Dysfunktionen (mit oder ohne Einnässen tags) adäquat behandelt, sistiert bei vielen Kindern das nächtliche Einnässen.
3. Falls ein Kind weiterhin nachts einnässt, wird dieses zum Schluss gezielt, mit einer apparativen Verhaltenstherapie (AVT), d.h. mit einem Klingelgerät oder mit dem Medikament Desmopressin behandelt.

Stufentherapie bei komorbiden psychischen Störungen

Während die Reihenfolge der kombinierten Ausscheidungsstörungen eindeutig ist, richtet sich die Indikation weiterer komorbider psychischer Störungen nach klinischer Indikation. Eine symptomorientierte Behandlung der Stuhlinkontinenz (und anderer Ausscheidungsstörungen) sollte immer als Hauptziel verfolgt werden, da es Kindern nach Sauber- und Trockenwerden emotional besser geht, das Selbstwertgefühl kann ansteigen, sogar Verhaltenssymptome können sich zurückbilden.

Bei einigen komorbiden Störungen kann beides gleichzeitig behandelt werden: Die Ausscheidungsproblematik und die komorbide psychische Störung. Bei anderen, z. B. bei schweren Formen von ADHS, bietet es sich an, diese mit Stimulanzien und Verhaltenstherapie zuerst zu behandeln. Die Mitarbeit und Compliance der Kinder für weitere Therapieangebote wird deutlich besser sein.

Besonders häufig sind Ausscheidungsstörungen bei Kindern mit neurobiologischen Entwicklungsstörungen wie ADHS, Autismus-Spektrum-Störung und Intelligenzminderung. Diese sollten besonders in der Therapieplanung berücksichtigt werden.

2.2.7 Teilstationäre oder stationäre Therapie

L13 Leitlinie 13: Indikation für eine teilstationäre oder stationäre Therapie

Die Behandlung der Stuhlinkontinenz wird primär im familiären Umfeld durchgeführt. Eine Indikation für eine teilstationäre oder stationäre Therapie ergibt sich nur, wenn eine schwere komorbide psychische Störung vorliegt oder wenn eine intensive Behandlung erforderlich ist, die im familiären Umfeld nicht durchgeführt werden kann.

Die meisten Kinder können ohne Probleme ambulant behandelt werden. Selbst bei Therapieresistenz stehen wirksame Schulungsprogramme zur Verfügung. Von daher muss die Indikation für eine stationäre oder teilstationäre Behandlung sehr streng gestellt werden.

Stationäre Therapie: Vorteile bei schweren komorbiden Störungen

Nach eigener Erfahrung können stationäre Behandlungen bei Kindern mit schweren komorbiden psychischen Störungen Vorteile bieten. Das Toilettentraining und die Verhaltenstherapie können rund um die Uhr systematisch und stringent durchgeführt werden. Durch die multimodalen Angebote und pädagogischen Interventionen der Station können sowohl internalisierende als auch externalisierende Störungen optimal mitbehandelt werden.

Ebenfalls nach eigener Erfahrung können teilstationäre Settings für manche Kinder problematisch sein, da die Interaktion im familiären Umfeld und in der Tagesklinik zum Teil divergiert. Auch kann z. B. das Toilettentraining nach dem Frühstück und den Abendmahlzeiten von den Mitarbeiter:innen der Station nicht entsprechend überwacht und kontrolliert werden.

Zusammengefasst ist die Obstipation/Stuhlinkontinenz in jedem Fall eine behandlungsbedürftige Störung, die fast immer ambulant therapiert werden kann. Wenn indiziert, bietet sich vor allem eine stationäre Behandlung an. Nicht indiziert und dringend zu vermeiden sind Kuraufenthalte, die nicht eine gezielte Behandlung der Stuhlinkontinenz beinhalten.

2.2.8 Entbehrliche Therapiemaßnahmen

L14 Leitlinie 14: Entbehrliche Therapiemaßnahmen

Als entbehrliche Maßnahmen gelten alle Interventionen, die nicht gezielt und wirksam die Stuhlinkontinenz und/oder die Obstipation positiv beeinflussen können und mit Nebenwirkungen verbunden sind.

Von daher sollten alle ineffektiven Hausmittel und Medikamente abgesetzt werden. Von den oralen Laxanzien ist das Polyethylenglycol (PEG) mit Abstand Mittel der ersten Wahl. Nur wenn von den Eltern ausdrücklich darum gebeten wird, ist als Mittel der zweiten Wahl Lactulose (Milchzucker), das allerdings weniger wirksam ist, zu tolerieren. Alle anderen Laxanzien sind bei der Behandlung der Obstipation selten notwendig und sollten besonders indiziert sein. Medikamente, die die Peristaltik des Darms anregen sollen, sind ebenfalls nicht indiziert.

Bei der nichtretentiven Stuhlinkontinenz gilt nach wie vor, dass die Behandlung nicht pharmakologisch auszurichten ist. Eine medikamentöse Behandlung ist bei dieser Form niemals indiziert.

Während der Diagnostik ist darauf zu achten, ob das Kind von den Eltern bestraft wird. Dieses sollte angesprochen und durch Beratung der Eltern in ein unterstützendes Verhalten dem Kind gegenüber umgewandelt werden.

Ferner sind allgemeine tiefenpsychologische oder nicht direktive, personenzentrierte Psychotherapien (verbal oder in Spielform) für die primäre Indikation der Stuhlinkontinenz nicht indiziert und wenig wirksam (Brooks et al., 2000). Sie haben ihren Platz in einem multimodalen Behandlungsschema, wenn entsprechende psychische Komorbiditäten eine Indikation für diese Behandlungsformen vorgeben. Sofern die Stuhlinkontinenz das Zielsyndrom darstellt, sollte immer ein spezifisch symptomorientiertes Vorgehen gewählt werden.

2.3 Leitlinien zur Therapie

Tabelle 10 gibt eine Übersicht über die Leitlinie zur Therapie von Kindern und Jugendlichen mit Stuhlinkontinenz.

Tabelle 10: Übersicht für die Leitlinien zur Therapie

L15	Beratung der Eltern und des Kindes bzw. des:der Jugendlichen (Psychoedukation)
L16	Toilettentraining
L17	Kombinationstherapie
L18	Pharmakotherapie
L19	Behandlung komorbider Störungen
L20	Behandlung der seltenen Einkotstörungen

2.3.1 Beratung der Eltern und des Kindes bzw. der Jugendlichen (Psychoedukation)

Die Information und Beratung der Eltern und des Kindes bzw. der Jugendlichen stellen die Basis für alle nachfolgenden Interventionen dar und verlangen entsprechende Sorgfalt. Die Einbeziehung und Beratung des Kindes sind von besonderer Bedeutung, weil hierdurch Motivation und Mitarbeit gestärkt werden.

L15 Leitlinie 15: Beratung der Eltern und des Kindes bzw. des:der Jugendlichen (Psychoedukation)

Die Aufklärung und Beratung von Eltern und Kind wird immer durchgeführt. Die Psychoedukation und Informationsvermittlung ist die Grundlage der gesamten Therapie. Hierfür sollte man sich viel Zeit lassen. Meistens können Eltern und Kind gemeinsam beraten werden. In einzelnen Fällen ist es sinnvoll, mit dem Kind alleine die wichtigsten Punkte zusätzlich durchzugehen.

Die Psychoedukation umfasst Informationen zur Störung, zu möglichen Ursachen, zu Komorbidität und zur Pathogenese. Die wichtigsten diagnostischen Schritte sowie die Therapieplanung werden besprochen. Aspekte der Ernährung, vor allem aber des Trinkens werden diskutiert.

Eine gründliche Diagnostik ist Voraussetzung für die gesamte Therapie. Der erste Schritt der Therapie besteht in einer Psychoedukation und Informationsvermittlung. Im angloamerikanischen Bereich wird dieser Prozess auch als „Entmystifizierung“ bezeichnet. Es geht darum, Eltern und Kind zu vermitteln, dass es sich bei der Stuhlinkontinenz um eine ganz „normale“ Störung oder Krankheit handelt, die genauso wie jede andere Problematik gut behandelt werden kann. Mögliche Mythen und Erklärungsmodelle der Eltern können diskutiert und durch sachliche Fakten ergänzt werden. Mögliche Schuldgefühle können dadurch vermindert werden und eine emotionale Entlastung erreicht werden. Einige gängige Mythen und

Missverständnisse zur Obstipation wurden in der Übersicht von Rajindrajith et al. (2023) zusammengestellt.

Viele Eltern wünschen Informationen über die Ursache der Verstopfung oder des Einkotens. Viele stellen sich vor, dass es eine einzige Ursache in der Vergangenheit gab, die es in der Therapie zu erkennen gilt. Damit ist die Vorstellung verknüpft, dass das Problem gelöst ist, wenn man die Ursache kennt.

Hinweis auf multifaktorielle Ätiologie

In der Beratung hilft es, den Eltern zu vermitteln, dass meistens verschiedene Ursachen bei einer komplexen Störung wie der Obstipation/Stuhlinkontinenz zusammenwirken. Es können anlagebedingte, genetische Faktoren als „Disposition" wirken. Unspezifische Lebensereignisse und somatische Faktoren können als Auslöser wirken. Psychische Faktoren beim Kind, der Familie und der Umgebung können bei der Aufrechterhaltung eine Rolle spielen. Schließlich handelt es sich bei der Obstipation/Stuhlinkontinenz bei manchen Kindern um eine erlernte und chronifizierte Angewohnheit, die unabhängig von den ursprünglichen Ursachen beibehalten und verfestigt wurde.

Optische Hilfsmittel nutzen

Bei der Psychoedukation ist es hilfreich, Informationen optisch zu vermitteln. Manche Kinder und Eltern haben keine exakten anatomischen Vorstellungen vom Gastrointestinaltrakt. Es kann hilfreich sein, den Weg der Nahrung vom Mund über Speiseröhre, Magen, Zwölffingerdarm, Dünndarm, Dickdarm bis zum Enddarm in einem Schaubild zu erklären und zu verfolgen. Kinderbücher zur Funktion des Körpers können dabei hilfreich sein, ebenso wie einfache anatomische Zeichnungen. Auch die Physiologie des Ausscheidungsvorganges kann kurz erläutert werden: Kot sammelt sich im Dick- und Enddarm; wenn der Enddarm entsprechend gefüllt ist, wird der Reiz zur Ausscheidung ausgelöst; vor allem nach den Mahlzeiten ist der Darm durch nervale und hormonelle Veränderungen besonders zur Ausscheidung bereit; es entspannen sich die inneren und äußeren Schließmuskeln; die Ausscheidung wird über die Bauchpresse eingeleitet und durch die Peristaltik des Darmes fortgesetzt.

Neben dem Schaubild für Eltern (vgl. M18 in Kapitel 4) wurden Materialien für Kinder entwickelt, die in der Psychoedukation eingesetzt werden können. Im Schaubild „Wie sieht eine Verstopfung aus?" wird am Beispiel eines Mädchens anschaulich nicht nur der Gastrointestinaltrakt dargestellt, sondern auch die Akkumulation von Stuhlmassen, wenn das sogenannte „Darmtor" verschlossen ist (vgl. M19 in Kapitel 4).

Praktische Hinweise zum Stuhlgang

Wichtige Hinweise zur entspannten Ausscheidung können gegeben werden. Die Kinder sollen entspannt auf der Toilette sitzen. Dazu ist ein Fußkontakt unbedingt notwendig. Sie sollen sich genügend Zeit lassen und das Ende der Defäkation abwarten. Auch bezüglich der Stuhlhygiene brauchen manche Kinder Hinweise. Sie sollen sich mit gespreizten Beinen im Sitzen oder Stehen abputzen. Dies soll so lange wiederholt werden, bis der Popo sauber ist.

Bei Mädchen ist vor allem darauf zu achten, dass immer von vorne nach hinten abgeputzt wird, um mögliche Harnwegsinfekte zu vermeiden.

Als Erinnerung für Kinder haben sich die „Regeln für das Toilettentraining" bewährt. In sechs einfachen Regeln werden sie an die Toilettenzeiten erinnert (vgl. M20 in Kapitel 4).

Entwicklungsaspekte vermitteln

Auch Entwicklungsaspekte sind vielen Eltern und Kindern nicht klar. Bis zum Alter von 4 Jahren wird jedes Einkoten nicht als Störung angesehen, da es noch so häufig vorkommen kann. Ein Sauberkeitstraining ist am wirksamsten, wenn das Kind dazu bereit ist und entsprechende Signale vermittelt. Das Erzielen der Sauberkeit ist für alle Kinder ein wichtiger Entwicklungsschritt, und sie sind stolz darauf, wenn sie diesen bewältigen. Eine zu frühe Sauberkeitserziehung (vor 1½ Jahren) ist für Kinder nicht hilfreich, da sie die Voraussetzungen für die Sauberkeit auf physiologischer Ebene noch nicht erreicht haben. Anderseits sind eine zu liberale Laissez-faire-Haltung der Eltern und ein zu später Beginn der Sauberkeitserziehung (nach 3½ Jahren) wenig hilfreich. So weiß man, dass beim Toilettenverweigerungssyndrom (Stuhl in die Windel, Urin in die Toilette) eher eine passiv gewährende Haltung der Eltern fördernd wirkt.

Dennoch gilt, dass nicht der tatsächliche Beginn der Sauberkeitserziehung entscheidend ist: Wichtiger sind die primäre Aktivität des Kindes mit dem Wunsch nach Sauberkeit und die anschließende Unterstützung der Eltern. Auch ist die Qualität der Interaktion während der Sauberkeitserziehung viel wichtiger als das Alter des Kindes.

Auch die Häufigkeit des Stuhlgangs und des Wasserlassens ist vielen Eltern und Kindern nicht bekannt. Ab dem Alter von 4 Jahren setzen Kinder durchschnittlich einmal am Tag Stuhl ab – allerdings mit einer großen interindividuellen Bandbreite. Wenn Kinder nur jeden dritten Tag auf die Toilette gehen (d.h. weniger als dreimal pro Woche), ist dieses ein wichtiges (aber nicht das einzige) Zeichen für eine mögliche Obstipation.

Während der Psychoedukation kann zudem die „Bristol Stool Form Scale" (vgl. M05 in Kapitel 4) verwendet werden. Falls das Kind sehr wässrigen oder sehr festen Stuhl hat, kann das Ziel der Behandlung – nämlich ein Stuhl mit durchschnittlicher Konsistenz – erläutert werden.

Schaubild zur Entwicklung einer Obstipation

Bei der Obstipation ist die Illustration in M18 in Kapitel 4 ausgesprochen hilfreich (in Anlehnung an Hussong et al., 2020; Levine, 1991; von Gontard, 2011). Entstehung und Therapie können hieran sehr plastisch erläutert werden. Zu Beginn (Illustration oben) sieht man einen normalen Dickdarm, der mäßig gefüllt ist. Die Darmwand ist dick und gut innerviert mit normaler Peristaltik (Eigenmotilität) und Sensibilität. Durch unspezifische Auslöser (wie z.B. Schmerzen oder belastende Lebensereignisse) kommt es zur allmählichen Ansammlung von Stuhl. Durch Entzug von Wasser wird dieser härter (mittlere Illustration).

Im Laufe der Zeit entwickelt sich ein Teufelskreis. Durch die zunehmenden Stuhlmassen weitet sich der Darm aus. Gleichzeitig verdünnt sich die Darmwand mit nachlassender Sensibilität und fehlender Eigenbewegung. Die Stuhlmassen werden immer fester durch Wasserentzug. Schließlich entsteht ein Megacolon (Illustration unten). In diesem verbleiben die harten, festen Stuhlmassen zum Teil über Wochen und Monate. Zwischen diesen Kotballen tritt frischer Stuhl hindurch, und es kommt zum Einkoten.

Anhand des Schemas in M18 kann auch der Therapieverlauf erläutert werden. Durch die Desimpaktion werden die Kotballen entfernt. Durch die Erhaltungstherapie wird verhindert, dass sie sich neu bilden. Dadurch kann der Durchmesser des Darms kleiner werden, die Sensibilität der Peristaltik kommt wieder zurück, bis der ursprüngliche Normalzustand (Illustration oben) wieder erreicht wird. Anhand des Bildes können auch die Ultraschallbefunde erläutert werden, nämlich, dass diese Darmerweiterung im Enddarmbereich durch die Blase hindurch sichtbar gemacht werden kann – ebenso wie der Therapieerfolg durch die Rückbildung.

Trinken wichtiger als Diät

Die Psychoedukation kann auch diätetische Aspekte einschließen, wenn eine einseitige Ernährung vorliegt. Wenn ein Kind ausgewogen ernährt wird, ist eine Diätänderung nicht notwendig. Der Zusatz von Ballaststoffen alleine wird keine Obstipation heilen. Sehr viel wichtiger ist es, dass Kinder genügend trinken. Die tatsächliche Trinkmenge des Kindes wird oft erst durch das Ausfüllen des „Toilettenprotokolls" (vgl. M04 in Kapitel 4) von Eltern und Kind erkannt. Genügend Flüssigkeit kann bei manchen Kindern dazu beitragen, dass der Stuhl weicher wird. Auch bei der Laxanzienbehandlung ist eine ausreichende Flüssigkeitszufuhr Voraussetzung für den Erfolg. Auch ist gegen vermehrten Sport nichts einzuwenden, wird aber als alleinige Maßnahme nicht ausreichen.

Notwendigkeit der Dokumentation vermitteln

Für den Aufbau eines adäquaten Trinkverhaltens wurden speziell für Kinder Materialien zur Psychoedukation entwickelt (z. B. M12 in Kapitel 4). Beim Trinken handelt es sich um eine Angewohnheit, die genauso gut wieder umgelernt werden kann. Dabei hilft eine kognitive Fokussierung auf die tatsächliche Trinkmenge, indem eine Strichliste geführt wird. Das „Trinkprogramm" wird den Kindern mithilfe von M12 kindgerecht erläutert. Zur Dokumentation sind „Trinkpläne" (vgl. M13 und M14 in Kapitel 4) ausgesprochen hilfreich. Hier wird jedes Mal vermerkt, wenn ein Glas Flüssigkeit getrunken wurde. Manche Kinder sind sehr stolz, wenn sie sehen, wie sie ihre Trinkmenge steigern konnten. Auch können solche Pläne durch einfache Tokensysteme verstärkt werden.

Zur Psychoedukation gehört die Herstellung eines guten, tragfähigen Therapiebündnisses für die folgende Therapie. Die Mitarbeit von Eltern wie auch vom Kind sind für den Therapieerfolg Voraussetzung. Es sollte ihnen vermittelt werden, dass die Behandlung Zeit und Geduld erfordert, dass die „Hausaufgaben" (Ausfüllen der Protokolle und das Toilettentraining) von entscheidender Bedeutung sind und dass regelmäßige Wiedervorstellungen stattfinden werden, bis das Kind die Sauberkeit erreicht hat. Vor allem zu Beginn der Therapie sollten die Vorstellungen engmaschig erfolgen (Claßen & von Gontard, 2022).

Es ist hilfreich, den voraussichtlichen Zeitrahmen für die Behandlung zu nennen: Es gibt einzelne Kinder, die in 1 bis 2 Monaten sauber werden. Nach einer amerikanischen Leitlinie (Felt et al., 1999) werden für den Prozess 6 bis 24 Monate veranschlagt – mit monatlichen Vorstellungen. Die Nennung des Zeitrahmens ist hilfreich, weil so realistische Erwartungen und Behandlungsziele formuliert werden können. Eltern und Kind werden sich nicht als Versager fühlen, wenn sie wissen, dass auch andere Kinder lange brauchten, um das Ziel zu erreichen – und dass der Einsatz sich lohnt!

Bei der nichtretentiven Stuhlinkontinenz gibt es leider keine so einleuchtenden kausalen Zusammenhänge wie bei der Obstipation. Manchmal ist es hilfreich, den Eltern zu vermitteln, dass die Forschung bisher die Ursachen nicht klären konnte, dass man trotzdem jedoch weiß, welche Maßnahmen hilfreich sind, nämlich das Toilettentraining.

Auch die Frage der komorbiden Störungen sollte angesprochen werden. Speziell sollte bei kombinierten Ausscheidungsstörungen darauf hingewiesen werden, dass man sich zuerst ausschließlich um das Einkoten kümmert. Eltern und Kind sollten zunächst das Einnässen „vergessen“, das Kind sollte z. B. nachts Windeln tragen. Erst wenn das Kind vollständig sauber geworden ist, werden die nächsten Schritte angegangen. Auch die wichtige Frage der Komorbidität mit psychischen Störungen ist zu besprechen. Wenn eine komorbide Störung vorliegt, dann sollte diese zusätzlich zu allen sonstigen Therapiemaßnahmen im Zusammenhang mit der Stuhlinkontinenz behandelt werden.

Wenn keine komorbide Störung vorliegt, kann dies für Eltern sehr entlastend sein. Es wird ihnen vermittelt, dass ihr Kind unter keiner psychischen Störung leidet und dass es sich bei der Stuhlinkontinenz um eine „Angewohnheit“ handelt, die mit dem geplanten Behandlungsprogramm in ein altersentsprechendes Ausscheidungsverhalten umgewandelt werden kann.

Ferner kann es in der Psychoedukation hilfreich sein, nochmals auf die Fragebögen einzugehen, die die Eltern ausgefüllt haben (vgl. M01 bis M03 in Kapitel 4). Gerade die subjektiven Einschätzungen und Attributionen können auf diese Art geklärt und besprochen werden.

Hilfreiche Materialien

- In Kapitel 4 finden sich verschiedene Arbeitsblätter und Schaubilder, die in der Psychoedukation der Kinder und Eltern verwendet werden können (vgl. das Toilettenprotokoll in M04 und die Bristol Stool Form Scale in M05 auf S. 139 und 140; das Trinkprogramm in M12 sowie die Trinkpläne in M13 und

M14 auf S. 147 bis 149, Schaubilder zur Verstopfung in M18 und M19 auf S. 153 und 154 sowie Regeln für das Toilettentraining in M20 auf S. 155).
- Auch die Fragebögen M01 bis M03 (vgl. S. 128 bis 137) können mit den Eltern besprochen werden.
- Der *Ratgeber Einkoten – Information für Betroffene, Eltern, Lehrer und Erzieher* (von Gontard, 2010) informiert in kompakter Weise über das Störungsbild, die Ursachen, den Verlauf und die Behandlungsmöglichkeiten.

2.3.2 Toilettentraining

L16 Leitlinie 16: Toilettentraining

Das Toilettentraining ist von so entscheidender Bedeutung, dass dieses den Eltern und dem Kind ausführlich erläutert werden sollte. Durch das Toilettentraining wird eine Regulierung des Stuhlgangverhaltens erreicht. Es ist nicht geklärt, welche Wirkmechanismen genau dieses Training zum Erfolg führen. Einerseits wird davon ausgegangen, dass die Entleerungsreflexe, die nach den Mahlzeiten am aktivsten sind (die gastrocolischen Reflexe), durch das Training in positiver Weise genutzt werden. Die Gewohnheit, den Stuhl nach den Mahlzeiten in die Toilette und nicht in die Hose zu entleeren, wird durch das Training gebahnt. Zusätzlich werden operante Elemente durch Lob, Zuwendung, positive Gestaltung der Toilettenzeiten und Erfolgserlebnisse positiv wirken.

Das Toilettentraining ist somit die „Basistherapie" für alle Stuhlinkontinenzformen (von Gontard, 2011). Bei der nichtretentiven Stuhlinkontinenz ist es die Haupttherapieform. Bei der Obstipation wird das Toilettentraining mit Laxanzien verbunden. Bei chronischen Formen des Toilettenverweigerungssyndroms hilft das Toilettentraining, die Gefahr einer Obstipation zu vermindern.

Toilettentraining immer genau erklären

Das Prinzip des Toilettentrainings ist einfach. Die Kinder werden aufgefordert, sich dreimal am Tag nach den Hauptmahlzeiten (Frühstück, Mittagessen, Abendessen) auf die Toilette zu setzen. Diese Zeiten sind besonders günstig, da die Entleerungsreflexe des Darmes direkt nach den Mahlzeiten am aktivsten sind – der Darm ist also bereit zur Entleerung.

Die Kinder sollten sicher auf der Toilette sitzen. Es kann hilfreich sein, einen Kindertoilettensitz auf die Toilettenbrille zu legen, auf dem die Kinder sicher sitzen und keine Angst zu haben brauchen, in die Toilettenschüssel hineinzufallen. Auch können sie so weniger hin- und herschaukeln. Ferner ist es wichtig, dass die Kinder Fußkontakt haben. Dazu sollte ein Hocker mit ausreichender Höhe zur Verfügung gestellt werden. Bei Kleinkindern haben sich die sogenannten Toilettenleitern sehr gut bewährt. Diese bestehen aus einem Kindertoilettensitz und einer Leiter, die mit Griffen versehen ist. Die Kinder können auf dieser Leiter hochklettern, sich hoch setzen, die Füße auf die entsprechende Stufe stellen und sich festhalten.

Das Toilettentraining sollte in entspannter Sitzposition und mit gespreizten Beinen erfolgen. Es ist wichtig, dass die Sitzungen positiv gestaltet werden. Die Kinder können allen Aktivitäten nachgehen, die auf der Toilette während des Sitzens möglich sind. In anderen Worten, sie können lesen, singen, Flöte spielen, malen, Musik hören, iPad oder Smartphone bekommen usw. Es ist auch nichts dagegen einzuwenden, wenn Eltern in dieser Zeit etwas vorlesen. Die Mitarbeit der Kinder kann gesteigert werden, wenn bestimmte Materialien ausschließlich für diese Toilettenzeiten zur Verfügung gestellt werden, also bestimmte Spielsachen oder Malbücher. Um ihre Wirkung zu entfalten, dürfen sie natürlich nicht zu anderen Zeiten zugänglich sein. Als besonders motivationssteigernd erwies sich eine Idee einer Mutter, die das Video-Spielen ausschließlich auf die Toilettenzeiten beschränkte. Jede andere Art der positiven Verstärkung, wie z. B. Sticker oder Süßigkeiten nach Ende der Toilettenzeit, sind zu vertreten. Auch systematische Tokensysteme mit Belohnungen am Ende der Woche sind möglich. Lob und Zuwendung sind selbstverständlich, jede Art von Zeitdruck, Hetze, Strafe oder Beschimpfungen ist hinderlich.

5 bis 10 Minuten ausreichend, Absetzen von Stuhl und Urin nicht notwendig

Die Kinder sollten 5 bis 10 Minuten auf der Toilette sitzen. Es ist nichts dagegen einzuwenden, wenn sich dies auf 15 bis 20 Minuten ausdehnt. Ein stundenlanges Spielen von Videospielen auf der Toilette ist dagegen wenig sinnvoll. Das Ziel des Toilettentrainings ist nicht unbedingt, dass jedes Mal Urin oder Stuhl ausgeschieden wird. Dies ist zum Therapieerfolg nicht notwendig.

Zur Dokumentation des Verlaufs zum Erkennen möglicher Widerstände wie auch Erfolge ist es unbedingt wichtig, dass eine systematische Dokumentation geführt wird. Manche Kinder sind sehr motiviert und wollen ihren eigenen Plan führen. Das „Kloprogramm" (vgl. M15 in Kapitel 4) ist entsprechend einfach gestaltet. Neben den Wochentagen sind in den Spalten zwei bis vier Symbole für die Hauptmahlzeiten abgebildet. Das Kind darf jedes Mal ein entsprechendes Zeichen malen, wenn die Toilettensitzungen korrekt abgelaufen sind. Diese einfachen Kloprogramme eignen sich sehr gut dazu, mit einem Tokensystem ergänzt zu werden. Wenn z. B. die Toilettensitzung am Ende der Woche mindestens 18-mal korrekt durchgeführt wurde, kann eine kleine materielle oder immaterielle Belohnung vereinbart werden.

Im Kloprogramm der Kinder ist nicht vorgesehen, dass sie vermerken, ob sie sauber oder trocken waren. Zu Anfang des Trainings reicht es komplett aus, dass sie das Training korrekt durchführen. Im späteren Verlauf der Therapie kann es für manche Kinder motivationsfördernd sein, wenn sie sehen, wie selten sie noch einkoten. Die Dokumentation durch die Kinder kann in den Monatsplänen (M16 und M17 in Kapitel 4) erfolgen. Die Kinder vermerken mit ihrem eigenen Symbol (z. B. einer Sonne) alle Tage im Kalender, an denen sie komplett sauber waren (d. h. kein Einkoten oder Kotschmieren).

Dokumentation durch Eltern unverzichtbar

Die Dokumentation durch die Kinder ist fakultativ. Unbedingt notwendig ist dagegen die genaue Dokumentation durch die Eltern. Dadurch können die Fortschritte des Therapieverlaufs exakt festgehalten werden. Die Dokumentation kann mit dem sogenannten „Schickplan“ (vgl. M21 in Kapitel 4) erfolgen. Die Benennung wurde so gewählt, da viele Kinder zumindest anfänglich geschickt werden müssen. In den Zeilen des Plans sind die drei Toilettensitzungen morgens, mittags und abends vermerkt. Die Spalten bezeichnen die jeweiligen Tage. Jeweils in der ersten Zeile wird vermerkt, ob das Kind geschickt werden musste oder von selbst zur Toilette ging. Im Verlauf der Behandlung und mit zunehmendem Erfolg und zunehmender Motivation gehen immer mehr Kinder freiwillig auf die Toilette. In der nächsten Zeile wird vermerkt, ob die Hose in der Zwischenzeit sauber, nass, verschmiert oder eingekotet war. Im Verlauf der Behandlung sieht man oft eine Tendenz vom Einkoten über das Beschmieren hin zur Sauberkeit mit einer entsprechenden Frequenzabnahme. Schließlich wird in der dritten Zeile jeweils dokumentiert, ob Urin oder Stuhl in die Toilette entleert wurde. Verläuft das Training erfolgreich, scheiden die Kinder während der Toilettensitzungen zunehmend häufig auf der Toilette aus.

Die Dokumentationsbögen sollten von den Eltern und vom Kind zu den Folgeterminen mitgebracht werden. Sie können dort mit dem:der Therapeut:in besprochen werden. Unklarheiten können geklärt, praktische Hinweise gegeben und motivationssteigernde Maßnahmen besprochen werden. Solange das Kind noch einkotet, muss das Toilettentraining fortgesetzt werden. Auch nach Erreichen der Sauberkeit sollten das Training und die Dokumentation zumindest noch eine Zeitlang beibehalten werden, bis sich die Gewohnheiten voll stabilisiert und verfestigt haben.

Hilfreiche Materialien

- Eine Dokumentation des Trainings durch die Eltern ist unbedingt erforderlich. Dazu eignet sich der „Eltern-Schickplan“ (vgl. M21, S. 156).
- Eine Dokumentation des Trainings durch die Kinder ist fakultativ, kann aber die Motivation steigern. Dazu eignen sich die Pläne M15 bis M17 (vgl. S. 150–152).

2.3.3 Kombinierte Therapien

L17 Leitlinie 17: Kombinierte Therapien

Für die meisten Kinder reicht das Toilettentraining mit einfachen Verstärkern aus. Bei mangelndem Therapieerfolg oder Rückfällen können weitere therapeutische Elemente zugefügt werden. Sehr bewährt haben sich ambulante Schulungsprogramme mit einem multimodalen Ansatz.

Das Toilettentraining an sich ist für die meisten Kinder vollkommen ausreichend, um das Therapieziel der Sauberkeit zu erreichen.

Kombinierte Therapien bei Therapieresistenz

Bei Rückfällen oder bei mangelndem Erfolg sollte eine individuelle Verhaltensanalyse erfolgen, und entsprechende Verstärkerpläne sollten initiiert oder modifiziert werden. Entscheidend dabei ist es, die Mitarbeit des Kindes zu verstärken und nicht das Ziel Sauberkeit. Die Mitarbeit steht in der willkürlichen Kontrolle des Kindes – das Einkoten nicht vollkommen. Von daher ist es sehr viel motivationssteigernder, wenn die unmittelbare Mitarbeit verstärkt wird.

Bei Kindern mit Therapieresistenz haben sich ambulante Schulungsprogramme sehr bewährt (Equit et al., 2013; Hussong et al., 2020). Diese umfassen eine Informationsvermittlung, Relaxationsverfahren, kognitive und verhaltenstherapeutische Elemente sowie spiel- und gruppendynamische Prozesse in kindgerechter Form.

Zwei Schulungsprogramme stehen zur Verfügung:

1. Die Blasen- und Darmschulung mit sieben Sitzungen zur Blasen- und zwei Sitzungen zur Darmschulung (Equit et al., 2013). Dieses Programm bietet sich bei kombinierten Ausscheidungsstörungen an.
2. Für schwere Formen der funktionellen Obstipation/Stuhlinkontinenz wurde eine reine Darmschulung mit sieben Sitzungen entwickelt, die auch in den Leitlinien empfohlen wird (Hussong et al., 2020; Claßen & von Gontard, 2022).

Kinder werden in gleichgeschlechtlichen Kleingruppen an Nachmittagen strukturiert anhand des Manuals behandelt. Alternativ können die Schulungen auch in Einzelsitzungen angeboten werden. Einzelne Materialien der Darmschulung finden sich in Kapitel 4 dieses Bandes.

Die Schulungen sind für die Mehrzahl der Kinder, die gut auf Standardmaßnahmen ansprechen, nicht notwendig. Allerdings können einzelne Module oder Materialien auch gewinnbringend bei Kindern ohne Therapieresistenz verwendet werden.

2.3.4 Pharmakotherapie

L18 Leitlinie 18: Pharmakotherapie

Eine medikamentöse Behandlung ist nur bei der Obstipation angezeigt. Unterschieden werden die anfängliche Entleerung der Stuhlmassen (die sogenannte Desimpaktion) und die Erhaltungstherapie mit dem Ziel, die Reakkumulation von Stuhlmassen zu verhindern.

Eine Pharmakotherapie ist bei der nichtretentiven Stuhlinkontinenz nicht indiziert. Falls trotzdem Abführmittel gegeben werden, kann sich das Einkoten durch wässrigen Stuhl verstärken. Von daher ist die eindeutige und sichere Diagnose zu Beginn der Behandlung unerlässlich.

Mittel der ersten Wahl ist Polyethylenglycol (PEG), das alle anderen Laxanzien durch eine bessere Wirkung und eine geringere Nebenwirkungsrate ersetzt hat.

Die Pharmakotherapie ist bei der Behandlung der funktionellen Obstipation wirksam. Zuerst soll die Desimpaktion und anschließend die Erhaltungstherapie kombiniert mit dem Toilettentraining durchgeführt werden. Das konkrete Vorgehen wird im Folgenden beschrieben.

Desimpaktion

Bei der Obstipation muss zu Beginn der Therapie eine Desimpaktion durchgeführt werden. Die Stuhlmassen, die zu einer Erweiterung des Dickdarms geführt haben (vgl. Schaubild in M18 in Kapitel 4), müssen entfernt werden. Ohne eine solche Desimpaktion können die folgenden Schritte nicht wirken. Es gibt drei Möglichkeiten der Desimpaktion: Die orale, die rektale und in seltenen Fällen die chirurgische Desimpaktion. Die orale Desimpaktion steht dabei an erster Stelle und sollte möglichst immer durchgeführt werden.

Orale Desimpaktion bei leichten Fällen

Die orale Desimpaktion erfolgt mit dem Mittel PEG (Polyethylenglycol). Es ist für diese Indikation ab dem Alter von 5 Jahren zugelassen. Es handelt sich um ein osmotisches Laxanz, das Wassermoleküle bindet, den Stuhl weich macht und die Ausscheidung anregt. Die erforderlichen Dosen sind sehr viel höher als während der Erhaltungstherapie. Zur oralen Desimpaktion werden zwei Dosierungsschemata vorgeschlagen:

1. Nach dem ersten Dosierungsschema beträgt die empfohlene Anfangsdosierung 26 g/Tag PEG und kann täglich um 13 g bis zu einem Maximum von 78 g/Tag bis zur Stuhlentleerung gesteigert werden (Trajanovska et al., 2018). Dann wird die Dosierung auf die übliche Erhaltungsdosis reduziert.
2. Nach dem zweiten Dosierungsschema beginnt man relativ hoch mit 1,5 g/kg Körpergewicht pro Tag (dies ist ca. die 3- bis 5-fache Menge der

Erhaltungsdosis) und gibt diese für mehrere Tage, bis die Desimpaktion vollzogen ist (Claßen & von Gontard, 2022). Zahlreiche Kliniken bevorzugen dieses Vorgehen.

Der Autor des Leitfadens empfiehlt aufgrund seiner klinischen Erfahrung die zweite Dosierungsform für die Desimpaktion.

Bei der oralen Desimpaktion muss genügend Flüssigkeit zugeführt werden. Auch ist es bei der hohen Dosierung sinnvoll, die Gabe des Medikamentes über den Tag zu verteilen, z.B. in drei bis vier Dosen. Eine anschließende Ultraschallkontrolle ermöglicht die Feststellung, ob die Desimpaktion erfolgreich war – oder nochmals wiederholt werden muss.

Klistiere bei schweren Fällen

Bei schwereren und chronisch verlaufenden Obstipationen ist die orale Desimpaktion nicht ausreichend. Man muss deshalb auf die bewährten Klistiere zurückgreifen. Üblicherweise werden Natriumzitrathaltige oder sorbithaltige Klistiere verwendet, letztere mit einer Dosierung von 3ml/kg Körpergewicht. Es ist immer besser, ehrlich zu sein und den Kindern zu sagen, dass die Stuhlausscheidung an sich schmerzhaft sein wird, dass es ihnen aber anschließend besser gehen wird. Sie werden gebeten, sich mit angezogenen Beinen auf die Seite zu legen. Ein Gel oder eine Creme erhöht die Gleitfähigkeit der Einführsonde. Die Sonde wird eingeführt, der Beutelinhalt wird ausgedrückt. Der Po wird festgehalten, und die Kinder werden gebeten, 15 bis 20 Minuten liegen zu bleiben. Bei starkem Stuhldrang dürfen sie sich auf die Toilette setzen und ausscheiden. Auch bei der rektalen Desimpaktion ist eine Ultraschallkontrolle zur Erfolgsüberprüfung sinnvoll. Bei schweren Formen der Obstipation ist es auch notwendig, die Klistiergabe an mehreren Tagen hintereinander zu wiederholen.

Bei sehr schweren Formen der Obstipation mit Megacolon können selbst die rektalen Klistiere manchmal nicht ausreichend sein. In diesen Fällen ist es sinnvoll, die Kinder an entsprechende Spezialabteilungen zu überweisen. Es werden entweder hohe Einläufe verabreicht oder in seltenen Fällen muss eine chirurgische Ausräumung erfolgen.

Erhaltungsphase

Erhaltungsphase: PEG und Toilettentraining

Im Anschluss an die Desimpaktion startet die Erhaltungsphase. In der Erhaltungsphase sind zwei Therapiekomponenten entscheidend: das Toilettentraining und eine orale Laxanziengabe. Beides muss gleichzeitig erfolgen und ergänzt sich in idealer Weise. Als orales Laxanz ist wiederum das Medikament Polyethylenglycol (PEG) oder Macrogol führend und hat die gesamte Behandlung in den letzten Jahren entscheidend vereinfacht. Das Medikament wird von verschiedenen Herstellern angeboten. Es wird in Beuteln geliefert. Diese werden in Flüssigkeit aufgelöst, können aber auch in Nahrungsmittel untergerührt werden. Die Gabe erfolgt üblicherweise zweimal am Tag, morgens und abends. Die optimale Dosierung liegt zwischen 0,2 und 0,8 g/Kilogramm pro Tag in ein bis zwei Dosen. Die Dosis wird der Stuhlkonsistenz angepasst. Zwei Dosierungsschemata liegen vor:

1. Beginn mit 0,8 g/kg/Tag, um eine Reakkumulation von Stuhl zu vermeiden; dann Anpassung der Dosis mit dem Ziel, einen cremigen Stuhl zu erreichen (Gordon et al., 2016).
2. Beginn mit einer geringeren Dosis: täglich 0,4 g/kg/Tag Körpergewicht in zwei Dosen; je nach Wirkung steigern bzw. bei flüssigem Stuhl reduzieren (Nurko et al., 2008; Tabbers et al., 2014).

Nach eigener Erfahrung ist es sinnvoll, mit einer Dosierung von 0,4 g/kg Körpergewicht zu beginnen. Die weitere Dosierung richtet sich nach der Stuhlkonsistenz. Zur Beurteilung der Medikamentendosierung kann auch die „Bristol Stool Form Scale" hilfreich sein (vgl. M05 in Kapitel 4). Bei hartem Stuhl (Typ 1 und 2) wird die Medikamentendosis erhöht, bei weichem Stuhl (Typ 6 und 7) verringert. Man tastet sich so langsam an die ideale Dosierung heran, bis eine mittelweiche Stuhlform (am günstigsten Typ 4) erreicht ist. Die Wirksamkeit des Medikamentes hängt von einer ausreichenden Flüssigkeitszufuhr ab. Falls die Kinder nicht genügend trinken, kann ergänzend eine Protokollierung mit Trinkplänen erfolgen (vgl. M13 und M14 in Kapitel 4).

Erhaltungsphase: lange genug und regelmäßig

Die Wirksamkeit der Stuhlinkontinenzbehandlung beruht auf zwei Grundprinzipien: regelmäßig und lange genug. Die Therapie sollte so lange fortgeführt werden, wie es für das individuelle Kind notwendig ist. Der Verlauf wird durch regelmäßige Kontrollen alle 4 Wochen überprüft. Selbst wenn die Sauberkeit erreicht wurde, bewährt es sich, die Behandlung noch etwas länger fortzusetzen, um die Therapieerfolge zu stabilisieren. Auch nach Erreichen der Sauberkeit sollten weitere Kontrolltermine vereinbart werden, um mögliche Rückfälle möglichst rasch aufzugreifen und zu behandeln.

Das Medikament PEG ist so gut verträglich, dass es sogar bei Kindern ab dem Alter von 6 Monaten zugelassen ist. Es kann also auch ohne Probleme bei Kleinkindern mit einer chronischen Obstipation angewendet werden, also z. B. im Alter von 2 und 3 Jahren. Die einzige wichtige Nebenwirkung ist die dosisabhängige Diarrhöe, die durch Reduktion der Medikamentendosis leicht rückgängig gemacht werden kann. Alle anderen Medikamente spielen eine untergeordnete Rolle.

In Ausnahmefällen, wenn Eltern explizit darauf bestehen, kann als Alternative Lactulose (Milchzucker) gegeben werden. Die Dosierung als Sirup beträgt 1 bis 3 ml/kg Körpergewicht pro Tag in drei Dosen oder global 20 bis 30 ml/Tag bei Kleinkindern, 30 bis 90 ml/Tag bei Schulkindern in ein bis drei Dosen. Bei Lactulose sind Blähungen, Bauchschmerzen und Durchfälle möglich. Auch der Geschmack wird von manchen Kindern als unangenehm empfunden.

Weitere Laxanzien können in Einzelfällen sinnvoll sein (z. B. Paraffinum liquidum oder stimulierende Laxanzien wie Natriumpicosulfat, Bisacodyl oder Sennesblätteralkaloide). Diese sollten aber als Dauertherapie laut Leitlinien nicht angewendet werden.

Hilfreiche Materialien

Da eine Pharmakotherapie immer mit einem Stuhltraining kombiniert wird, sollte der Verlauf mit dem „Eltern-Schickplan“ (vgl. M21 auf S. 156) dokumentiert werden.

2.3.5 Therapie komorbider Störungen

L19 Leitlinie 19: Behandlung komorbider Störungen

Bei beiden Formen der funktionellen Obstipation/Stuhlinkontinenz sind kombinierte Ausscheidungsstörungen häufig. So koten manche Kinder ein, nässen tags und nachts ein. Auch weitere komorbide psychische Störungen kommen bei 30 bis 50 % der Kinder vor. Diese sind vollkommen heterogen und umfassen sowohl internalisierende als auch externalisierende Störungen.

Bei den kombinierten Ausscheidungsstörungen gibt es klare Empfehlungen zur Reihenfolge. Die Mitbehandlung von komorbiden psychischen Störungen richtet sich nach klinischer Indikation. Für alle komorbiden Störungen gilt: Die Basisbehandlung der Stuhlinkontinenz mit Toilettentraining, kombiniert mit Laxanzien bei der Obstipation, wird in allen Fällen systematisch durchgeführt. Das Ziel ist immer die komplette Sauberkeit. Auch partielle Ziele wie ein Resteinkoten oder Schmieren sind nicht ausreichend.

Bei den kombinierten Ausscheidungsstörungen gibt es eine ganz klare Reihenfolge in der Behandlung:

1. Die funktionelle Obstipation/Stuhlinkontinenz wird nach den oben beschriebenen Grundprinzipien behandelt.
2. Anschließend erfolgt nach ausführlicher Diagnostik die Behandlung der Einnässproblematik tags.
3. Erst zum Schluss wird die Enuresis nocturna behandelt.

Diese Reihenfolge der Therapie bei kombinierten Ausscheidungsstörungen ist empirisch begründet. Die alleinige Behandlung der Stuhlinkontinenz führt dazu, dass einige Kinder spontan nicht mehr einnässen. Die Behandlung der Harninkontinenz tagsüber führt dazu, dass auch bei einigen Kindern das nächtliche Einnässen aufhört. Andererseits ist eine nicht adäquate Behandlung der Stuhlinkontinenz und der Harninkontinenz tagsüber mit vermehrten Komplikationen wie etwa Harnwegsinfekten verbunden. Von daher sollten die Eltern dahingehend beraten werden, dass die Ausscheidungsstörungen Schritt für Schritt nacheinander behandelt werden: Eine Störung nach der anderen, bis zum Schluss die nächtliche Enuresis behandelt wird, falls dies noch notwendig ist.

Die Prinzipien der Therapie finden sich im Band *Enuresis* und in der S2k-Leitlinie zu Enuresis (von Gontard, 2018; Kuwertz-Bröking & von Gontard, 2021). Beim Einnässen tags handelt es sich um eine funktionelle Harninkontinenz, d.h. es liegt eine Funktionsstörung der Blase vor, die nicht auf strukturelle, neurogene oder sonstige organische Ursachen zurückzuführen ist. Beim Einnässen tags gibt es drei häufige Subtypen und mehrere seltene. In diesem Zusammenhang sollen nur die drei häufigen Subtypen erwähnt werden, die Dranginkontinenz, die Harninkontinenz bei Miktionsaufschub und die Detrusor-Sphinkter-Dyskoordination. Grundlage der Behandlung ist die Urotherapie, d.h. die nicht medikamentöse Behandlung von Enuresis und Harninkontinenz (Nieuwhof-Leppink et al., 2021).

Dranginkontinenz

Häufige Miktionen, kleine Volumina

Die Dranginkontinenz ist durch einen häufigen Toilettengang (mehr als sieben Miktionen pro Tag), kleine Volumina und häufigen Harndrang, dem mit Haltemanövern begegnet wird, gekennzeichnet. Die Kinder pressen die Beine zusammen, hüpfen hin und her oder setzen sich in die Hocke. Es kommt bei der Dranginkontinenz zu häufigem Einnässen meist kleiner Mengen. Durch die feuchten Hosen ist der Genitalbereich oft entzündet, Harnwegsinfekte können auftreten. Die Dranginkontinenz ist überwiegend anlagebedingt und wird ausgelöst durch spontane Kontraktionen während der Füllungsphase der Blase (Detrusorinstabilität), die als Dranggefühl wahrgenommen werden. Komorbide psychische Störungen sind selten und meistens internalisierend.

Psychoedukation, kognitive VT und Anticholinergika

Die Therapie besteht in einer ausführlichen Psychoedukation und einem kognitiven Vorgehen. Die Kinder werden gebeten, den Harndrang wahrzunehmen und sofort auf die Toilette zu gehen. Falls die Hose dabei trocken geblieben ist, dürfen sie in einen Plan ein Zeichen (z.B. ein Fähnchen) malen; falls die Hose nass ist, malen sie z.B. eine Wolke. Durch die Wahrnehmung des Harndranges und den sofortigen Toilettengang kommt es bei einem Drittel der Kinder zu einem Rückgang des Einnässens. Bei zwei Dritteln der Kinder ist eine zusätzliche medikamentöse Behandlung mit einem Anticholinergikum (Mittel der ersten Wahl: Propiverin; Mittel der zweiten Wahl: Oxybutinin und Trospiumchlorid) notwendig. Die Medikamente führen dazu, dass die Blase ruhiggestellt wird, die Innervation gehemmt wird und die Sensibilität nachlässt. Dadurch kann die Blase mehr Urin fassen und kontrahiert sich nicht so leicht. Alternativ kann eine Neurostimulation über transdermale sakrale Elektroden (TENS) angeboten werden, die im häuslichen Bereich durchgeführt werden kann. Die TENS hat sich in Studien als wirksame Behandlungsmethode der Dranginkontinenz bewährt.

Harninkontinenz bei Miktionsaufschub

Seltene Miktionen, große Volumina, Hinauszögern

Die zweite häufige Form des Einnässens tags ist die Harninkontinenz bei Miktionsaufschub. Dabei zeigen die Kinder ein typisches Verhalten in bestimmten Situationen wie Schule, Spielen oder Fernsehen. Sie schieben die Miktion hinaus, indem sie Haltemanöver einsetzen. Dabei gehen sie selten auf die Toilette (zum Teil nur zwei- bis viermal), und die Urinvolumina sind sehr groß. Diese Störung ist erworben, zum Teil psychogen bedingt, zum Teil entwickelt sie sich als Angewohnheit. Oft ist sie assoziiert mit externalisierenden psychischen Störungen, wie z. B. der Störung des Sozialverhaltens mit oppositionellem Verhalten (von Gontard et al., 2016).

Die Harninkontinenz bei Miktionsaufschub und die Obstipation sind zwei sehr ähnliche Störungen: Bei beiden neigen die Kinder zu einer habituellen Retention. Wegen der engen anatomischen Verbindungen ist die Retention von Stuhl mit der Retention von Urin verbunden. Auch setzen die Kinder zur Vermeidung des Toilettengangs Haltemanöver ein.

Standardurotherapie

Die Behandlung der Harninkontinenz bei Miktionsaufschub besteht ebenfalls neben einer Psychoedukation in einem kognitiv-verhaltenstherapeutischen Vorgehen, d. h. mit einer Standardurotherapie. Die Kinder werden aufgefordert, mindestens siebenmal am Tag auf die Toilette zu gehen und dieses in einem Plan zu vermerken. In anderen Worten, die Miktionsfrequenz wird gesteigert und das Aufschubverhalten umgelernt. Oft müssen diese Pläne mit positiven Verstärkern verbunden werden. Wegen der hohen Komorbiditätsraten sind oft weitergehende psychotherapeutische Interventionen notwendig.

Detrusor-Sphinkter-Dyskoordination

Pressen, unterbrochener Harnfluss

Die Detrusor-Sphinkter-Dyskoordination ist seltener als die Dranginkontinenz und die Harninkontinenz bei Miktionsaufschub. Auch hierbei handelt es sich um eine überwiegend erworbene Störung. Allerdings betrifft sie die Ausscheidungsphase – und nicht die Füllungsphase der Blase. Anstatt zu entspannen, kommt es zu einer paradoxen Anspannung des Blasenschließmuskels. Daraus erklären sich die Hauptsymptome, die Miktion erfolgt nur nach Pressen und ist unterbrochen. Der stotternde, unterbrochene Harnfluss ist typisch für diese Störung. Um die Blase zu entleeren, müssen hohe Drucke angewandt werden. Deshalb kommt es häufig zu einem Zurückfließen des Urins, z. T. bis zur Niere (Reflux). Harnwegsinfekte und Schädigungen der Niere sind häufig.

Biofeedback-Behandlung wirksam

Auch diese Störung hat Ähnlichkeiten mit der funktionellen Obstipation, bei der z. B. auch eine paradoxe Kontraktion des externen Sphinkters während der Defäkation bei vielen Kindern nachgewiesen werden kann. Im Gegensatz zur funktionellen Obstipation/Stuhlinkontinenz, bei der Biofeedback-Verfahren nicht wirksam sind, ist das Mittel der Wahl bei der Detrusor-Sphinkter-Dyskoordination eine Biofeedback-Behandlung. Dabei wird den Kindern akustisch oder optisch in einem Trainingsprogramm entweder der Harnfluss selbst oder die Anspannung im Beckenboden über ein EMG widergespiegelt. Ein EMG-Biofeedback kann sogar im häuslichen Rahmen durchgeführt werden.

Bei allen Kindern, die tags einnässen, ist eine ausführliche Diagnostik unabdingbar. Vor allem begleitende Harnwegsinfekte, die das Einnässen auslösen und begünstigen können, müssen ausgeschlossen und behandelt werden.

Enuresis nocturna

Subtypen der Enuresis nocturna

Als letztes wird die Enuresis nocturna behandelt. Beim nächtlichen Einnässen werden vier verschiedene Formen unterschieden: Die primäre (noch nie trocken) und sekundäre (Rückfall nach einem trockenen Intervall von 6 Monaten) Enuresis nocturna. Wichtiger ist die Unterscheidung in die monosymptomatische und die nichtmonosymptomatische Enuresis nocturna. Monosymptomatisch bedeutet, dass das Kind nachts einnässt, aber tagsüber keine Zeichen von Blasendysfunktion zeigt. Bei der nichtmonosymptomatischen Enuresis nocturna nässt das Kind nachts ein, zeigt aber tagsüber ähnliche Symptome wie Kinder, die tags einnässen (d. h. Drangsymptome, Aufschub, Dyskoordination). Bei der nichtmonosymptomatischen Enuresis nocturna muss zuerst die Tagssymptomatik behandelt werden.

Apparative VT, Desmopressin

Das nächtliche Einnässen wird dann mit der apparativen Verhaltenstherapie mit einem Klingelgerät behandelt. Korrekt durchgeführt, werden darunter 70 % der Kinder trocken und bleiben langfristig kontinent. Das Mittel der zweiten Wahl ist das Medikament Desmopressin, das ebenfalls zu einer Reduktion der Einnässfrequenz führt, aber nach Absetzen in den meisten Fällen mit einem Rückfall assoziiert ist.

Komorbide psychische Störungen

Bei den komorbiden psychischen Störungen erfolgt, wie oben mehrfach erwähnt, die Behandlung nach klinischer Indikation. Meistens können die komorbide psychische Störung und die Stuhlinkontinenz gleichzeitig behandelt werden. In schwereren Fällen bietet es sich an, die komorbide Störung zuerst zu behandeln, z. B. eine ADHS. Durch eine adäquate Stimulanzien- und Verhaltenstherapie werden dadurch die Mitarbeit und Kooperationsbereitschaft gesteigert. Bei leichteren komorbiden Störungen kann man unter Umständen abwarten, zunächst die Stuhlinkontinenz bis zur Sauberkeit behandeln, dann reevaluieren, ob weitere Therapien notwendig sind.

Zu beachten ist immer, dass bei 50 bis 70 % der Kinder keine weitere psychische Störung vorliegt. In diesen Fällen werden Eltern und Kind darüber informiert, dass es vollkommen ausreicht, sich ausschließlich der Stuhlinkontinenzbehandlung zu widmen. Weitergehende Psychotherapien sind in diesen Fällen kontraindiziert.

Hilfreiche Materialien

Detaillierte Hinweise zur Behandlung einer komorbiden Harninkontinenz oder Enuresis nocturna finden sich im Band *Enuresis* (von Gontard, 2018).

2.3.6 Behandlung von seltenen Ausscheidungsstörungen

L20 Leitlinie 20: Behandlung von seltenen Ausscheidungsstörungen

Von klinischer Bedeutung ist das Toilettenverweigerungssyndrom, bei dem die Kinder ausschließlich Stuhl in die Windel absetzen, aber die Toilette zur Miktion verwenden. Aufgrund der Gefahr der Entwicklung einer chronischen Obstipation sollte diese Form der Ausscheidungsstörung aktiv behandelt werden. Deshalb werden die Therapieempfehlungen ausführlich dargestellt.

Bei der Toilettenphobie weigert sich das Kind, Stuhl und Urin in die Toilette abzusetzen. Die Behandlung orientiert sich an dem verhaltenstherapeutischen Vorgehen bei spezifischen Phobien.

Die Slow-Transit-Constipation ist sehr selten. Aufgrund der weichen Stühle und einer dennoch therapieresistenten Obstipation ist eine Vorstellung und Behandlung in speziellen Zentren für pädiatrische Gastroenterologie unbedingt zu empfehlen.

Beim Toilettenverweigerungssyndrom werden folgende Schritte empfohlen:

Leichte Formen: Stressreduktion, Windeln

Bei noch nicht chronischen, kurz verlaufenden Fällen steht die Psychoedukation im Vordergrund. Eltern werden darüber aufgeklärt, dass das Verhalten (Stuhl in die Windel, Urin in die Toilette) bei Kleinkindern sehr häufig ist und sich oft zurückbildet. Es geht insbesondere um die Entlastung von Schuldgefühlen und die Minimierung des intrafamiliären Stresses. Eltern werden darüber informiert, dass viele Kinder dieses Verhalten zeigen, ohne dass spezifische Auslöser oder Ursachen eruiert werden können. Das Verhalten wird eher verstärkt, wenn es bei den Eltern emotional besetzt ist. Sie sollen alle Versuche unterlassen, zum jetzigen Zeitpunkt eine aktive Sauberkeitserziehung durchzuführen. Sie sollen ihren Kindern erklären, dass sie erst dann wieder normale Unterhosen anziehen dürfen, wenn sie auch auf die Toilette gehen. Bis dahin sollen sie ihre Windel bekommen und tragen. Eine positive Gestaltung der Eltern-Kind-Beziehung ist ebenfalls zu empfehlen, wie z. B. gemeinsame Spielzeiten oder Unternehmungen.

Schwere Formen: intensive Therapie, Obstipation vermeiden

Bei schweren Formen des Toilettenverweigerungssyndroms reichen nach eigener Erfahrung allgemeine Empfehlungen nicht aus (Niemczyk et al., 2014). Beim Toilettenverweigerungssyndrom wurden zwei Phänomene beobachtet: Eine vorher bestehende Obstipation kann die Verweigerung begünstigen; allerdings kann die Verweigerung auch ein Risikofaktor für eine spätere Obstipation sein, die es zu vermeiden gilt. Das folgende Vorgehen sollte gewählt werden: Die Kinder erhalten tagsüber ihre Windel und können darin Stuhl absetzen, wann sie wollen. Zusätzlich wird das Toilettentraining zu den drei Zeiten (nach dem Frühstück, Mittagessen und Abendessen), wie in Kapitel 2.3.2 beschrieben, durchgeführt. Falls eine Obstipation schon vorhanden ist, erhalten die Kinder zusätzlich Polyethylenglykol (PEG). Bei schwereren Verläufen des Toilettenverweigerungssyndroms ist oft zusätzlich eine Störung des Sozialverhaltens mit oppositionellem Verhalten vorhanden. Auch hierfür bieten sich verhaltenstherapeutische Prinzipien zur Behandlung an.

Die beiden anderen Formen sind sehr viel seltener als die Toilettenverweigerung. Die Toilettenphobie, bei der die Kinder die Toilette für Miktion und Defäkation vermeiden, wird verhaltenstherapeutisch behandelt (Wagner et al., 2017). Die Slow-Transit-Constipation mit weichen Stühlen und mit einer schweren Obstipation wird auch mit den bewährten Mitteln (Toilettentraining und Laxanzien) behandelt. Wegen des chronischen Verlaufs ist eine Vorstellung in speziellen Zentren unbedingt zu empfehlen (Hutson et al., 2009).

2.3.7 Übersicht über die Diagnostik und Therapie der Obstipation/Stuhlinkontinenz

Im Folgenden wird die Diagnostik und Therapie der funktionellen Obstipation/Stuhlinkontinenz in Form von fünf Flussdiagrammen zusammengefasst. Abbildung 5 gilt der Diagnostik und Therapie der Stuhlinkontinenz. Es wird zunächst festgestellt, ob ein Einkoten noch vorhanden ist

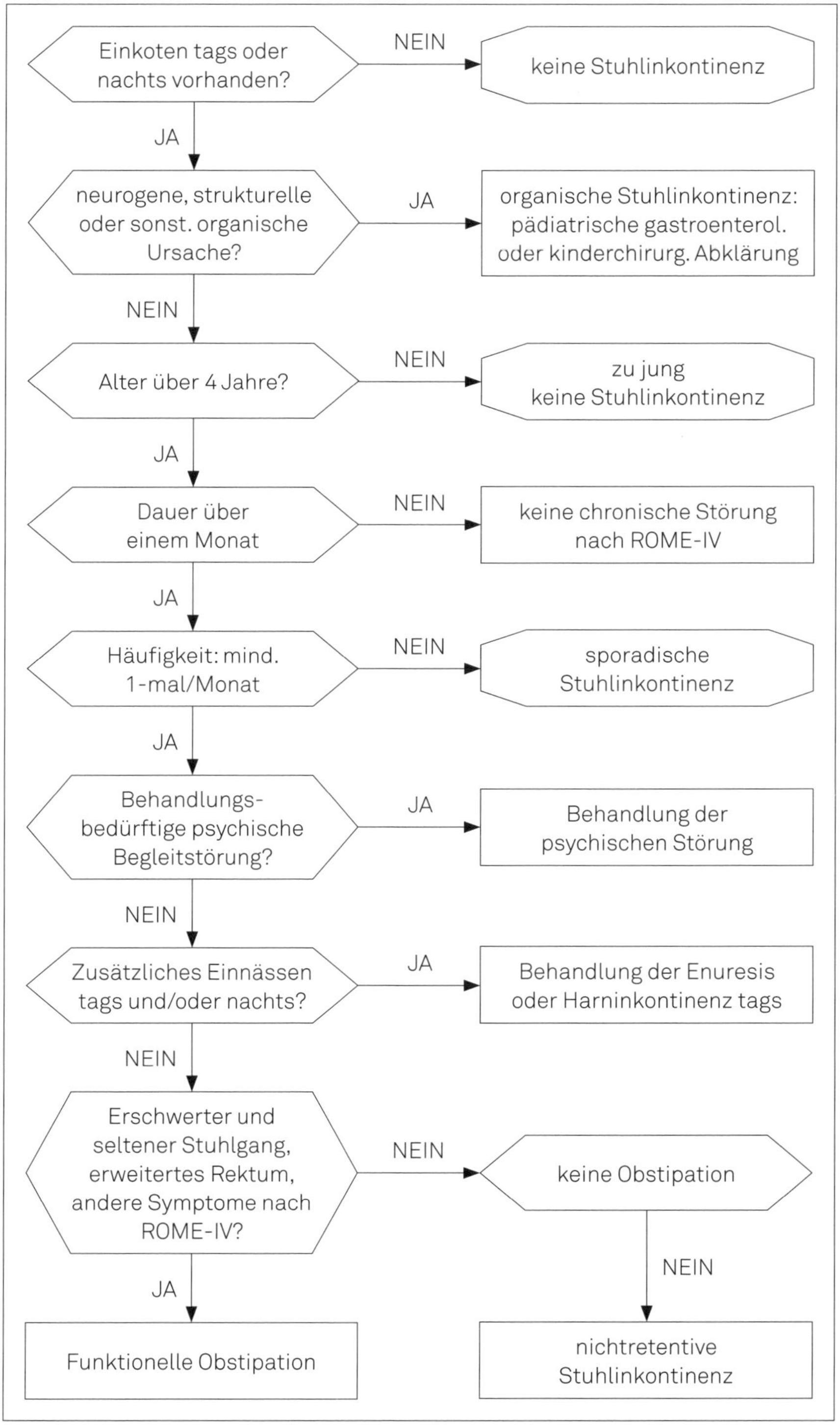

Abbildung 5: Diagnostik der Stuhlinkontinenz

oder ob es sich inzwischen zurückgebildet hat. Falls eine neurogene, strukturelle oder sonstige organische Ursache vorliegt, handelt es sich um eine organische Stuhlinkontinenz, die eine intensive Abklärung erfordert. Bei einem Kind, das jünger als 4 Jahre ist, darf die Diagnose Stuhlinkontinenz nicht gestellt werden, da die Altersdefinition nicht erfüllt ist. Bei einer Dauer von weniger als 1 Monat handelt es sich um ein sporadisches Symptom, aber nicht um eine Störung. Auch wenn das Kind seltener als einmal pro Monat einkotet, ist es als sporadisches Einkoten, nicht als Stuhlinkontinenz zu fassen. Als nächstes wird festgestellt, ob eine komorbide Störung

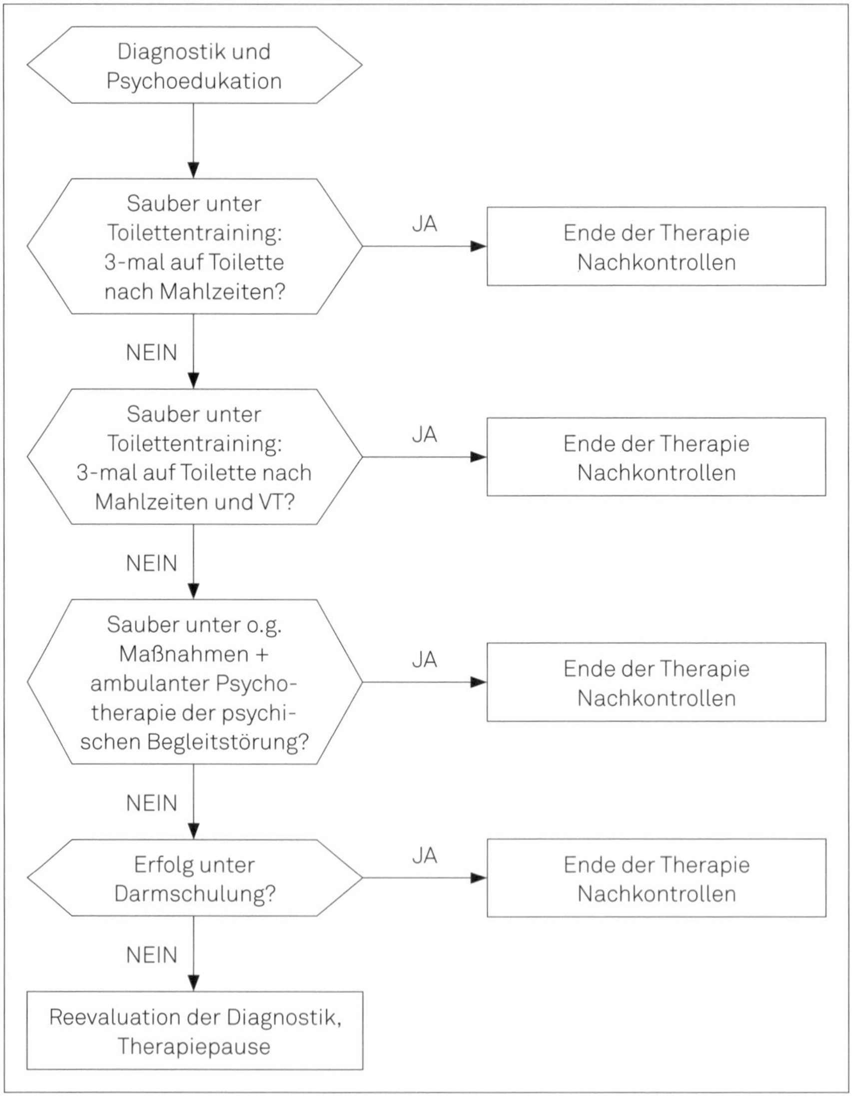

Abbildung 6: Therapie der nichtretentiven Stuhlinkontinenz

vorliegt. Wenn eine psychische Begleitstörung vorliegt, muss diese zusätzlich behandelt werden. Ebenfalls erfordert eine komorbide Harninkontinenz oder Enuresis eine entsprechende leitliniengerechte Therapie. Die wichtigste Differenzialdiagnose liegt darin, ob eine Obstipation vorliegt oder nicht. Dabei sind ein erschwerter und seltener Stuhlgang, ein erweitertes Rektum und die anderen ROME-IV-Kriterien entscheidend. Liegt keine funktionelle Obstipation vor, dann handelt es sich um eine nichtretentive Stuhlinkontinenz.

Abbildung 6 fasst die Therapie der nichtretentiven Stuhlinkontinenz zusammen. Erzielt das Kind unter dem Toilettentraining Sauberkeit, wird die Therapie beendet und der Erfolg nachkontrolliert. Falls das Toilettentraining nicht ausreicht, werden Verstärkerpläne und andere verhaltensthera-

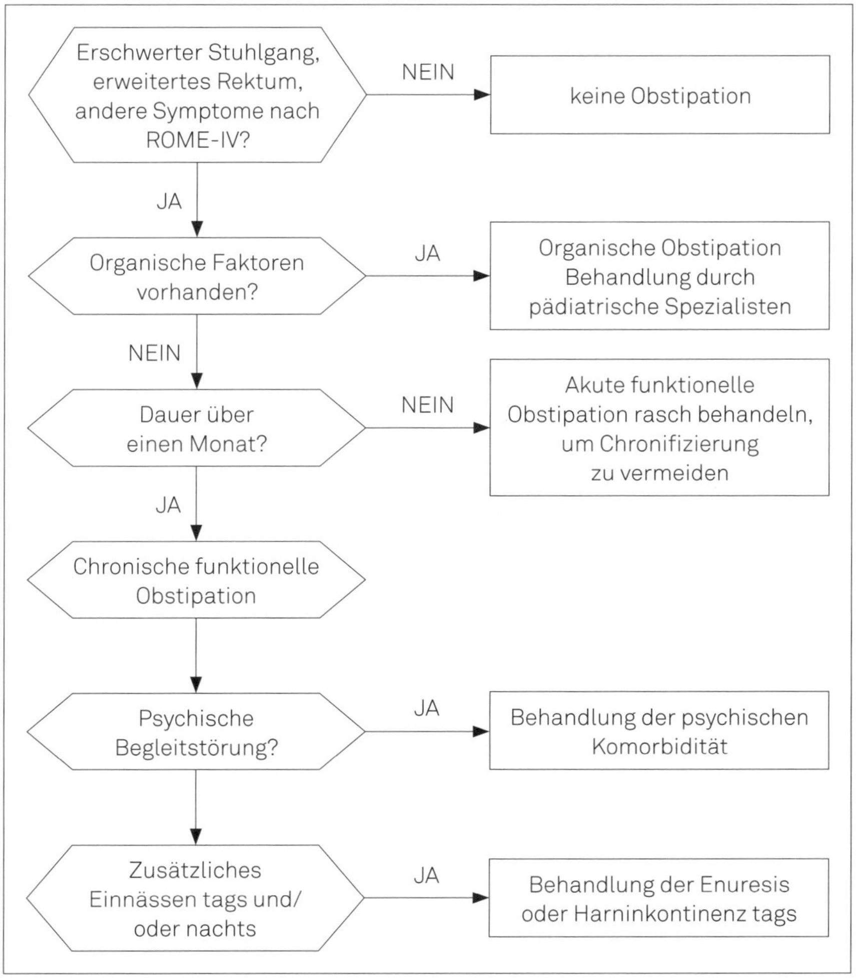

Abbildung 7: Diagnostik der Obstipation

peutische Elemente aufgenommen. Eine ambulante Psychotherapie wäre der nächste Schritt bei fehlendem Erfolg, gefolgt von einer Darmschulung. Zum Schluss sollte die Diagnostik reevaluiert werden, eventuell eine Therapiepause eingelegt werden.

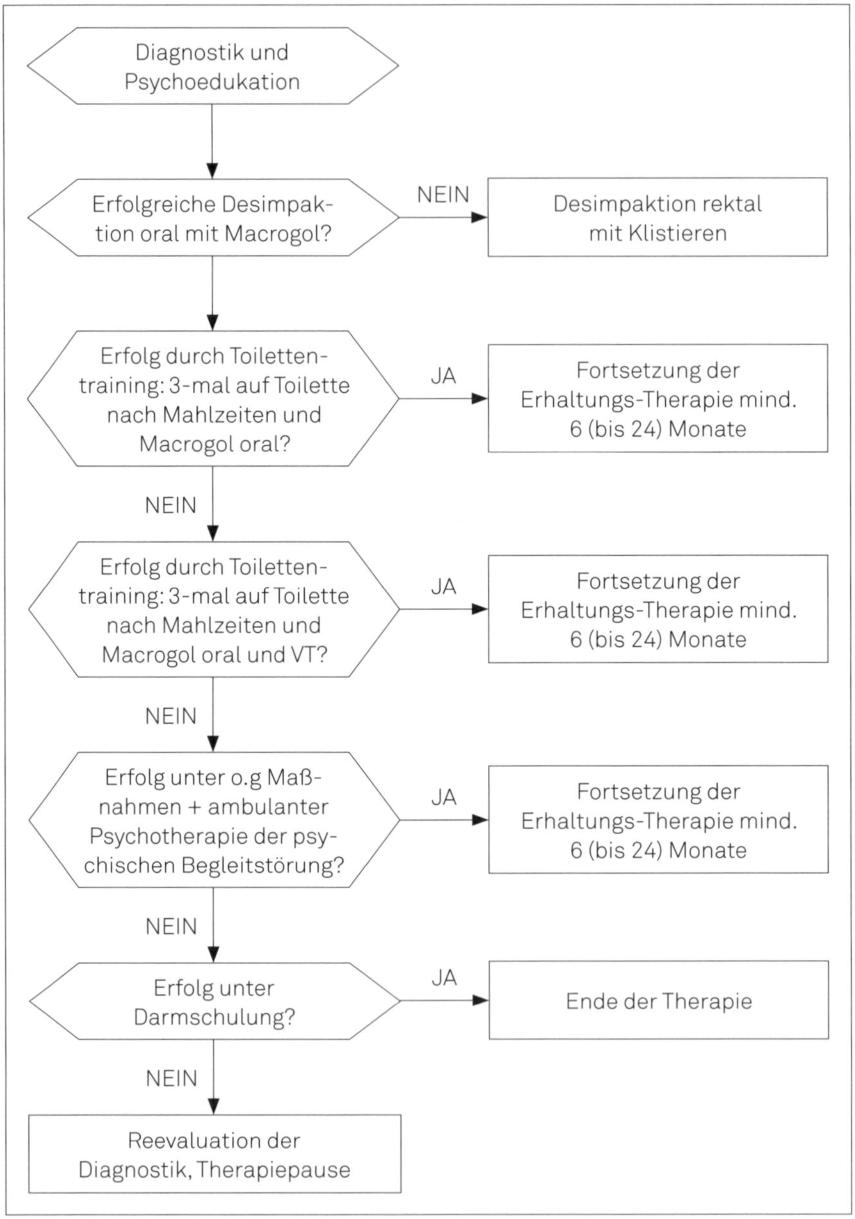

Abbildung 8: Therapie der funktionellen Obstipation

Abbildung 7 bietet einen Überblick über die Diagnostik der funktionellen Obstipation. Sind die ROME-IV-Kriterien nicht erfüllt, handelt es sich nicht um eine Obstipation. Sind organische Faktoren vorhanden, handelt es sich um eine organische Obstipation, die durch Spezialisten behandelt werden muss. Ist die Obstipation weniger als einen Monat vorhanden, dann handelt es sich um eine akute funktionelle Obstipation, die rasch behandelt werden muss, um eine Chronifizierung zu vermeiden. Liegen psychische Begleitstörungen vor, erfordern diese eine entsprechende Behandlung. Ebenfalls müssen Enuresis und Harninkontinenz zusätzlich behandelt werden.

In Abbildung 8 ist die Therapie der funktionellen Obstipation dargestellt. Ist die Desimpaktion mit oralem Macrogol nicht erfolgreich, muss sie mit Klistieren durchgeführt werden. Falls die Erhaltungstherapie mit Toilettentraining und oralem Macrogol wirksam ist, sollte sie ausreichend lang fortgesetzt werden. Falls dieses Standardvorgehen nicht ausreicht, können Verstärkerpläne und andere verhaltenstherapeutische Maßnahmen kombiniert werden. Der nächste Schritt wäre eine zusätzliche Psychotherapie. Die Leitlinie empfiehlt vor allem ein verhaltenstherapeutisches Vorgehen. Bei Therapieresistenz bietet sich eine ambulante Darmschulung an. Falls diese immer noch nicht wirksam ist, sollte die Diagnostik komplett neu durchgeführt werden. Auch eine Therapiepause ist zu erwägen.

Zuletzt wird in Abbildung 9 die Differenzialdiagnose der seltenen Ausscheidungsstörungen zusammengefasst. Für das Toilettenverweigerungssyndrom ist typisch, dass der Stuhlgang nur in die Windel erfolgt. Bei der Toilettenphobie wird die Toilette komplett vermieden, mit zusätzlichen phobischen Symptomen bei einem chronischen Verlauf mit weichen Stühlen ist an eine Slow-Transit-Constipation zu denken.

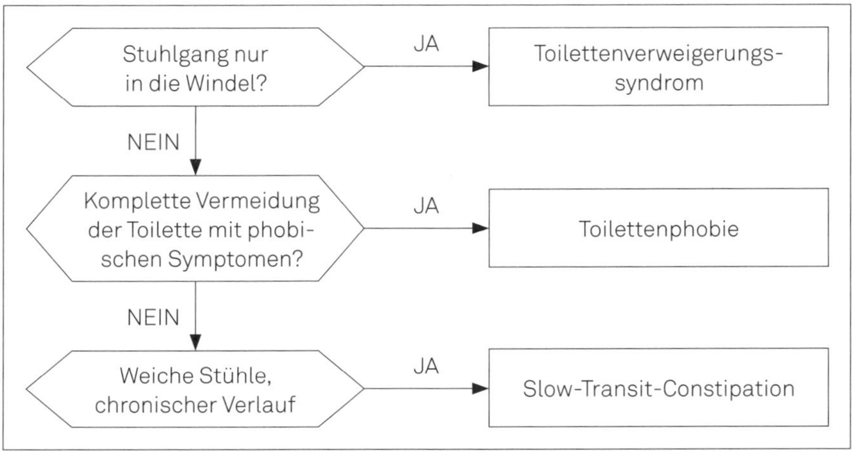

Abbildung 9: Differenzialdiagnose der seltenen Ausscheidungsstörungen

3 Verfahren zur Diagnostik und Therapie

In diesem Kapitel werden nochmals kurz die Materialien erläutert, die in Kapitel 4 dargestellt sind. Insgesamt sind relativ wenige Materialien zur Diagnostik und Therapie der Stuhlinkontinenz an anderer Stelle veröffentlicht worden. Standardisierte, englischsprachige Fragebögen sind eher zur Forschung geeignet und weniger für die klinische Routine. Oft sind sie bisher nicht in die deutsche Sprache übersetzt worden. Zu diesen gehören der „Virginia-Encopresis-Constipation-Apperception-Test" (VECAT) (Cox et al., 2003) und die „Defecation Disorder List" (DDL) zur Lebensqualität (Voskuijl et al., 2004b; vgl. hierzu auch Kapitel 2.1.3). Diese haben sich auch international in der klinischen Praxis nicht durchgesetzt.

Die Materialien in Kapitel 4 wurden bereits an verschiedenen Stellen dieses Bandes beschrieben und sollen hier nur kurz zusammengefasst werden (für ausführlichere Informationen vgl. Kapitel 2).

Elternfragebögen

Der „Stuhlinkontinenz-Fragebogen" (von Gontard, 2011) wurde in drei verschiedenen Versionen veröffentlicht (vgl. M01 bis M03). In Kliniken wird fast ausschließlich die lange Version verwendet, da sie die umfassendsten Informationen einschließlich subjektiver Einschätzungen und Attributionen liefert. Falls der Einsatz dieses langen Fragebogens aus Zeitgründen nicht möglich sein sollte, kann eine kurze oder eine Screeningversion verwendet werden (vgl. auch Kapitel 2.1.1 und Kapitel 2.1.3). Der Screening-Fragebogen liefert alle wichtigen, objektiven Informationen und ist damit beispielsweise in Ambulanzen mit einer großen Zahl an Patientinnen und Patienten gut einsetzbar.

Protokolle und Skalen

Das „48-Stunden-Toilettenprotokoll" (vgl. M04) liefert wichtige Hinweise über das Ausscheidungs- und Trinkverhalten der Kinder. Über 48 Stunden hinweg soll das übliche Verhalten der Kinder protokolliert werden. Diese Informationen sind für die weitere Therapieplanung von großer Bedeutung (vgl. auch Kapitel 2.1.3). Dieses Protokoll sollte immer bei kombinierten Störungen des Gastrointestinal- und Harntraktes eingesetzt werden. Bei der funktionellen Obstipation/Stuhlinkontinenz ist das Protokoll vor allem zur Erfassung des Trinkverhaltens von Bedeutung.

Die „Bristol Stool Form Scale" (vgl. M05) ist ein international bewährtes Instrument zur Erfassung der Konsistenz des Stuhls. Lange Beschreibungen und Diskussionen über die Beschaffenheit des Stuhls können so während der Diagnostik vermieden werden. Auch lässt sich die Einschätzung des Stuhl-Typs zur Verlaufskontrolle gut verwenden (vgl. auch Kapitel 2.1.3).

Kinderfragebögen

Eine Reihe von einfachen Kinderfragebögen (vgl. M06 bis M11) wurde im Rahmen der Darmschulung entwickelt (Hussong et al., 2020). Diese können von älteren Kindern ohne Schwierigkeiten selbst ausgefüllt werden. Bei jüngeren Kindern bietet es sich an, die Fragen als Interview mit den Kindern durchzugehen und zu besprechen. Dadurch können viele wichtige Informationen gewonnen werden (vgl. auch Kapitel 2.1.3).

Sehr bewährt hat sich der „Kinderfragebogen zum Darmproblem" (vgl. M11) aus dem Manual zu Darmschulung (Hussong et al., 2020). Mit 11 Fragen werden die subjektiven Attributionen der Kinder sowie deren Krankheitsmodelle erfragt. Eine anschließende Exploration und Bearbeitung innerhalb der Therapie sind sinnvoll.

Trinkprotokolle

Ein zu geringes Trinkvolumen ist ein großes Problem bei vielen Kindern mit Stuhlinkontinenz. Zur Förderung der Flüssigkeitsaufnahme wurden daher ein Informationsblatt (vgl. M12) und ein Trinkprotokoll (vgl. M13) entwickelt (vgl. auch Kapitel 2.2.2 und 2.3.1).

Es hat sich in der Praxis gezeigt, dass Kinder sehr gerne mit Protokollen arbeiten und verschiedene Versionen nutzen möchten. Besonders beliebt ist das Trinkprotokoll „Mein Trinkplan: Trinken macht Spaß!" (vgl. M14). Dabei können die Kinder entsprechend Tröpfchen ausmalen und ihren Erfolg bildlich darstellen.

Kinderprotokolle

Das Toilettentraining kann auch von den Kindern selbst protokolliert werden. Ein einfaches Protokoll (das sogenannte „Kloprogramm", vgl. M15) ist dazu ideal geeignet, da die Kinder nur einen entsprechenden Vermerk bei dem korrekt durchgeführten Toilettentraining machen müssen. Zur Dokumentation des langfristigen Verlaufs bieten sich die Monatspläne (vgl. M16 und M17) an, in denen die Kinder ihre sauberen Tage vermerken können (vgl. auch Kapitel 2.3.2).

Psychoedukation der Obstipation

Das ursprünglich von Levine (1991) entwickelte Schema zur Entstehung einer Obstipation wurde weiterentwickelt und kann im Rahmen der Psychoedukation der Obstipation dazu genutzt werden, anschaulich die Zusammenhänge zwischen Retention und Einkoten auf plastische Art darzustellen sowie auch die erforderlichen therapeutischen Schritte zu vermitteln (in Anlehnung an Hussong et al., 2020; vgl. auch Kapitel 2.3.1 und 2.3.4).

Auch für die Kinder gibt es kindgerechte Materialien für die Psychoedukation (vgl. M19). Im Schaubild „Wie sieht eine Verstopfung aus?“ sind anhand der Illustration eines Mädchens nicht nur die Organe des Gastrointestinaltraktes zu sehen, sondern vergrößert auch die Ansammlung von Stuhl im Enddarm, die vom Darmtor zurückgehalten wird. In Hussong et al. (2020) gibt es zudem eine Version für Jungen.

Dokumentation des Toilettentrainings

Mit dem „Eltern-Schickplan“ (vgl. M21) wird der Verlauf des Toilettentrainings durch die Eltern dokumentiert. Diese Pläne sind bei jedem Vorstellungstermin mitzubringen und zu kontrollieren (vgl. auch Kapitel 2.1.7, 2.3.2 und 2.3.4).

Die „Regeln für das Toilettentraining“ (vgl. M20) können als Erinnerungshilfe genutzt werden. Die Kinder können sich die Regeln anschauen oder neben der Toilette aufhängen. Die sechs Regeln lauten: (1) nach den Hauptmahlzeiten, (2) für eine Dauer von 5 bis 10 Minuten, (3) mit den Füßen auf dem Hocker entspannt auf die Toilette setzen, (4) etwas zum Spielen mitnehmen, (5) abwarten, bis der Stuhl kommt und nicht drücken, anschließend (6) abspülen und Hände waschen.

4 Materialien

Übersicht	
M01	Stuhlinkontinenz-Fragebogen – Lange Version
M02	Stuhlinkontinenz-Fragebogen – Kurze Version
M03	Stuhlinkontinenz-Fragebogen – Screening-Version
M04	48-Stunden-Toilettenprotokoll
M05	Stuhlformen der Bristol Stool Form Scale
M06	Kinderfragebogen: Einkoten
M07	Kinderfragebogen: Häufigkeit
M08	Kinderfragebogen: Obstipation
M09	Kinderfragebogen: Gefühle
M10	Kinderfragebogen: Trinken
M11	Kinderfragebogen zum Darmproblem
M12	Kinder-Trinkprogramm
M13	Kinder-Trinkplan
M14	Mein Trinkplan: Trinken macht Spaß!
M15	Kinder-Kloprogramm
M16	Monatsplan 1
M17	Monatsplan 2
M18	Schaubild: Obstipation
M19	Wie sieht eine Verstopfung aus?
M20	Regeln für das Toilettentraining
M21	Eltern-Schickplan (Toilettentraining)

M01 Stuhlinkontinenz-Fragebogen – Lange Version (von Gontard, 2011)

Einkothäufigkeit	
Kotet Ihr Kind tagsüber ein?	☐ ja ☐ nein
Wie häufig kotet Ihr Kind am Tag ein?	________ Tage pro Woche ________ Tage pro Monat
Wie häufig kotet Ihr Kind pro Tag ein?	________ Male pro Tag
Zu welcher Tageszeit kotet Ihr Kind ein?	☐ morgens/vormittags ☐ mittags ☐ nachmittags ☐ abends
Kotet Ihr Kind nachts ein?	☐ ja ☐ nein
Wie häufig kotet Ihr Kind nachts ein?	________ Nächte pro Woche ________ Nächte pro Monat
Einkotsymptomatik	
Wenn Ihr Kind einkotet, wie groß sind die Stuhlmengen?	☐ nur Stuhlschmieren ☐ teils Stuhlschmieren, teils Stuhlmassen ☐ Einkoten von Stuhlmassen
Wie ist die Beschaffenheit des Stuhls?	☐ fest ☐ weich ☐ wässrig
In welchen Situationen kotet Ihr Kind ein?	☐ ohne Anlass ☐ zu Hause ☐ im Streit ☐ bei interessanter Beschäftigung/Spiel ☐ in der Schule/im Kindergarten ☐ unterwegs ☐ in anderen Situationen
Tritt das Einkoten in Belastungssituationen auf?	☐ ja ☐ nein
Kann Ihr Kind z. B. im Auto den Stuhlgang zurückhalten, wenn keine Toilette zur Verfügung steht?	☐ ja ☐ nein
Wenn ja, wie lange?	________ Stunden
Rückfälle: Primäre – sekundäre Enkopresis	
War Ihr Kind schon einmal sauber?	☐ ja ☐ nein
Wenn ja, wie lange maximal?	________ Jahre; ________ Monate

Wenn ja, in welchem Alter?	Im Alter von ________ Jahren; Monaten
	bis zum Alter von ________ Jahren; Monaten
Bestand ein Anlass für das Wiedereinkoten?	☐ ja ☐ nein
Wenn ja, welcher?	☐ Verstopfung
	☐ Durchfallerkrankung
	☐ Schmerzen beim Stuhlgang
	☐ Aufnahme in den Kindergarten
	☐ Einschulung
	☐ Geburt eines Geschwisters
	☐ Trennung der Eltern
	☐ andere Anlässe ________________________
Stuhlverhalten	
Trägt Ihr Kind eine Windel?	☐ ja ☐ nein
Wenn ja, wann?	☐ tags
	☐ nachts
	☐ tags und nachts
An wie vielen Tagen hat Ihr Kind Stuhlgang?	______________ Tage pro Woche
Wie viel Mal am Tag hat Ihr Kind Stuhlgang?	______________ Male pro Tag
Wie groß sind die Stuhlmengen?	☐ klein ☐ mittel ☐ groß
Welche Beschaffenheit hat der Stuhl Ihres Kindes?	☐ hart
	☐ weich
	☐ wässrig
	☐ wechselnd
	☐ mit Blutbeimengung
Kontrollieren Sie regelmäßig den Toilettengang Ihres Kindes?	☐ ja ☐ nein
Müssen Sie Ihr Kind zum Toilettengang auffordern?	☐ ja ☐ nein
Wenn ja, wie reagiert es darauf?	☐ es geht sofort
	☐ es wird wütend
	☐ es verweigert
Nimmt Ihr Kind sich Zeit für den Stuhlgang?	☐ ja ☐ nein
Wenn ja, wie viel Zeit?	______________ Minuten
Spielt oder liest Ihr Kind dabei?	☐ ja ☐ nein
Geht Ihr Kind regelmäßig zu bestimmten Tageszeiten auf die Toilette?	☐ ja ☐ nein

Wenn ja, wann?	___
Hat Ihr Kind Schwierigkeiten beim Stuhlgang?	☐ ja ☐ nein
Muss es dabei pressen?	☐ ja ☐ nein
Verspürt Ihr Kind Schmerzen beim Stuhlgang?	☐ ja ☐ nein
Leidet Ihr Kind an Bauchschmerzen?	☐ ja ☐ nein
Wie häufig hat Ihr Kind Bauchschmerzen?	___ Male pro Woche ___ Male pro Monat
Wie stark sind die Bauchschmerzen?	☐ leicht ☐ mittel ☐ schwer
Tritt nach dem Stuhlgang eine Besserung ein?	☐ ja ☐ nein
Leidet Ihr Kind unter Blähungen?	☐ ja ☐ nein
Wahrnehmung und Reaktion auf Einkoten	
Merkt Ihr Kind, wenn es einkotet?	☐ ja ☐ nein
Merken Sie, wenn Ihr Kind einkotet?	☐ ja ☐ nein
Woran merken Sie es?	☐ wirkt abwesend ☐ hat Schmerzen ☐ Sonstiges ___
Sagt Ihnen Ihr Kind, wenn es eingekotet hat?	☐ ja ☐ nein
Wenn nein, versucht Ihr Kind, es zu verbergen?	☐ ja ☐ nein
Versteckt Ihr Kind seine Unterhosen?	☐ ja ☐ nein
Wie verhält sich Ihr Kind, wenn es eingekotet hat?	☐ gleichgültig ☐ keine Reaktion ☐ traurig ☐ ängstlich ☐ enttäuscht ☐ beschämt ☐ verzweifelt ☐ wütend ☐ Sonstiges ___
Wer entfernt den Kot aus Kleidung (oder Bett)?	☐ Eltern ☐ Kind ☐ beide
Leidet Ihr Kind unter dem Einkoten?	☐ ja ☐ nein
Wenn ja, wie intensiv?	☐ mäßig ☐ deutlich ☐ ausgeprägt

Wenn ja, wie zeigt sich das Leiden?	___________________________
Ist Ihr Kind für eine Behandlung motiviert?	☐ ja ☐ nein
Wie verhalten Sie sich, wenn Ihr Kind eingekotet hat?	☐ tröstend ☐ verständnisvoll ☐ neutral ☐ ärgerlich ☐ schimpfend ☐ bestrafend ☐ Sonstiges ___________________
Leiden Sie unter dem Einkoten Ihres Kindes?	☐ ja ☐ nein
Wenn ja, wie intensiv?	☐ etwas ☐ deutlich ☐ ausgeprägt
Haben Sie Ihr Kind wegen des Einkotens bestraft?	☐ ja ☐ nein
Meinen Sie, dass Ihr Kind absichtlich einkotet?	☐ ja ☐ nein
Wer weiß, dass Ihr Kind einkotet?	☐ Mutter/Vater/Geschwister ☐ andere Verwandte ☐ Kindergärtner:in oder Lehrer:in ☐ Freund:innen des Kindes ☐ Andere
Wird Ihr Kind wegen des Einkotens abgelehnt?	☐ ja ☐ nein
Wenn ja, wie?	☐ es wird gehänselt ☐ ausgeschlossen ☐ lächerlich gemacht ☐ Sonstiges ___________________
Wie häufig geschieht dies?	☐ selten ☐ öfter
Von wem wird Ihr Kind geärgert?	___________________________
Hat Ihr Kind auf Dinge verzichten müssen, weil es einkotet?	☐ ja ☐ nein

Wenn ja, auf welche?	☐ Klassenfahrt ☐ Ausflüge ☐ Schwimmen ☐ Sonstiges
Einnässen	
Wie häufig geht Ihr Kind täglich auf die Toilette, um Wasser zu lassen?	____________ Mal täglich
Nässt Ihr Kind tagsüber ein?	☐ ja ☐ nein
Wenn ja, wie oft?	____________ Tage/Woche
Nässt Ihr Kind nachts ein?	☐ ja ☐ nein
Wenn ja, wie oft?	____________ Tage/Woche
Muss Ihr Kind sich besonders beeilen, die Toilette zu erreichen, wenn es Harndrang hat?	☐ ja ☐ nein
Geht Ihr Kind nicht auf die Toilette, obwohl es eigentlich Wasser lassen müsste?	☐ ja ☐ nein
Wenn Ihr Kind nicht auf die Toilette geht, wie merken Sie das?	☐ Beine zusammenpressen ☐ hin und her hüpfen ☐ auf der Ferse sitzen ☐ Sonstiges
Wie viel Flüssigkeit trinkt Ihr Kind am Tag?	____________ Liter pro Tag
Isst Ihr Kind ballaststoffreiche Nahrungsmittel?	☐ ja ☐ nein
Wenn ja, welche?	______________________________
Isst Ihr Kind bestimmte Lebensmittel fast ausschließlich?	☐ ja ☐ nein
Wenn ja, welche?	______________________________
Treibt Ihr Kind regelmäßig Sport?	☐ ja ☐ nein
Wenn ja, welche Sportarten?	______________________________
Benutzen Sie Abführmittel für Ihr Kind?	☐ ja ☐ nein
Wenn ja, welche?	☐ Polyethylenglykol ☐ Milchzucker ☐ Einläufe ☐ Abführzäpfchen ☐ Sonstige ______________________

Wenn ja, wie häufig?	______ Male pro Woche ______ Male pro Monat
Wurde Ihr Kind wegen des Einkotens untersucht?	☐ ja ☐ nein
Wenn ja, wo und wann?	______
Wurde Ihr Kind wegen des Einkotens operiert?	☐ ja ☐ nein
Wenn ja, wo und wann?	______
Was haben Sie wegen des Einkotens unternommen?	______ ______ ______

M02	**Stuhlinkontinenz-Fragebogen – Kurze Version (von Gontard, 2011)**
Einkothäufigkeit	
Kotet Ihr Kind tagsüber ein?	☐ ja ☐ nein
Wie häufig kotet Ihr Kind am Tag ein?	______ Tage pro Woche ______ Tage pro Monat
Wie häufig kotet Ihr Kind pro Tag ein?	______ Male pro Tag
Zu welcher Tageszeit kotet Ihr Kind ein?	☐ morgens/vormittags ☐ mittags ☐ nachmittags ☐ abends
Kotet Ihr Kind nachts ein?	☐ ja ☐ nein
Wie häufig kotet Ihr Kind nachts ein?	______ Nächte pro Woche ______ Nächte pro Monat
Einkotsymptomatik	
Wenn Ihr Kind einkotet, wie groß sind die Stuhlmengen?	☐ nur Stuhlschmieren ☐ teils Stuhlschmieren, teils Stuhlmassen ☐ Einkoten von Stuhlmassen
Wie ist die Beschaffenheit des Stuhls?	☐ fest ☐ weich ☐ wässrig
Rückfälle: Primäre – sekundäre Enuresis	
War Ihr Kind schon einmal sauber?	☐ ja ☐ nein
Wenn ja, in welchem Alter?	Im Alter von ______ Jahren; Monaten bis zum Alter von ______Jahren; Monaten
Bestand ein Anlass für das Wiedereinkoten?	☐ ja ☐ nein
Wenn ja, welcher?	______________________
Stuhlverhalten	
Trägt Ihr Kind eine Windel?	☐ ja ☐ nein
Wenn ja, wann?	☐ tags ☐ nachts ☐ tags und nachts
An wie vielen Tagen hat Ihr Kind Stuhlgang?	______ Tage pro Woche
Wie viel Mal am Tag hat Ihr Kind Stuhlgang?	______ Male pro Tag
Wie groß sind die Stuhlmengen?	☐ klein ☐ mittel ☐ groß

Welche Beschaffenheit hat der Stuhl Ihres Kindes?	☐ hart ☐ weich ☐ wässrig ☐ wechselnd ☐ mit Blutbeimengung
Verspürt Ihr Kind Schmerzen beim Stuhlgang?	☐ ja ☐ nein
Leidet Ihr Kind an Bauchschmerzen?	☐ ja ☐ nein
Wahrnehmung und Reaktion auf Einkoten	
Leidet Ihr Kind unter dem Einkoten?	☐ ja ☐ nein
Ist Ihr Kind für eine Behandlung motiviert?	☐ ja ☐ nein
Haben Sie Ihr Kind wegen des Einkotens bestraft?	☐ ja ☐ nein
Meinen Sie, dass Ihr Kind absichtlich einkotet?	☐ ja ☐ nein
Wird Ihr Kind wegen des Einkotens abgelehnt?	☐ ja ☐ nein
Hat Ihr Kind auf Dinge verzichten müssen, weil es einkotet?	☐ ja ☐ nein
Wenn ja, auf welche?	______________________
Einnässen	
Wie häufig geht Ihr Kind täglich auf die Toilette, um Wasser zu lassen?	________ Mal täglich
Nässt Ihr Kind tagsüber ein?	☐ ja ☐ nein
Wenn ja, wie oft?	________ Tage/Woche
Nässt Ihr Kind nachts ein?	☐ ja ☐ nein
Wenn ja, wie oft?	________ Tage/Woche
Muss Ihr Kind sich besonders beeilen, die Toilette zu erreichen, wenn es Harndrang hat?	☐ ja ☐ nein
Geht Ihr Kind nicht auf die Toilette, obwohl es eigentlich Wasser lassen müsste?	☐ ja ☐ nein
Wie viel Flüssigkeit trinkt Ihr Kind am Tag?	________ Liter pro Tag
Isst Ihr Kind ballaststoffreiche Nahrungsmittel?	☐ ja ☐ nein
Wenn ja, welche?	______________________

Wurde Ihr Kind wegen des Einkotens untersucht?	☐ ja ☐ nein
Wenn ja, wo und wann?	________________
Was haben Sie wegen des Einkotens unternommen?	________________ ________________

M03 Stuhlinkontinenz-Fragebogen – Screening-Version (von Gontard, 2011)

Einkothäufigkeit	
Kotet Ihr Kind tagsüber ein?	☐ ja ☐ nein
Wie häufig kotet Ihr Kind ein?	______ Tage pro Woche ______ Tage pro Monat
Wie häufig kotet Ihr Kind pro Tag ein?	______ Male pro Tag
Kotet Ihr Kind nachts ein?	☐ ja ☐ nein
Wie häufig kotet Ihr Kind nachts ein?	______ Nächte pro Woche ______ Nächte pro Monat
Einkotsymptomatik	
Wenn Ihr Kind einkotet, wie groß sind die Stuhlmengen?	☐ nur Stuhlschmieren ☐ teils Stuhlschmieren, teils Stuhlmassen ☐ Einkoten von Stuhlmassen
Wie ist die Beschaffenheit des Stuhls?	☐ fest ☐ weich ☐ wässrig
Rückfälle: Primäre – sekundäre Enuresis	
War Ihr Kind schon einmal sauber?	☐ ja ☐ nein
Wenn ja, in welchem Alter?	Im Alter von ______ Jahren; Monaten bis zum Alter von ______ Jahren; Monaten
Stuhlverhalten	
An wie vielen Tagen hat Ihr Kind Stuhlgang?	______ Tage pro Woche
Wie viel Mal am Tag hat Ihr Kind Stuhlgang?	______ Male pro Tag
Wie groß sind die Stuhlmengen?	☐ klein ☐ mittel ☐ groß
Welche Beschaffenheit hat der Stuhl Ihres Kindes?	☐ hart ☐ weich ☐ wässrig ☐ wechselnd ☐ mit Blutbeimengung
Verspürt Ihr Kind Schmerzen beim Stuhlgang?	☐ ja ☐ nein
Leidet Ihr Kind an Bauchschmerzen?	☐ ja ☐ nein

Wahrnehmung und Reaktion auf Einkoten		
Leidet Ihr Kind unter dem Einkoten?	☐ ja	☐ nein
Ist Ihr Kind für eine Behandlung motiviert?	☐ ja	☐ nein
Haben Sie Ihr Kind wegen des Einkotens bestraft?	☐ ja	☐ nein
Einnässen		
Wie häufig geht Ihr Kind täglich auf die Toilette, um Wasser zu lassen?	______ Mal täglich	
Nässt Ihr Kind tagsüber ein?	☐ ja	☐ nein
Wenn ja, wie oft?	______ Tage/Woche	
Nässt Ihr Kind nachts ein?	☐ ja	☐ nein
Wenn ja, wie oft?	______ Tage/Woche	
Wie viel Flüssigkeit trinkt Ihr Kind am Tag?	______ Liter pro Tag	

M04 48-Stunden-Toilettenprotokoll

Name ____________________ geboren am __________ Datum __________

Zeit	Trinkmenge (ml)	Wasserlassen auf Toilette – Urinmenge (ml)	Einnässen	Stuhlgang auf Toilette	Einkoten	Beobachtungen/ Kommentare

M05	Stuhlformen der Bristol Stool Form Scale	
Typ 1	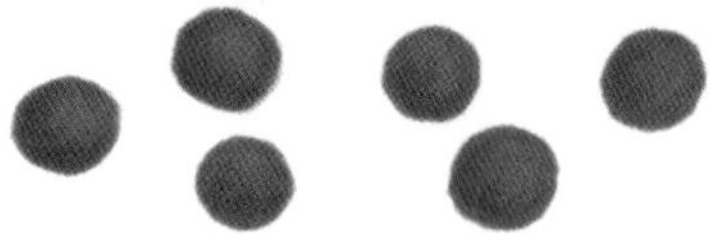	harte kleine Kügelchen, wie „Hasenknöddel" (schwer auszuscheiden)
Typ 2	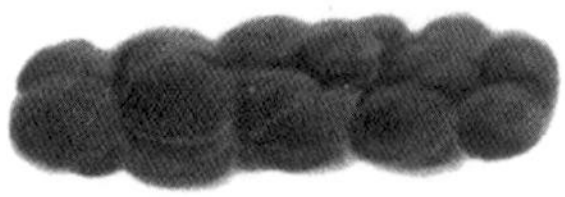	wurstförmig, aber hart und klumpig
Typ 3	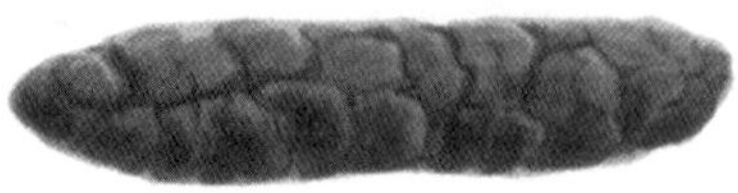	trockene Wurst mit Rissen in der Oberfläche
Typ 4	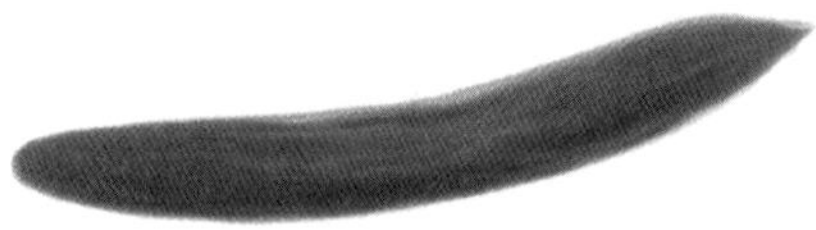	wie eine Wurst oder Schlange, weich und glatt
Typ 5	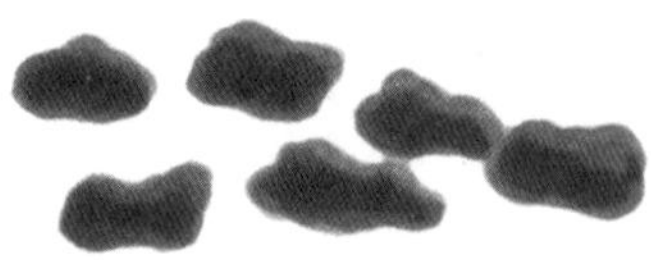	weiche, klar voneinander getrennte Häufchen (leicht auszuscheiden)
Typ 6	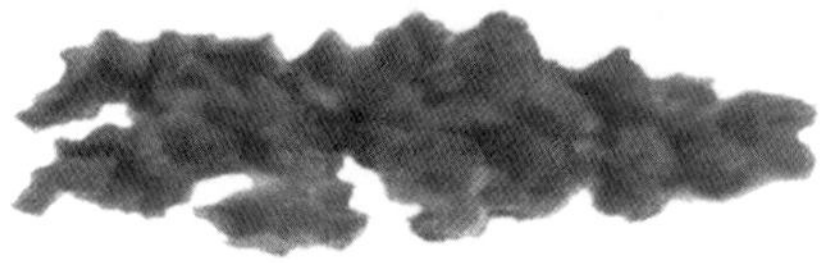	sehr weiche, lockere Stücke, die zusammenhängen, breiartiger Stuhl
Typ 7	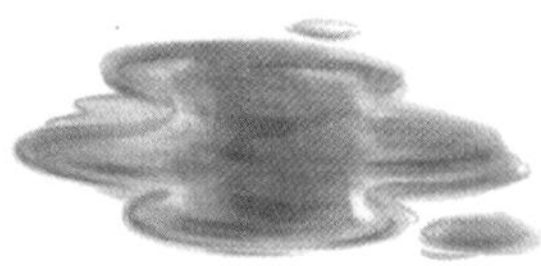	Stuhl komplett flüssig ohne feste Bestandteile

M06 Kinderfragebogen: Einkoten

Wenn du einkotest, ist dann deine Hose:

○ verschmiert oder ist ○ viel Stuhl darin?

Was machst du dann?

☐ Ich mache mich und meine Kleider sauber
☐ Ich lasse das meine Eltern erledigen
☐ Ich verheimliche es

Hast du auch schon mal eingenässt?

☆ Ja ☆ Nein

Willst du sauber werden?

☆ Ja ☆ Nein

Warum willst du sauber werden?

1. ______________________________
2. ______________________________
3. ______________________________

Was stört dich am Einkoten?

1. ______________________________
2. ______________________________
3. ______________________________

M07 Kinderfragebogen: Häufigkeit

Wie viele saubere Tage hast du in der Woche?

Notiere die Anzahl hier!

____

Wie oft gehst du am Tag auf die Toilette?

- ☐ 1- bis 4-mal
- ☐ 5- bis 7-mal
- ☐ 7- bis 10-mal

Wie viel mal davon machst du ein großes Geschäft?

__________ Mal

In der letzten Woche kotete ich am

Kreise die Tage ein!

Montag Dienstag Mittwoch Donnerstag Freitag Samstag Sonntag

ein!

M08 Kinderfragebogen: Obstipation

Tut es weh, wenn du auf der Toilette sitzt und dein großes Geschäft machst?

Ja   Nein

Hattest du schon mal eine Verstopfung?

Ja   Nein

Kennst du andere Leute, die auch einkoten oder verstopft waren?

○ Ja   ○ Nein

Notiere hier die Namen!

Wer weiß, dass du einkotest?

Verwandte: ______________________________

____

Freund:innen: ______________________________

____

Schule: ______________________________

M09 Kinderbogen: Gefühle

Wie geht es dir eigentlich, wenn du eingekotet hast? Male ein Bild von dir selbst!

Wie würdest du aussehen, wenn du es geschafft hast und nicht mehr einkotest?

M10 Kinderfragebogen: Trinken

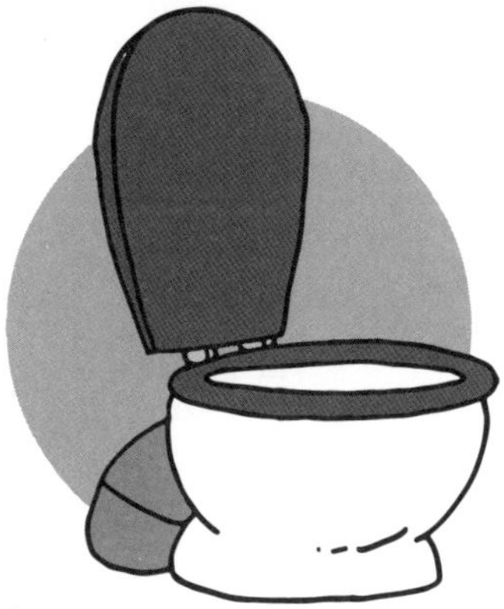

Gehst du in der Schule auf die Toilette?

☆ Ja ☆ Nein

Wie viel trinkst du am Tag?

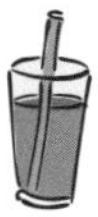

200 ml = 1 Becher/Glas

☆ 200 ml bis 600 ml (1 bis 3 Becher/Gläser)

☆ 600 ml bis 1000 ml (3 bis 5 Becher/Gläser)

☆ 1000 ml bis 1600 ml (5 bis 8 Becher/Gläser)

Kennst du dein Gewicht?

_______________ kg

Soviel musst du trinken, damit dein Körper ausreichend versorgt ist!

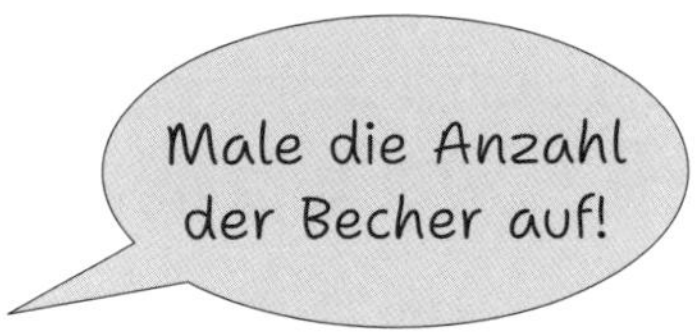

M11 Kinderfragebogen zum Darmproblem (aus Hussong et al., 2020)

Name: ______________________ Alter: ______ Jahre

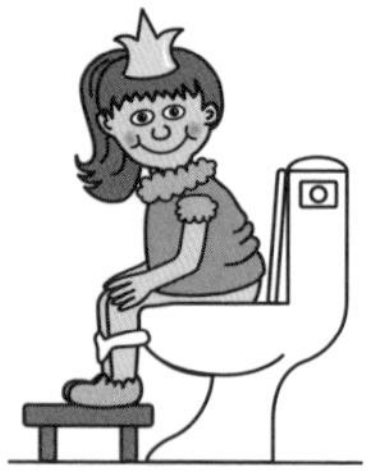

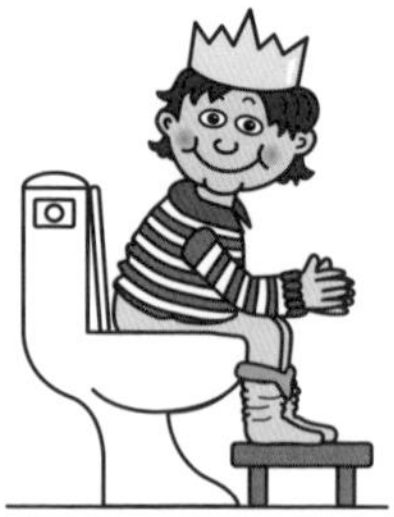

Vorstellungen und Gedanken zum Darmproblem

Was denkst du selbst über dein Darmproblem?

Kreuze an, welche der folgenden Vorstellungen und Gedanken über Einkoten oder Verstopfung du kennst und schonmal hattest.

Ich habe ein Problem mit meinem Darm, ...

1.	... weil es in meiner Familie vererbt wird.	☐ ja	☐ nein
2.	... weil ich zu viel Stinker mache.	☐ ja	☐ nein
3.	... weil ich den Stinker nicht auf Dauer zurückhalten kann.	☐ ja	☐ nein
4.	... weil mein Darm nicht ordentlich funktioniert.	☐ ja	☐ nein
5.	... weil Stinker machen weh tut.	☐ ja	☐ nein
6.	... weil es zu Hause zu kalt, zu feucht oder sonst unangenehm ist.	☐ ja	☐ nein
7.	... weil ich verärgert bin und mir Sorgen mache.	☐ ja	☐ nein
8.	... weil es zu anstrengend ist.	☐ ja	☐ nein
9.	... weil ich zu viel trinke oder esse.	☐ ja	☐ nein
10.	... weil ich häufig Unsinn mache.	☐ ja	☐ nein
11.	... weil ich Mama oder Papa damit ärgern kann.	☐ ja	☐ nein

Vielen Dank für deine Mitarbeit!

M12 Kinder-Trinkprogramm

Trinken ist wichtig! Das Durstgefühl, das du spürst, wenn die Zunge oder der Hals trocken ist, ist ein Alarmsignal des Körpers. *Also musst du trinken, auch wenn du keinen Durst verspürst.*

Trinken ist auch lebensnotwendig für die Nieren, damit sie das Blut reinigen können. Wenn du zu wenig trinkst, kannst du krank werden. Du brauchst viel Flüssigkeit. Aus dem Dickdarm zieht der Körper so viel Wasser, wie er braucht. Wenn du zu wenig trinkst, wird der Stuhl umso trockener. Es wäre gut, wenn du mindestens 1,5 bis 2 Liter pro Tag trinken würdest.

Du kannst dir eine Strichliste machen: Für jedes Glas, das du trinkst, kannst du einen Strich machen. Vielleicht schaffst du acht oder sogar noch mehr Striche am Tag?

Datum	So viele Gläser/ Tassen habe ich heute getrunken	Datum	So viele Gläser/ Tassen habe ich heute getrunken

Besonders gute Getränke sind:
- Mineralwasser,
- Tee und
- verdünnter Obstsaft.

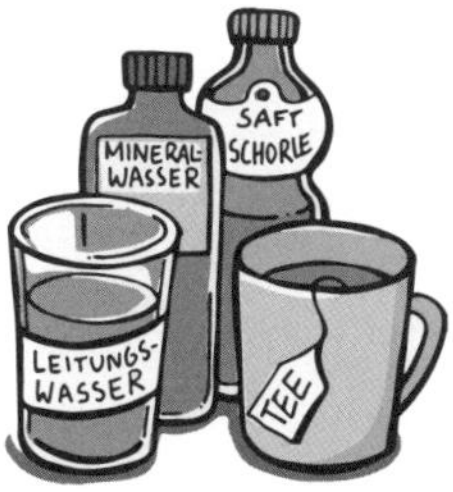

M13 Kinder-Trinkplan

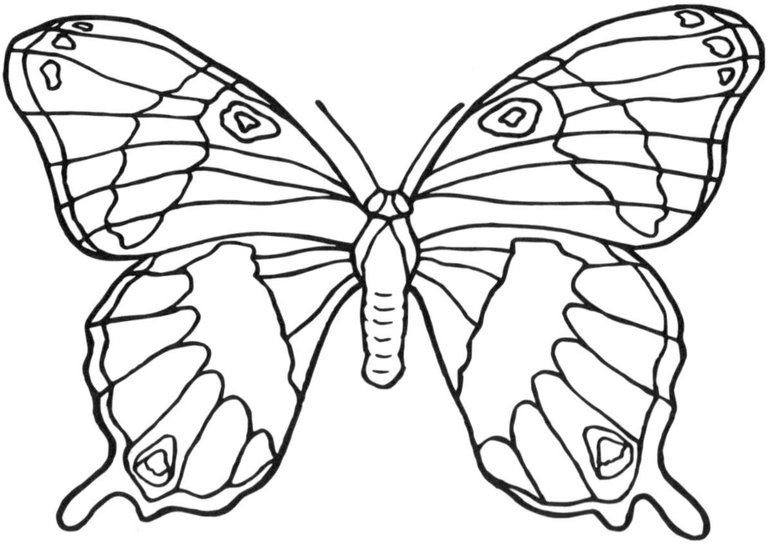

Dieser Trinkplan gehört: ______________________________

1 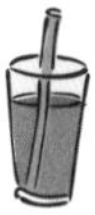 hat 200 ml: Mein Zeichen für etwas trinken: ☐

Wochentag	**Anzahl getrunkener Gläser**									
	1	**2**	**3**	**4**	**5**	**6**	**7**	**8**	**9**	**10**
Montag										
Dienstag										
Mittwoch										
Donnerstag										
Freitag										
Samstag										
Sonntag										

M14 Mein Trinkplan: Trinken macht Spaß (aus Hussong et al., 2020)

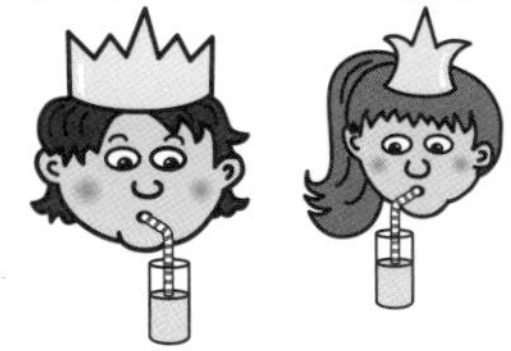

In der nächsten Woche darfst du für jeden Becher, den du getrunken hast, einen Tropfen bunt ausmalen.

Wie viele Tropfen schaffst du auszumalen? Versuche, jeden Tag die fett gesetzte Markierung zu erreichen.

	1	2	3	4	5	6	**7**	8	9	10
Montag										
Dienstag										
Mittwoch										
Donnerstag										
Freitag										
Samstag										
Sonntag										

M15 Kinder-Kloprogramm

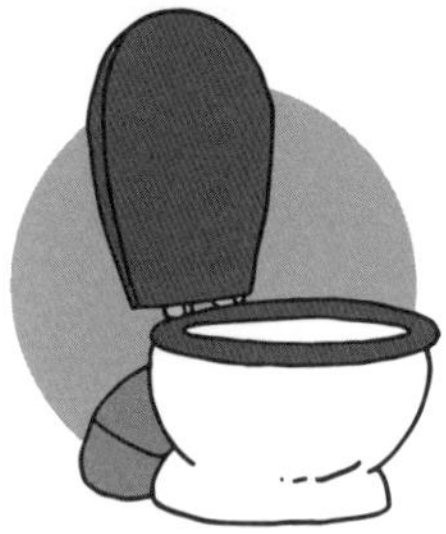

Wochentag	Frühstück	Mittag	Abendessen
	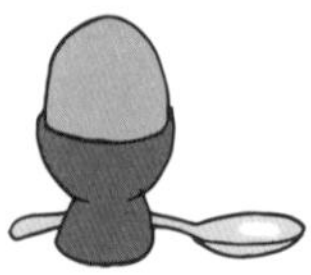	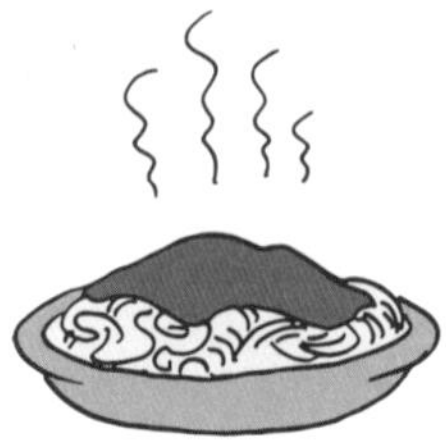	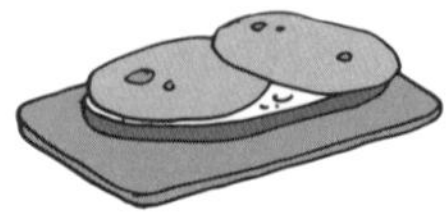
Montag			
Dienstag			
Mittwoch			
Donnerstag			
Freitag			
Samstag			
Sonntag			

M16 Monatsplan 1

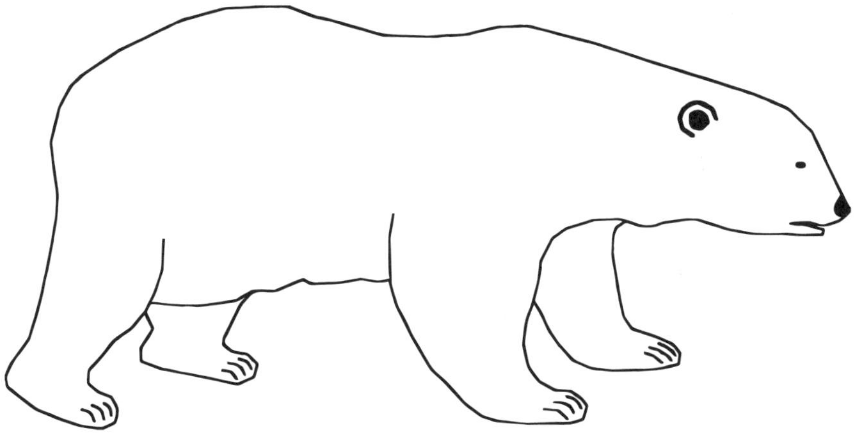

Dieser Plan gehört: ______________________________

	Mo	Di	Mi	Do	Fr	Sa	So
1. Woche							
2. Woche							
3. Woche							
4. Woche							

M17 Monatsplan 2

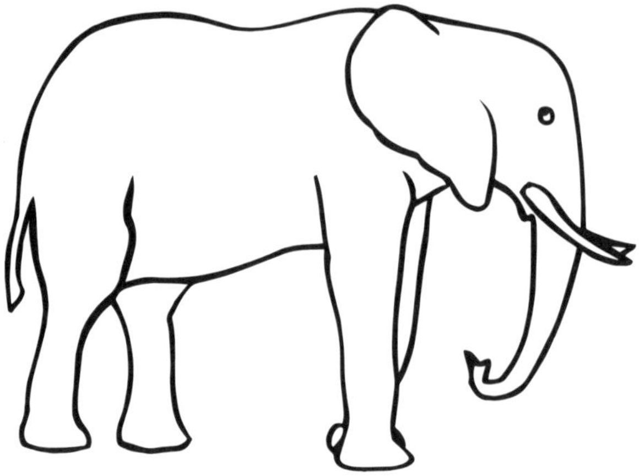

Dieser Plan gehört: ______________________________

	Mo	Di	Mi	Do	Fr	Sa	So
1. Woche							
2. Woche							
3. Woche							
4. Woche							

M18 Schaubild: Obstipation (in Anlehnung an Hussong et al., 2020)

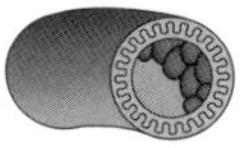

Normaler Dickdarm (Colon), welcher mäßig gefüllt ist und eine normale Eigenmotilität (Peristaltik) und Sensibilität aufweist.

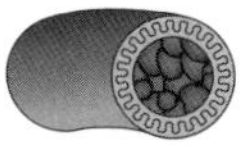

Durch unspezifische Auslöser (z. B. Schmerzen oder belastende Lebensereignisse) kommt es zur allmählichen Ansammlung von Stuhl im Colon. Durch Entzug von Wasser wird dieser härter.

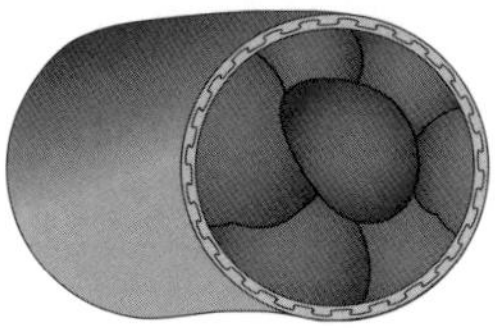

Durch die zunehmenden Stuhlmassen weitet sich der Darm aus. Gleichzeitig verdünnt sich die Darmwand mit nachlassender Sensibilität und fehlender Eigenbewegung. Es entsteht ein *Megacolon:* Im Megacolon verbleiben die harten, festen Stuhlmassen zum Teil über Wochen und Monate. Zwischen diesen Kotballen tritt frischer Stuhl hindurch, und es kommt zum Einkoten.

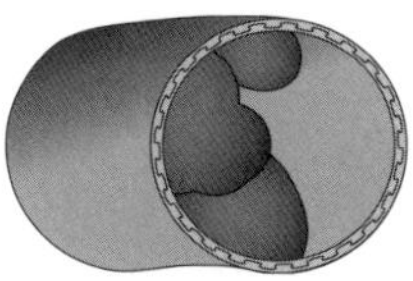

Therapieverlauf: Durch die Desimpaktion (Abführen) werden die Kotballen entfernt. Durch die Erhaltungstherapie wird verhindert, dass sie sich neu bilden. Dadurch kann der Durchmesser des Darms wieder kleiner werden, die Sensibilität der Peristaltik kommt wieder zurück, bis der ursprüngliche Normalzustand wieder erreicht wird.

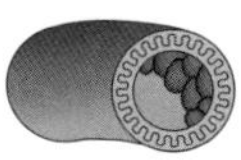

Erfolgreiche Therapie: Der ursprüngliche Normalzustand ist wieder erreicht.

M19 Wie sieht eine Verstopfung aus? (aus Hussong et al., 2020)

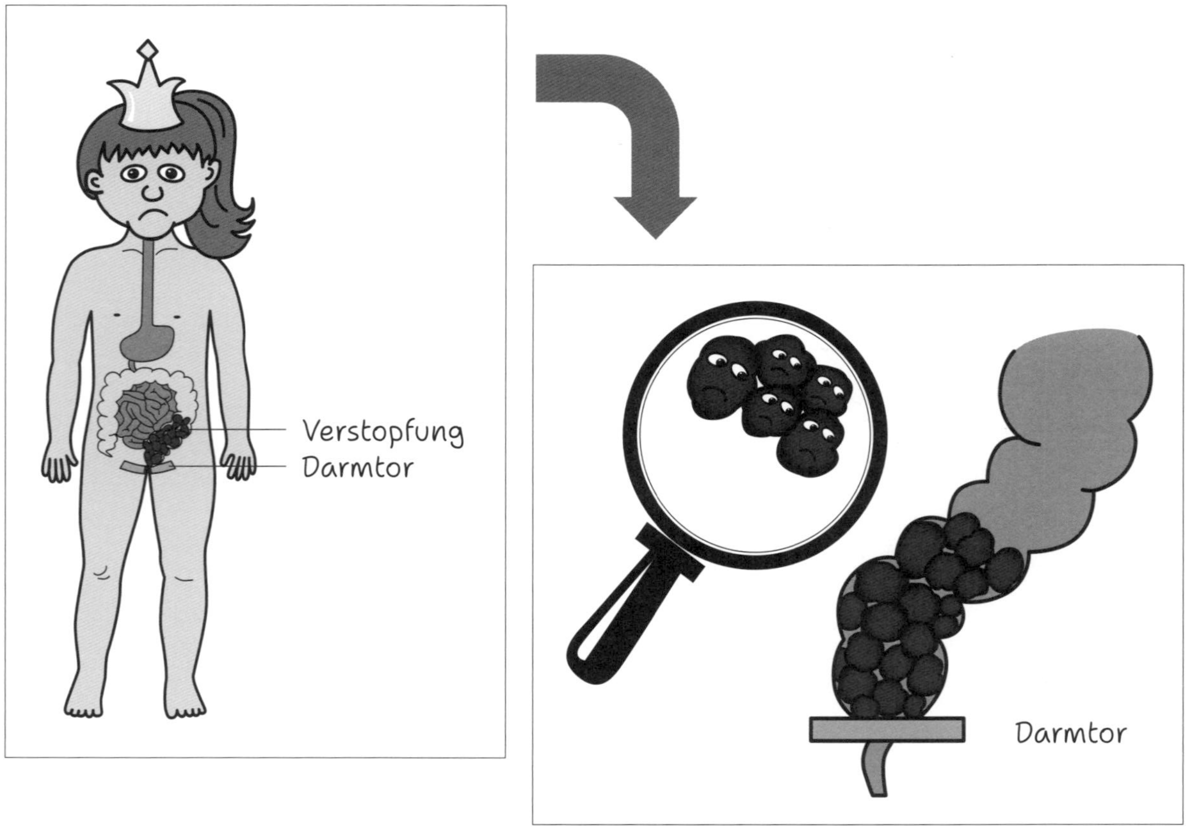

M20 Regeln für das Toilettentraining (aus Hussong et al., 2020)

1. Nach den Hauptmahlzeiten

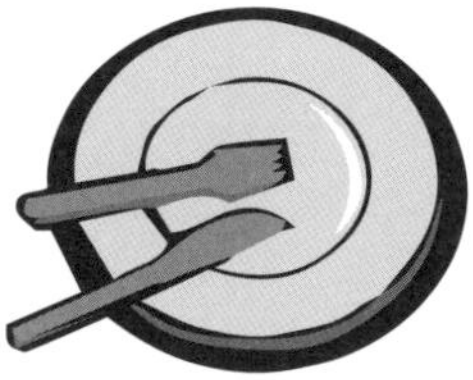

2. 5 bis 10 Minuten

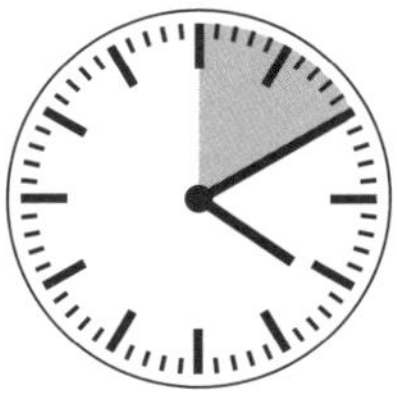

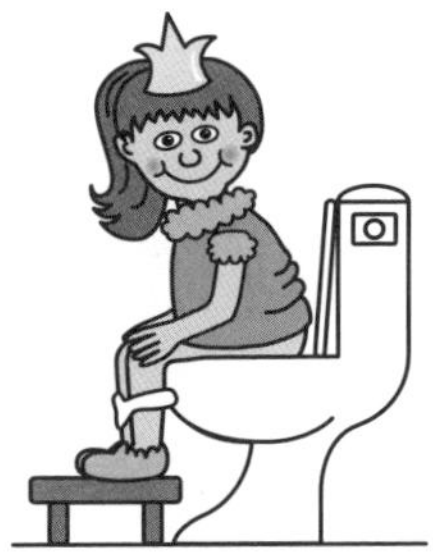

3. Füße auf dem Hocker

4. Etwas zu spielen mitnehmen

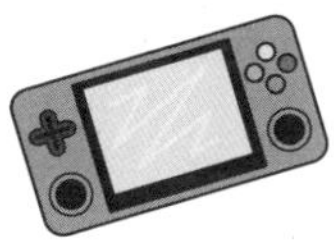

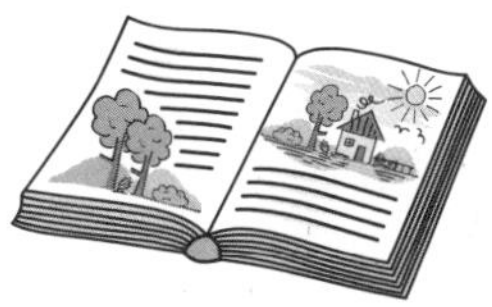

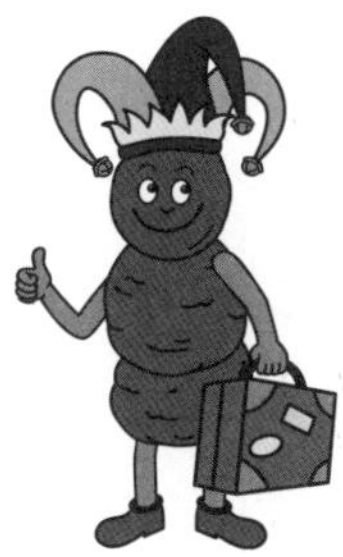

5. Abwarten bis Stuhl kommt und nicht drücken

6. Abspülen und Händewaschen

M21 Eltern-Schickplan (Toilettentraining)

Ihr Kind soll jeden Tag nach den drei Hauptmahlzeiten für 5 bis 10 Minuten auf der Toilette sitzen.

Datum:	**Montag**	**Dienstag**	**Mittwoch**	**Donnerstag**	**Freitag**	**Samstag**	**Sonntag**
Morgens: Kind geschickt (→) Kind ging selbst (!)							
Hose: sauber (0) nass (□) beschmiert (Δ) eingekotet (x)							
Toilettengang: Urin (~) Stuhl (+)							
Datum:	**Montag**	**Dienstag**	**Mittwoch**	**Donnerstag**	**Freitag**	**Samstag**	**Sonntag**
Mittags: Kind geschickt (→) Kind ging selbst (!)							
Hose: sauber (0) nass (□) beschmiert (Δ) eingekotet (x)							
Toilettengang: Urin (~) Stuhl (+)							
Datum:	**Montag**	**Dienstag**	**Mittwoch**	**Donnerstag**	**Freitag**	**Samstag**	**Sonntag**
Abends: Kind geschickt (→) Kind ging selbst (!)							
Hose: sauber (0) nass (□) beschmiert (Δ) eingekotet (x)							
Toilettengang: Urin (~) Stuhl (+)							

5 Fallbeispiele

5.1 Lena: Nichtretentive Stuhlinkontinenz

Lena (Alter 7;2 Jahre) wurde von ihrer Mutter wegen einer Einkotproblematik vorgestellt. Es wird berichtet, dass sie zunächst im Alter von 3 Jahren komplett sauber gewesen sei, dann habe die Problematik mit Stuhlschmieren, schließlich mit manifestem Einkoten begonnen und über die ganzen Jahre persistiert. Zurzeit kotet sie jeden Tag unterschiedlich große Mengen ein, der Stuhl ist normal geformt, Schmerzen bei der Defäkation und sonstige Bauchschmerzen treten nicht auf. Sie geht ungern auf die Toilette und blieb auch während des Toilettentrainings, das die Mutter durchgeführt hat, nicht sitzen. Auch scheint sie sich nicht sorgfältig abzuwischen. Es finden sich keinerlei Zeichen von Obstipation. Vor 3 bis 4 Wochen nässte sie auch tagsüber ein, die Miktionsfrequenz beträgt vier- bis fünfmal am Tag. Vor allem beim Spielen setzt sie Haltemanöver ein, die Miktion erfolgt ohne Pressen in einem Strahl. Bisher hatte sie einen einzigen Harnwegsinfekt gehabt. Die medizinische Diagnostik, einschließlich Colonkontraströntgenuntersuchung und Sonografie, war unauffällig gewesen. Vom Verhalten her zeigt Lena keine Probleme.

Anamnese: Die Geburt erfolgte zum Termin nach vorzeitigem Blasensprung, anschließend musste Lena 14 Tage stationär behandelt werden wegen Ikterus und Sepsis, sie konnte nicht gestillt werden. Ansonsten zeigte sie eine völlig unauffällige Entwicklung, sie besucht die erste Klasse ohne Auffälligkeiten. Beide Eltern sind gesund. Lena hat eine 5-jährige Schwester, die nachts noch einnässt.

Psychopathologischer Befund: In der Untersuchungssituation verhielt sich Lena scheu, unsicher, nahm jedoch freundlich Kontakt auf, der Antrieb war nicht gesteigert, der Affekt war ausgeglichen, sonstiger psychopathologischer Befund unauffällig.

Untersuchungsergebnisse: Die körperliche Untersuchung war unauffällig. Das Abdomen war weich, es waren keine Skybala tastbar, der Genitalbereich unauffällig. Auch die neurologische Untersuchung war unauffällig. Die Ultraschalluntersuchung der Nieren war unauffällig. Der Rektumdurchmesser betrug 20 × 27 mm, war also nicht erweitert. Es fand sich kein Resturin. Die Uroflowuntersuchung erbrachte eine staccatoförmige Kurve.

Therapie: Bei Lena lag eine nichtretentive Stuhlinkontinenz mit typischer Symptomatik vor. Eine komorbide psychische Störung hatte sie nicht. Die Einnässproblematik hatte sich spontan zurückgebildet. Die im Vorfeld durchgeführte Colonröntgenuntersuchung war mit Sicherheit nicht notwendig und hätte vermieden werden können. Therapeutisch wurde ein Toilettentraining empfohlen sowie eine Steigerung der Trinkmenge. Solange Lena sich aktiv am Toilettentraining beteiligte, kotete sie nicht ein. Wegen schwankender Motivation nahm sie an einer ambulanten Darmschulung teil, von der sie sehr profitierte. Die Behandlung erstreckte sich über 8 Monate bis zur Sauberkeit.

Bei Lena handelt es sich somit um eine nichtretentive Stuhlinkontinenz ohne schwere psychische Begleitsymptome. Sie konnte mit dem bewährten symptomorientierten Toilettentraining (plus Darmschulung) ambulant behandelt werden. Eine Laxanziengabe und eine weitergehende Psychotherapie wären kontraindiziert gewesen.

5.2 Jens: Nichtretentive Stuhlinkontinenz, Dranginkontinenz, primäre Enuresis nocturna

Jens (Alter 6;2 Jahre) war im Alter von 3 Jahren tagsüber komplett sauber und trocken, begann jedoch nach dem Kindergartenbeginn, wieder einzunässen und einzukoten. Es wird berichtet, dass er tagsüber jeden Tag drei- bis viermal wechselgroße Mengen einnässt. Die Miktionsfrequenz ist erhöht, zum Teil betragen die Intervalle nur 45 Minuten, auch plötzliche Drangsymptome und Haltemanöver werden beobachtet. Bisher hatte er einen Harnwegsinfekt. Die Miktion erfolgt ohne Pressen im Strahl. Nachts ist er noch nie trocken gewesen, trägt eine Windel und nässt große Mengen ein. Zusätzlich kotet er tagsüber kleinere Mengen fest geformten Stuhls ein. Der Stuhlgang ist regelmäßig ohne Hinweise auf Obstipation.

Anamnese: Die bisherige Eigenanamnese war unauffällig. Eine Operation erfolgte wegen Hodenhochstands. Jens hat zwei jüngere Geschwister, die ebenfalls nachts einnässen. Die Eltern sind gesund.

Psychopathologischer Befund: In der Untersuchungssituation verhielt sich Jens freundlich, etwas scheu und unsicher, nahm altersadäquaten Kontakt auf, zeigte keinerlei psychopathologische Auffälligkeiten.

Untersuchungsergebnisse: Die körperliche Untersuchung war vollkommen unauffällig. Die Sonografie der Nieren zeigte keine Auffälligkeiten. Der Durchmesser des Rektums betrug 20 × 27 mm.

Therapie: Zunächst wurde ein Toilettentraining mit drei Sitzzeiten pro Tag durchgeführt. Darunter bildete sich die Einkotproblematik deutlich zurück. Wegen der Dranginkontinenz wurde mit einem sogenannten Fähnchenplan gearbeitet. Jens sollte immer auf die Toilette gehen, wenn er den Harndrang wahrnimmt, und dieses in einem Plan vermerken. Zusätzlich erhielt er über mehrere Monate das Medikament Oxybutinin. Darunter bildete sich das Einnässen tags zurück. Wegen des nächtlichen Einnässens wurde eine apparative Verhaltenstherapie mit einem Klingelgerät durchgeführt. Nach anfänglichem Erfolg erlitt er leider einen Rückfall. Eine zweite Behandlung mit einem Klingelgerät war weniger erfolgreich. Deshalb erhielt Jens das Medikament Desmopressin, worunter er nachts trocken wurde.

Bei Jens handelt es sich um eine komplexe Ausscheidungsproblematik mit Stuhlinkontinenz, Dranginkontinenz tagsüber und einer Enuresis nocturna. Hinweise auf eine psychische Begleitstörung fanden sich nicht. Die empfohlene Reihenfolge der Behandlung wurde eingehalten und war für die Stuhlinkontinenz und die Dranginkontinenz erfolgreich.

5.3 Maria: Funktionelle Obstipation, Harninkontinenz bei Miktionsaufschub, primäre Enuresis nocturna, Toilettenverweigerungssyndrom

Es wird berichtet, dass Maria (Alter 7;2 Jahre) nachts noch nie trocken gewesen sei. Die längste trockene Periode betrug 2 Wochen. Sie nässt jede Nacht größere Mengen ein und trägt eine Windel. Sie schläft sehr tief und ist schwer erweckbar. Sie leidet unter der Problematik und möchte trocken werden. Tagsüber nässt sie jeden Tag mehrfach zum Teil größere Mengen ein. Sie geht selten auf die Toilette, zum Teil nur zweimal pro Tag. Sie setzt Haltemanöver ein und hält zurück. Bisher traten keine Harnwegsinfekte auf. Ferner kotet Maria zwei- bis viermal pro Woche größere Mengen Stuhl unterschiedlicher Konsistenz ein. Die Stuhlform wechselt zwischen flüssig und hart. Sie setzt keinen Stuhl in der Toilette ab, sondern verwendet eine Windel. Maria litt schon als Kleinkind unter chronischer Verstopfung, die Problematik begann mit etwa 1½ Jahren. Sie erhielt damals mehrfach Klistiere. Sie wurde in einer Erziehungsberatungsstelle vorgestellt und erhielt über 2 Jahre eine ambulante Spieltherapie. Auch wurde sie mehrfach osteopathisch behandelt ohne wesentliche Besserung. Maria zeigt keine Auffälligkeiten im Verhalten, sie ist sozial gut integriert und zeigt vielseitige Freizeitinteressen.

Anamnese: Bisherige Eigenanamnese unauffällig. Die Mutter leidet ab und zu unter einer Obstipation, ein Bruder der Mutter nässte bis zum Alter von 8 Jahren nachts ein. Der Vater und die jüngere Schwester sind gesund.

Psychopathologischer Befund: In der Untersuchungssituation verhielt sich Maria freundlich, nahm altersadäquaten Kontakt auf, der Antrieb war gesteigert, der Affekt ausgeglichen.

Untersuchungsergebnisse: Bei der körperlichen Untersuchung waren Skybala im linken Unterbauch tastbar, Wirbelsäule und Analbereich waren unauffällig. Die gesamte neurologische Untersuchung zeigte keinen auffälligen Befund. Im *Ultraschall* war die Blasenwand verdickt (4,1 mm), das Rektum war deutlich erweitert mit einem Durchmesser von 44 × 54 mm. In der *Uroflowmetrie* zeigte sie eine normale, glockenförmige Entleerung bei einem Volumen von 112 ml unter einem Maximalfluss von 20 ml/Sekunde.

Therapie: Wegen der chronisch verlaufenden, schweren Obstipation wurde keine orale Desimpaktion versucht. Maria erhielt rektale Klistiere und führte damit die Stuhlmassen ab. Heutzutage würde man zuerst die Desimpaktion mit PEG versuchen. Anschließend wurde die Erhaltungstherapie mit PEG (10 bis 20 g/Tag) durchgeführt. Daneben wurde das Toilettentraining initiiert. Durch das Toilettentraining und die oralen Laxanzien kam es zu einer deutlichen Reduktion der Einkotproblematik, und Maria lernte, Stuhl auf der Toilette abzusetzen. Der Rektumdurchmesser bildete sich auf 25 × 25 mm zurück. Auch das Einnässen tagsüber bildete sich zurück. Eine Behandlung der Enuresis nocturna erfolgte mit einer apparativen Verhaltenstherapie. Da keine psychischen Begleitstörungen vorlagen, waren weitere psychotherapeutische Maßnahmen nicht notwendig.

Dieser Fall verdeutlicht, wie chronisch eine Obstipation verlaufen kann. Sie bestand über mehrere Jahre ab dem Alter von 1½ Jahren. Zusätzlich hatte Maria trotz ihres Alters ein Toilettenverweigerungssyndrom, das die Neigung zur Obstipation weiter verstärkt. Maria hatte demnach eine komplexe Ausscheidungsproblematik. Die Reihenfolge der Behandlung wurde eingehalten. Die bisherigen Spieltherapien und osteopathischen Behandlungen waren mit Sicherheit nicht notwendig und indiziert.

5.4 Leon: Nichtretentive Stuhlinkontinenz, Toilettenverweigerungssyndrom, kombinierte umschriebene Entwicklungsstörung

Leon (Alter: 4;0 Jahre) setzt jeden Tag zweimal große Mengen normal geformten Stuhls ab. Er weigert sich, den Stuhl in die Toilette zu machen, und verlangt dafür eine Windel. Er ist bisher noch nie sauber gewesen, hatte bisher nur einmal eine akute Obstipation. Tagsüber nässt er ebenfalls viermal pro Tag in eine Windel ein, verwendet jedoch die Toilette immer, wenn er dazu aktiv aufgefordert wird. Er setzt keine Haltemanöver ein, ist bisher noch nie trocken gewesen und hatte keine Harnwegsinfekte. Er trinkt weniger als einen Liter Flüssigkeit pro Tag bei unauffälligem Essverhalten. Nachts nässt er jede Nacht in die Windel ein, ist nicht schwer zu erwecken. Er erhält Frühförderung wegen motorischer und sprachlicher Auffälligkeiten.

Anamnese: Vorzeitige Wehen, exzessives Schreien, verspäteter Sprachbeginn, sonst unauffällige Entwicklung. In der Familie nässten die Mutter sowie der Bruder der Mutter ebenfalls ein. Der Vater und ein jüngerer Bruder sind gesund.

Psychopathologischer Befund: In der Untersuchungssituation verhielt sich Leon freundlich, scheu, unsicher, nahm jedoch altersadäquaten Kontakt auf, die Aussprache war undeutlich. Die Motorik wirkte unsicher und unkoordiniert, die körperliche Aktivität war nicht gesteigert, sonstiger psychopathologischer Befund unauffällig.

Untersuchungsergebnisse: Kleinwuchs (Länge unter der 10. Perzentile), Mikrozephalie (Kopfumfang unter der 3. Perzentile). Abdomen weich, keine Skybala, keine Darmgeräusche. Neurologische Hinweise auf Störung der Feinmotorik. *Ultraschall* der Nieren unauffällig, Rektumdurchmesser 18 × 20 mm, keine retrovesikalen Impressionen, Blasenwand nicht verdickt.

Therapie: Bei Leon liegt ein Toilettenverweigerungssyndrom vor, d.h. er verwendet die Toilette zur Miktion, nicht zur Defäkation. Zusätzlich kotet er jeden Tag auch in die Hose ein. Hinweise auf eine Obstipation fanden sich nicht. Wegen einer Artikulationsstörung und feinneurologischer Auffälligkeiten (kombinierte umschriebene Entwicklungsstörung) erhält er Logopädie und Frühförderung. Therapeutisch wurde empfohlen, die Windel zwar beizubehalten, aber das Toilettentraining dreimal am Tag durchzuführen. Eine Indikation für Laxanzien bestand nicht.

Bei Leon liegen ein typisches Toilettenverweigerungssyndrom sowie eine nichtretentive Stuhlinkontinenz vor. Eine Enuresis oder Harninkontinenz kann noch nicht diagnostiziert werden, da er noch nicht 5 Jahre alt ist. Durch das Toilettentraining ließ zunächst das Einkoten in die Hose nach, im Verlauf der Therapie konnte er auch zunehmend auf die Windel verzichten. Prognostisch günstig ist die Tatsache, dass Leon keine Obstipation entwickelt hat, die bei der Toilettenverweigerung häufig auftritt.

5.5 Max: Funktionelle Obstipation, Störung des Sozialverhaltens mit oppositionellem Verhalten, Störung der Feinmotorik

Max (Alter 5;9 Jahre) kotet einmal pro Woche kleinere Mengen ein. Er klagt über Bauchschmerzen, hält Stuhl zurück und geht zum Teil alle drei Tage auf die Toilette. Sein Ess- und Trinkverhalten ist unauffällig. Es wird berichtet, dass er im Kindergarten durch Aggressivität auffällt. Er haut andere Kinder und hält sich nicht an die Regeln. Auch im häuslichen Bereich streitet er häufig mit seinem Bruder. Die Stimmung ist wechselhaft, er hat keine Ängste und ist nicht unglücklich. Er kann sehr gut ruhig sitzen und sich stundenlang konzentrieren. Die Eltern haben den Eindruck, dass er sich langweilt.

Anamnese: Früher Sprachbeginn mit vollständigen Sätzen und korrekter Grammatik. Tagsüber mit 3 Jahren, nachts mit 4 Jahren trocken. Familienanamnese unauffällig.

Psychopathologischer Befund: In der Untersuchungssituation verhielt sich Max freundlich, eher überangepasst, unsicher und zurückhaltend, nahm offen Kontakt auf, der Antrieb war nicht gesteigert. Er konnte sich konzentrieren, der Affekt war ausgeglichen.

Psychologische Testung: In der „Kaufman-ABC“, einem mehrdimensionalen Intelligenztest, erreichte er eine Gesamtintelligenz im überdurchschnittlichen Bereich (SW=121) mit ausgeglichenem kognitivem Profil.

Untersuchungsergebnisse: Bis auf Phimose unauffälliger körperlicher Befund. Deutliche Auffälligkeiten in der Feinmotorik. Im „48-Stunden-Toilettenprotokoll“ Trinkmengen zwischen 500 und 650 ml, zwei bis vier Miktionen pro Tag. Der Rektumdurchmesser lag bei 34 × 36 mm, sonstiger Ultraschall unauffällig.

In den *Eltern- und Erzieherfragebögen* wurden multiple Auffälligkeiten im Sozialverhalten angegeben.

Therapie: Wegen der Stuhlinkontinenz und Obstipation wurde das Toilettentraining durchgeführt. Da er sehr wenig trinkt, wurde empfohlen, die Trinkmenge zu steigern. Wegen des seltenen Einkotens (einmal pro Woche) wurde zunächst auf eine Laxanziengabe verzichtet. Bei der zweiten Vorstellung hatte sich die Stuhlinkontinenz durch diese einfachen Maßnahmen vollständig zurückgebildet. Bei Max fand sich zusätzlich eine Störung der Feinmotorik. Er verfügt über eine überdurchschnittliche Intelligenz, und eine Einschulung wurde dringend empfohlen. Zusätzlich zeigt er eine Störung des Sozialverhaltens mit oppositionellem Verhalten. Mit den Eltern wurden verhaltenstherapeutisch ein Auszeitprogramm sowie eine ambulante Verhaltenstherapie mit positiver Verstärkung vereinbart. Auch die Verhaltensauffälligkeiten bildeten sich durch die ambulante Therapie zurück.

5.6 Daniela: Funktionelle Obstipation, Harninkontinenz bei Miktionsaufschub, emotionale Störung mit sozialen Ängsten, kongenitales Ektodermalsyndrom

Daniela (11;2 Jahre) leidet unter einer Einnäss- und Einkotproblematik tagsüber. Sie kotet große Mengen mit unterschiedlicher Frequenz ein. Der Stuhlgang ist häufig hart und schmerzhaft, sie hält ihn zurück und ist zum Teil über mehrere Tage obstipiert. Das Einkoten erfolgt vor allem nachmittags beim Spielen, sie hat dabei Angst, etwas zu verpassen. Nach dem Einkoten meldet sie sich nicht selbst, verleugnet es und muss mehrfach ermahnt werden, auf die Toilette zu gehen. Auch warf sie verschmutzte Unterhosen in die Toilette. Tagsüber nässt sie in wechselnder Frequenz größere Mengen ein, schiebt die Miktion auf und setzt Haltemanöver ein. Im Alter von 2 Jahren war sie vollkommen trocken und sauber, erlitt dann einen Rückfall. Nachts ist sie trocken. Daniela leidet an einer angeborenen Hautkrankheit, einem Ektodermalsyndrom, mit schuppiger Haut, brüchigen Haaren und Gesichtsauffälligkeiten. Sie ist schüchtern, zieht sich zurück und hat ausgeprägte Ängste, andere Kinder anzusprechen. Sie zeigt leichte Trennungsängste, von der Stimmung her lächelt sie wenig, wirkt unglücklich, ist motorisch unauffällig.

Anamnese: Geburt in der 35. Schwangerschaftswoche, Gewicht 2.460 g, stationäre Behandlung als Neugeborenes über 6 Wochen. Im 1. Lebensjahr zeigte sie Fütter- und Schlafprobleme, die motorische und Sprachentwicklung waren verzögert, sie besucht die 5. Klasse der Realschule. Die Mutter wurde wegen einer Depression psychotherapeutisch behandelt.

Psychopathologischer Befund: Daniela verhielt sich scheu, zurückhaltend, nahm keinen Blickkontakt auf, antwortete nicht auf Fragen, wirkte fast mutistisch, die Gesichtsmimik war eingeschränkt, vom Affekt her wirkte sie unglücklich, der Antrieb war vermindert.

Untersuchungsergebnisse: Bei der körperlichen Untersuchung waren deutliche Kotballen (Skybala) im Unter- und Mittelbauch tastbar. Im Ultraschall war das Rektum erweitert, Maße 32 × 34 mm, die Blase war von hinten eingedrückt (retrovesikale Impressionen).

Psychologische Testung: In der „Kaufman-ABC" erreichte sie eine Gesamtintelligenz im Durchschnittsbereich (SW = 91). Eine Legasthenie konnte ausgeschlossen werden (DRT).

Therapie: Die Behandlung umfasste drei Ziele in folgender Reihenfolge: Die Behandlung der Stuhlinkontinenz, der Harninkontinenz und der emotionalen Störung. Die Desimpaktion wurde mit Klistieren zweimal pro Woche in den ersten 2 Wochen durchgeführt. Heutzutage würde man selbstverständlich eine orale Desimpaktion vorziehen.

Danach erhielt Daniela Lactulose, da PEG damals noch nicht erhältlich war. Das Toilettentraining wurde mit den üblichen drei Sitzungen pro Tag durchgeführt, zusätzlich wurde sie wegen der Harninkontinenz siebenmal am Tag auf die Toilette geschickt. Unter diesen Maßnahmen kam es zunächst zu einer deutlichen Besserung. Fünf Monate später weigerte sie sich, die Pläne zu führen, und war deutlich ängstlicher und depressiv.

Zu diesem Zeitpunkt wurde das dritte Therapieziel, die emotionale Störung, mit einer tiefenpsychologisch-fundierten Psychotherapie (Sandspieltherapie) behandelt. Der ausführliche Fall, einschließlich Bildern der Therapie, findet sich bei von Gontard (2013a). Als Medium werden bei der Sandspieltherapie hunderte von Miniaturfiguren verwendet, die ohne inhaltliche Vorgaben von den Kindern in Sandkästen aufgebaut werden. Die Therapie beruht auf der Tiefenpsychologie C. G. Jungs. Bei Daniela bestand die Therapie aus 37 Einzelstunden plus Elterngespräche. Der erste Teil der Sandspieltherapie verlief weitgehend im Schweigen. Daniela war zurückhaltend, sie antwortete nur kurz auf Fragen, und das Gespräch brach rasch ab. Der Bildaufbau wirkte starr, gehemmt und zwanghaft, z.B. baute sie in der 10. Stunde Reihen von Tieren auf, die nebeneinander platziert waren, ohne miteinander in Kontakt zu stehen. Im weiteren Verlauf der Therapie wurden die Bilder lebendiger, sie wählte Tiere, Vegetation, bunte Steine und vor allem weibliche Figuren in Form von Prinzessinnen. Zuletzt erzählte sie offen und fröhlich von ihren Freundinnen, der Schule, ihrem Hund, ihrer Familie und ihren Plänen. Während der Therapie wechselte sie auf eine Körperbehindertenschule, wo sie rasch integriert war und sogar Klassensprecherin wurde. Auch stieg während der Sandspieltherapie ihre Motivation an, und sie begann wieder, die Toilettensitzungen durchzuführen und Pläne aktiv zu führen. Am Ende der Therapie fanden sich keinerlei sozialen Ängste, Daniela hatte viele Freund:innen und war vom Affekt her selbstbewusst und glücklich. Das Einnässen hatte sich komplett zurückgebildet, das Einkoten trat gelegentlich alle drei bis vier Monate auf, womit sie leben konnte.

Bei Daniela lag eine komplexe Ausscheidungsproblematik wie auch eine komorbide psychische Störung vor. Der Fall demonstriert in idealer Weise, wie das symptomorientierte Vorgehen bei der Stuhlinkontinenz mit einem tiefenpsychologisch fundierten Verfahren zur Behandlung der emotionalen Störung kombiniert werden kann.

6 Literatur

Achenbach, T. (2019). International findings with the Achenbach System of Empirically Based Assessment (ASEBA): applications to clinical services, research, and training. *Child and Adolescent Mental Health* [advance online publication], *13*(1). https://doi.org/10.1186/s13034-019-0291-2

Alabaf, S., Gillberg, C., Lundström, S., Lichtenstein, P., Kerekes, N., Råstam, M. & Anckarsäter, H. (2019). Physical health in children with neurodevelopmental disorders. *Journal of Autism and Developmental Disorders, 49,* 83–95. https://doi.org/10.1007/s10803-018-3697-4

American Psychiatric Association. (2013). *Diagnostic and statistical manual of mental disorders* (5th ed.). Arlington, VA: American Psychiatric Publishing. https://doi.org/10.1176/appi.books.9780890425596

Arslan, B., Dogan, G., Orenay-Boyacioglu, S., Caliskan, M. & Elevli, M. (2023). Serotonin, ghrelin, and motilin gene/receptor/transporter polymorphisms in childhood functional constipation. *Revista da Associacao Medica Brasiliera, 69,* 279–284. https://doi.org/10.1590/1806-9282.20220986

Assis, G.M., da Silva, C.P.C. & Martins, G. (2019). Urotherapy in the treatment of children and adolescents with bladder and bowel dysfunction: a systematic review. *Journal of Pediatrics (Rio), 95,* 628–641. https://doi.org/10.1016/j.jped.2019.02.007

Austin, P., Bauer, S.B., Bower, W., Chase, J., Franco, I., Hoebeke, P., Rittig, S. et al. (2016). The Standardization of terminology of lower urinary tract function in children and adolescents: Update report from the standardization committee of the International Children's Continence Society (ICCS). *Neurourology and Urodynamics, 35,* 471–481. https://doi.org/10.1002/nau.22751

Avelar Rodriguez, D., Popov, J., Ratcliffe, E.M. & Toro Monjaraz, E.M. (2021). Functional constipation and the gut microbiome in children: preclinical and clinical evidence. *Frontiers in Pediatrics, 8,* 595531. https://doi.org/10.3389/fped.2020.595531

Bakwin, H. & Davidson, M.D. (1971). Constipation in twins. *American Journal of Disease in Children, 121,* 179–181. https://doi.org/10.1001/archpedi.1971.02100130133018

Beaudry-Bellefeuille, I., Booth, D. & Land, S.J. (2017). Defecation-specific behavior in children with functional defecation issues: A systematic review. *Perm Medical Journal, 21,* 17–47.

Becker, A., Rubly, M., El Khatib, D., Becker, N. & Gontard, A. von (2011). Central nervous system processing of emotions in children with faecal incontinence. *Acta Paediatrica, 100,* e267-e274. https://doi.org/10.1111/j.1651-2227.2011.02348.x

Bekkali, N.L., Berg, M.M. van den, Dijkgraaf, M.G., Wijk, M.P. van, Bongers, M.E., Liem, O. & Benninga, M.A. (2009). Rectal fecal impaction treatment in childhood constipation: enemas versus high doses oral PEG. *Pediatrics, 124,* e1108–1115. https://doi.org/10.1542/peds.2009-0022

Bellman, M. (1966). Studies on encopresis. *Acta Paediatrica Scandinavica, 170* (Suppl.), 1–151.

Benninga, M.A., Buller, H.A., Heymans, H.S., Tytgat, G.N. & Taminiau, J.A. (1994). Is encopresis always the result of constipation? *Archives of Disease in Childhood, 71,* 186–193. https://doi.org/10.1136/adc.71.3.186

Benninga, M.A., Nurko, S., Faure, C., Hyman, P.E., St. James Roberts, I. & Schechter, N.L. (2016). Childhood functional gastrointestinal disorders: neonate/toddler. *Gastroenterology, 150,* 1443–1455. e2 https://doi.org/10.1053/j.gastro.2016.02.016

Benninga, M.A., Voskuijl, W.P., Akkerhuis, G.W., Taminiau, J.A. & Buller, H.A. (2004). Colonic transit times and behaviour profiles in children with defecation disorders. *Archives of Disease in Childhood, 89,* 13–16.

Benninga, M.A., Voskuijl, W.P. & Taminiau, J.A. (2004). Childhood constipation: is there new light in the tunnel? *Journal of Pediatric Gastroenterology and Nutrition, 39,* 448–464. https://doi.org/10.1097/00005176-200411000-00002

Berg, M.M. van den, Benninga, M.A. & Di Lorenzo, C. (2006). Epidemiology of childhood constipation: a systematic review. *American Journal of Gastroenterology, 101,* 2401–2409. https://doi.org/10.1111/j.1572-0241.2006.00771.x

Bernard-Bonnin, A.C., Haliy, N., Belanger, S. & Nadeau, D. (1993). Parental and patient perceptions about encopresis and its treatment. *Journal of Developmental and Behavioral Pediatrics, 14,* 397–400. https://doi.org/10.1097/00004703-199312010-00008

Blum, N.J., Taubman, B. & Nemeth, N. (2004a). Why is toilet training occurring at older ages? A study of factors associated with later training. *Journal of Pediatrics, 145,* 107–111. https://doi.org/10.1016/j.jpeds.2004.02.022

Blum, N.J., Taubman, B. & Nemeth, N. (2004b). During toilet training, constipation occurs before stool toileting refusal. *Pediatrics, 113,* e520-e522. https://doi.org/10.1542/peds.113.6.e520

Boilesen, S.N., Tahan, S., Dias, F.C., Melli, L.C.F.L. & de Morais, M.B. (2017). Water and fluid intake in the prevention and treatment of functional constipation in children and adolescents: is there evidence? *Journal of Pediatrics (Rio), 93,* 320–327. https://doi.org/10.1016/j.jped.2017.01.005

Bongers, M.E.J., Dijk, M. van, Benninga, M.A. & Grootenhuis, M.A. (2009). Health related quality of life in children with constipation-associated fecal incontinence. *Journal of Pediatrics, 154,* 749–753. https://doi.org/10.1016/j.jpeds.2008.11.029

Bongers, M.E.J., Tabbers, M.M. & Benninga, M. (2007). Functional nonretentive fecal incontinence in children. *Journal of Pediatric Gastroenterology and Nutrition, 44,* 5–13. https://doi.org/10.1097/01.mpg.0000252187.12793.0a

Bonilla, S., Nurko, S. & Rodriguez, L. (2020). Long term use of bisacodyl in pediatric functional constipation refractory to conventional therapy. *Journal of Pediatric Gastroenterology and Nutrition, 71,* 288–291. https://doi.org/10.1097/MPG.0000000000002795

Borch, L., Hagstroem, S., Bower, W.F., Siggaard-Rittig, C. & Rittig, S. (2013). Bladder and bowel dysfunction and the resolution of urinary incontinence with successful management of bowel symptoms in children. *Acta Paediatrica, 102,* e215–220. https://doi.org/10.1111/apa.12158

Borowitz, S.M., Cox, D.J., Kovatchev, B., Ritterband, L.M., Sheen, J. & Sutphen, J.L. (2005). Treatment of childhood constipation by primary care physicians: Efficacy and predictors of outcome. *Pediatrics, 115,* 873–877. https://doi.org/10.1542/peds.2004-0537

Borowitz, S.M., Cox, D.J., Tam, A., Ritterband, L.M., Sutphen, J.L. & Penberthy, J.K. (2003). Precipitants of constipation during early childhood. *Journal of the American Board of Family Medicine, 16,* 213–218. https://doi.org/10.3122/jabfm.16.3.213

Brazzelli, M. & Griffiths, P. (2006). Behavioural and cognitive interventions with or without other treatments for defaecation disorders in children. *Cochrane Database of Systematic Reviews, 19*(2), CD002240. https://doi.org/10.1002/14651858.cd002240.pub3

Brazzelli, M., Griffiths, P.V., Cody, J.D. & Tappin, D. (2011). Behavioural and cognitive interventions with or without other treatments for the management of faecal incontinence in children. *Cochrane Database Systematic Reviews, 12,* CD002240. https://doi.org/10.1002/14651858.CD002240.pub4

Brooks, R.C., Copen, R.M., Cox, D.J., Morris, J., Borowitz, S. & Sutphen, J. (2000). Review of the treatment literature for encopresis, functional constipation, and stool-toileting refusal. *Annals of Behavioral Medicine, 22,* 260–267. https://doi.org/10.1007/BF02895121

Burgers, R.E., Mugie, S.M., Chase, J., Cooper, C.S., Gontard, A. von, Siggard-Rittig, C. et al. (2013). Management of functional constipation in children with lower urinary tract symptoms: report from the standardization committee of the International Children's Continence Society. *Journal of Urology, 190,* 29–36. https://doi.org/10.1016/j.juro.2013.01.001

Butler, R.J. (1987). *Nocturnal enuresis: Psychological perspectives.* Bristol: Wright.

Candy, D. & Belsey, J. (2008). Macrogol (polyethylene glycol) laxatives in children with functional constipation and faecal impaction: a systematic review. *Archives of Disease in Childhood, 94,* 156–160. https://doi.org/10.1136/adc.2007.128769

Chase, J., Robertson, J., Southwell, B., Hutson, J.M. & Gibb, S. (2005). A pilot study using transcutaneous electrical stimulation (interferential current) to treat chronic treatment-resistant constipation in children. *Journal of Gastroenterology and Hepatology, 20,* 1054–1061. https://doi.org/10.1111/j.1440-1746.2005.03863.x

Christophersen, E. R. & Edwards, K. J. (1992). Treatment of elimination disorders: State of the art 1991. *Applied and Preventive Psychology, 1,* 15–22. https://doi.org/10.1016/S0962-1849(05)80131-3

Claßen, M. (2007). Darmentleerung, Sauberkeitsentwicklung bei Kindern und ihre Störungen (Obstipation und Enkopresis). *Kindheit und Entwicklung, 16,* 50–61. https://doi.org/10.1026/0942-5403.16.1.50

Claßen, M. & Gontard, A. von (2022). *Funktionelle (nicht-organische) Obstipation und Stuhlinkontinenz im Kindes- und Jugendalter. S2k-Leitlinie der Gesellschaft für pädiatrische Gastroenterologie und Ernährung (GPGE) und Deutsche Gesellschaft für Kinder- und Jugendpsychiatrie, Psychosomatik und Psychotherapie (DGKJP)* (AWMF-Registernummer 068-019, Version 1. 1. vom 05.04.2022). Verfügbar unter: https://register.awmf.org/de/leitlinien/detail/068-019

Claßen, M., Righini-Grunder, F., Schumann, S., Gontard, A. von & de Laffolie, J. (2022). Constipation in children and adolescents. *Deutsches Ärzteblatt International, 119,* 679–708. https://doi.org/10.3238/arztebl.m2022.0309

Collis, D., Kennedy-Behr, A. & Kearney, L. (2018). The impact of bowel and bladder problems on children's quality of life and their parents: A scoping review. *Child: Care, Health and Development, 45,* 1–14.

Cook, B. J., Lim, E., Cook, D., Hughes, J., Chow, C. W., Stanton, M. P. et al. (2005). Radionuclear transit to assess sites of delay in large bowel transit in children with chronic idiopathic constipation. *Journal of Pediatric Surgery, 40,* 478–483. https://doi.org/10.1016/j.jpedsurg.2004.11.029

Cox, D. J., Morris, J. B., Borrowitz, S. M. & Sutphen, J. L. (2002). Psychological differences between children with and without chronic encopresis. *Journal of Pediatric Psychology, 27,* 585–591. https://doi.org/10.1093/jpepsy/27.7.585

Cox, D. J., Ritterband, L. M., Quillian, W., Kovatchev, B., Morris, J. B., Sutphen, J. L. & Borrowitz, S. M. (2003). Assessment of behavioural mechanisms maintaining encopresis: Virginia Encopresis-Constipation Apperception Test. *Journal of Pediatric Psychology, 28,* 375–382. https://doi.org/10.1093/jpepsy/jsg027

Cox, D. J., Sutphen, J. L., Borrowitz, S. M., Korvatchev, B. & Ling, W. (1998). Contribution of behavior therapy and biofeedback to laxative therapy in the treatment of pediatric encopresis. *Annals of Behavioral Medicine, 20,* 70–76. https://doi.org/10.1007/BF02884451

Cunningham, C., Taylor, H. G., Minich, N. M. & Hack, M. (2001). Constipation in very-low-birth-weight children at 10 to 14 years of age. *Journal of Pediatric Gastroenterology and Nutrition, 33,* 23–27.

Deutsche Gesellschaft für Kinder- und Jugendpsychiatrie, Psychosomatik und Psychotherapie, Bundesarbeitsgemeinschaft Leitender Klinikärzte für Kinder- und Jugendpsychiatrie, Psychosomatik und Psychotherapie und Berufsverband der Ärzte für Kinder- und Jugendpsychiatrie, Psychosomatik und Psychotherapie (Hrsg.). (2007). *Leitlinien zur Diagnostik und Therapie von psychischen Störungen im Säuglings-, Kindes- und Jugendalter* (3. Aufl.). Köln: Deutscher Ärzteverlag.

Dijk, M. van, Vries, G. J. de, Last, B. F., Benninga, M. A. & Grootenhuis, M. A. (2015). Parental child-rearing attitudes are associated with functional constipation in childhood. *Archives of Disease of Childhood, 100,* 329–333. https://doi.org/10.1136/archdischild-2014-305941

Döpfner, M. & Petermann, F. (2012). *Diagnostik psychischer Störungen im Kindes- und Jugendalter (Leitfaden Kinder- und Jugendpsychotherapie, Band 2, 3., überarb. Aufl.).* Göttingen: Hogrefe.

Döpfner, M., Plück, J. & Kinnen, C. (2014). *CBCL/6-18R, TRF/6-18R, YSR/11-18R. Deutsche Schulalter-Formen der Child Behavior Checklist von Thomas M. Achenbach.* Göttingen: Hogrefe.

Dos Santos, J., Lopes, R. I. & Koyle, M. A. (2017). Bladder and bowel dysfunction in children: an update on the diagnosis of a common, but underdiagnosed pediatric problem. *Canadian Urological Association Journal, 11* (Suppl. 1), S64–72. https://doi.org/10.5489/cuaj.4411

Equit, M., Sambach, H., Niemczyk, J. & Gontard, A. von (2013). *Ausscheidungsstörungen bei Kindern und Jugendlichen. Ein Therapieprogramm zur Blasen- und Darmschulung.* Göttingen: Hogrefe.

Equit, M., Niemczyk, J., Kluth, A., Thomas, C., Rubly, M. & Gontard, A. von (2019). Central nervous system processing of emotions in children with fecal incontinence and constipation. *Zeitschrift für Kinder- und Jugendpsychiatrie und Psychotherapie, 47,* 67–71.

Everdingen-Faasen, E. Q. van, Gerritsen, B. J., Mulder, P. G., Fliers, E. A. & Groeneweg, M. (2008). Psychosocial co-morbidity affects treatment outcome in children with fecal incontinence. *European Journal of Pediatrics, 167,* 985–989. https://doi.org/10.1007/s00431-007-0619-4

Felt, B., Wise, C. G., Olson, A., Kochhar, P., Marcus, S. & Coran, A. (1999). Guideline for the management of pediatric idiopathic constipation and soiling. *Archives of Pediatrics and Adolescent Medicine, 153,* 380–385. https://doi.org/10.1001/archpedi.153.4.380

Fishman, L., Rappaport, L., Schonwald, A. & Nurko, S. (2003). Trends in referral to a single encopresis clinic over 20 years. *Pediatrics, 111,* 604–607. https://doi.org/10.1542/peds.111.5.e604

Galen, M. van, Huskens, B., Gontard, A. von & Didden, R. (2022). Standard urotherapy for children with neurodevelopmental disabilities: a systematic review. *Advances in Neurodevelopmental Disorders, 7,* 1–13.

Giesbers, S., Didden, R., Radstaake, M., Korzillius, H., Gontard, A. von, Lang, R. et al. (2012). Incontinence in individuals with Rett Syndrome: a comparative study. *Journal of Developmental and Physical Disabilities, 24,* 287–300. https://doi.org/10.1007/s10882-012-9271-7

Ginkel, R. van, Benninga, M. A., Blommaart, P. J., Plas, R. N. van der, Boeckxstaens, G. E., Büller, H. A. & Taminiau, J. A. (2000). Lack of benefit of laxatives as adjunctive therapy for functional nonretentive fecal soiling in children. *Journal of Pediatrics, 137,* 808–813.

Ginkel, R. van, Reitsma, J. B., Büller, H. A., Wijk, M. P. van, Taminiau, J. & Benninga, M. A. (2003). Childhood constipation: longitudinal follow-up beyond puberty. *Gastroenterology, 125,* 357–363. https://doi.org/10.1016/S0016-5085(03)00888-6

Gontard, A. von (2007). Enkopresis. In M. H. Schmidt & F. Poustka (Hrsg.), *Leitlinien zur Diagnostik und Therapie von psychischen Störungen im Säuglings-, Kindes- und Jugendalter* (3. Aufl., S. 343–356). Köln: Deutscher Ärzteverlag.

Gontard, A. von (2010). *Ratgeber Einkoten.* Göttingen: Hogrefe.

Gontard, A. von (2011). *Enkopresis. Erscheinungsformen – Diagnostik – Therapie* (2. Aufl.). Stuttgart: Kohlhammer.

Gontard, A. von (2013a). *Theorie und Praxis der Sandspieltherapie – ein Handbuch aus kinderpsychiatrischer und analytischer Sicht* (2. Aufl.). Stuttgart: Kohlhammer.

Gontard, A. von (2013b). Urinary incontinence in children with special needs. *Nature Reviews of Urology, 10,* 667–674. https://doi.org/10.1038/nrurol.2013.213

Gontard, A. von (2018). *Enuresis. Leitfaden Kinder- und Jugendpsychotherapie* (3., überarb. Aufl.). Göttingen: Hogrefe. https://doi.org/10.1026/02934-000

Gontard, A. von (2021). Ausscheidungsstörungen-Klassifikation und Definition nach ICD-11. *Zeitschrift für Kinder- und Jugendpsychiatrie und Psychotherapie, 49,* 421–428. https://doi.org/10.1024/1422-4917/a000751

Gontard, A. von, Baeyens, D., Hoecke, E. van, Warzak, W. & Bachmann, C. (2011). Psychological and psychiatric issues in urinary and fecal incontinence. *Journal of Urology, 185,* 1432–1436. https://doi.org/10.1016/j.juro.2010.11.051

Gontard, A. von & Claßen, M. (2023). Funktionelle (nicht-organische) Obstipation und Stuhlinkontinenz im Kindes- und Jugendalter: Klinische Leitlinie zur Diagnostik und Therapie. *Zeitschrift für Kinder- und Jugendpsychiatriatrie und Psychotherapie, 51*(3), 233–250. https://doi.org/10.1024/1422-4917/a000920

Gontard, A. von & Equit, M. (2015). Comorbidity of ADHD and incontinence in children. *European Child and Adolescent Psychiatry, 24,* 127–140. https://doi.org/10.1007/s00787-014-0577-0

Gontard, A. von & Hollmann, E. (2004). Comorbidity of functional urinary incontinence and encopresis: Somatic and behavioral associations. *Journal of Urology, 171,* 2644–2647. https://doi.org/10.1097/01.ju.0000113228.80583.83

Gontard, A. von, Hussong, J., Yang, S., Chase, J., Franco, I. & Wright, A. (2022). Neurodevelopmental disorders and incontinence in children and adolescents: Attention-deficit-/hyperactivity disorder (ADHD), Autism spectrum disorder (ASD) and Intellectual disability (ID) – a position document of the International Children's Continence Society (ICCS). *Neurourology and Urodynamics, 41,* 102–114.

Gontard, A. von & Kuwertz-Bröking, E. (2023). Enuresis und nicht-organische (funktionelle) Harninkontinenz bei Kindern und Jugendlichen. *Zeitschrift für Kinder- und Jugendpsychiatrie und Psychotherapie, 51,* 375–400.

Gontard, A. von, Laufersweiler-Plass, C., Backes, M., Zerres, K. & Rudnik-Schöneborn, S. (2001). Enuresis and urinary incontinence in children and adolescents with spinal muscular atrophy. *British Journal of Urology-International, 88,* 409–413. https://doi.org/10.1046/j.1464-410X.2001.02341.x

Gontard, A. von & Lehmkuhl, G. (2012). *Ratgeber Einnässen* (2., überarb. Aufl.). Göttingen: Hogrefe.

Gontard, A. von, Mattheus, H., Anagnostakou, A., Sambach, H., Breuer, M., Kiefer, K. et al. (2020). Behavioral comorbidity, overweight, and obesity in children with incontinence: An analysis of 1638 cases. *Neurourology and Urodynamics, 39,* 1985–1993. https://doi.org/10.1002/nau.24451

Gontard, A. von, Moritz, A. M., Thome-Granz, S. & Freitag, C. (2011). Association of attention deficit and elimination disorders at school entry – a population-based study. *Journal of Urology, 186,* 2027–2032. https://doi.org/10.1016/j.juro.2011.07.030

Gontard, A. von, Niemczyk, J., Wagner, C. & Equit, M. (2016). Voiding postponement in children – a systematic review. *European Child and Adolescent Psychiatry, 25,* 809–820. https://doi.org/10.1007/s00787-015-0814-1

Gontard, A. von, Niemczyk, J., Weber, M. & Equit, M. (2015). Specific behavioral comorbidity in a large sample of children with functional incontinence: Report of 1,001 cases. *Neurourology and Urodynamics, 34,* 763–768. https://doi.org/10.1002/nau.22651

Goodman, R. (1997). The Strengths and Difficulties Questionnaire: a research note. *Journal of Child Psychology and Psychiatry, 38,* 581–586. https://doi.org/10.1111/j.1469-7610.1997.tb01545.x

Goodman, R. (2005). *Fragebogen zu Stärken und Schwächen (SDQ-Deu).* Verfügbar unter: http://www.sdqinfo.org/py/sdqinfo/b3.py?language=German

Gordon, M., MacDonald, J. K., Parker, C. E., Akobeng, A. K. & Thomas, A. G. (2016). Osmotic and stimulant laxatives for the management of childhood constipation. *Cochrane Database Systematic Reviews, 8,* CD009118. https://doi.org/10.1002/14651858.CD009118.pub3

Heron, J., Joinson, C. & Gontard, A. von (2008). Trajectories of daytime wetting and soiling in a United Kingdom 4-to-9-year-old population birth cohort study. *Journal of Urology, 179,* 1970–1975. https://doi.org/10.1016/j.juro.2008.01.060

Hussong, J., Greiner, M., Schiedermaier, U., Mattheus, H. & Gontard, A. von (2022). Anxiety disorders, depression and incontinence in preschool children – a population-based study. *Neurourology and Urodynamics, 41,* 1800–1808. https://doi.org/10.1002/nau.25025

Hussong, J., Mattheus, H., Wachs, S., Equit, M. & Gontard, A. von (2021). Evaluation of a bladder and bowel training program for therapy-resistant children with incontinence. *Journal of Pediatric Urology, 17,* 302.e1–302.e8. https://doi.org/10.1016/j.jpurol.2021.01.042

Hussong, J., Sambach, H., Equit, M. & Gontard, A. von (2020). *Enkopresis und Obstipation bei Kindern: Das Therapieprogramm „Auf's Klo – Wieso?" zur Darmschulung.* Göttingen: Hogrefe. https://doi.org/10.1026/02983-000

Hutson, J. M., Catto-Smith, T., Gibb, S., Chase, J., Shin, Y.-M., Stanton, M. et al. (2004). Chronic constipation: No longer stuck! Characterization of colonic dismotility as a new disorder in children. *Journal of Pediatric Surgery, 39,* 795–799. https://doi.org/10.1016/j.jpedsurg.2004.02.003

Hutson, J. M., Chase, J. W., Clarke, M. C., King, S. K., Sutcliffe, J., Gibb, S. et al. (2009). Slow-transit constipation in children: our experience. *Pediatric Surgery International, 25,* 403–406. https://doi.org/10.1007/s00383-009-2363-5

Hyams, J. S., Di Lorenzo, C., Saps, M., Shulman, R. J., Staiano, A. & Tilburg, M. van (2016). Childhood functional gastrointestinal disorders: child/adolescent. *Gastroenterology, 150,* 1456–1468. https://doi.org/10.1053/j.gastro.2016.02.015

Iacona, R., Ramage, L. & Malakounides, G. (2019). Current state of neuromodulation for constipation and fecal incontinence in children: a systematic review. *European Journal of Pediatric Surgery, 29,* 495–503. https://doi.org/10.1055/s-0038-1677485

Jansson, E. & Nevéus, T. (2018). Rectal diameter assessment in enuretic children – exploring the association between constipation and bladder function. *Upsala Journal of Medical Sciences, 123,* 179–182. https://doi.org/10.1080/03009734.2018.1488778

Jennings, A., Davies, G. J., Costarelli, V. & Dettmar, P.W. (2009). Dietary fibre, fluids and physical activity in relation to constipation symptoms in pre-adolescent children. *Journal of Child Health Care, 13,* 116–127. https://doi.org/10.1177/1367493509102469

Joensson, I. M., Siggard, C., Rittig, S., Hagstroem, S. & Djurhuus, J. C. (2008). Transabdominal ultrasound of rectum as a diagnostic tool in childhood constipation. *Journal of Urology, 179,* 1997–2002. https://doi.org/10.1016/j.juro.2008.01.055

Johnston, B. D. & Wright, J. A. (1993). Attentional dysfunction in children with encopresis. *Developmental and Behavioral Pediatrics, 14,* 381–385. https://doi.org/10.1097/00004703-199312010-00004

Joinson, C., Grzeda, M. T., Gontard, A. von & Heron, J. (2019). Psychosocial risks for constipation and soiling in primary school children. *European Child and Adolescent Psychiatry, 28,* 203–210. https://doi.org/10.1007/s00787-018-1162-8

Joinson, C., Heron, J., Butler, R., Gontard, A. von, Butler, U., Emond, A. & Golding, J. (2007). A United Kingdom population-based study of intellectual capacities in children with and without soiling, daytime wetting and bed-wetting. *Pediatrics, 120,* e308–e316. https://doi.org/10.1542/peds.2006-2891

Joinson, C., Heron, J., Gontard, A. von, Butler, R., Golding, J. & Emond, A. (2008). Early childhood risk factors associated with daytime wetting and soiling in school-age children. *Journal of Pediatric Psychology, 33,* 739–750. https://doi.org/10.1093/jpepsy/jsn008

Joinson, C., Heron, J., Butler, U., Gontard, A. von & the ALSPAC Study Team. (2006). Psychological differences between children with and without soiling problems. *Pediatrics, 117,* 1575–1584. https://doi.org/10.1542/peds.2005-1773

Kaufman, A. S. & Kaufman, N. L. (2015). *Kaufman Assessment Battery for Children – Second Edition (KABC-II)* (deutsche Bearbeitung herausgegeben von P. Melchers & M. Melchers). Frankfurt a. M.: Pearson.

Keller, K.-M. (2002). Evidenz-basierte Therapie der chronischen Obstipation und Enkopresis bei Kindern. *Monatsschrift Kinderheilkunde, 150,* 594–601. https://doi.org/10.1007/s00112-002-0473-4

Klasen, H., Woerner, W., Rothenberger, A. & Goodman, R. (2003). Die deutsche Fassung des Strengths and Difficulties Questionnaire (SDQ-Deu) – Übersicht und Bewertung erster Validierungs- und Normierungsbefunde. *Praxis der Kinderpsychologie und Kinderpsychiatrie, 52,* 491–502.

Klijn, A. J., Asselman, M., Vijverberg, M. A., Dik, P. & DeJong, T. (2004). The diameter of the rectum on ultrasonography as a diagnostic tool for constipation in children with dysfunctional voiding. *Journal of Urology, 172,* 1986–1988. https://doi.org/10.1097/01.ju.0000142686.09532.46

Koletzko, S. & Grosse, K. P. (2007). *Obstipation im Kindesalter (068/019). Leitlinien der Gesellschaft für Pädiatrische Gastroenterologie und Ernährung.* AWMF-online (abgelaufen).

Koppen, I. J. N., Broekaert, I. J., Wilschanski, M., Papadopoulou, A., Ribes-Koninckx, C., Thapar, N. et al. (2017). Role of Polyethylene Glycol in the treatment of functional constipation in children. *Journal of Pediatric Gastroenterology and Nutrition, 65,* 361–363. https://doi.org/10.1097/MPG.0000000000001704

Koppen, I. J. N., Gontard, A. von, Chase, J., Cooper, C. S., Rittig, C. S., Bauer, S. B. et al. (2016). Management of functional nonretentive fecal incontinence in children: recommendations from the International Children's Continence Society. *Journal of Pediatric Urology, 12,* 56–64. https://doi.org/10.1016/j.jpurol.2015.09.008

Koppen, I. J. N., Kuizenga-Wessel, S., Saps, M., Di Lorenzo, C., Benninga, M. A., Etten-Jamaludin, F. S. van & Tabbers, M. M. (2016). Functional defecation disorders and excessive body weight: a systematic review. *Pediatrics, 138,* e20161417–e20161417. https://doi.org/10.1542/peds.2016-1417

Koppen, I. J. N., Lammers, L. A., Benninga, M. A. & Tabbers, M. M. (2015). Management of functional constipation in children: therapy in practice. *Pediatric Drugs, 17,* 349–360. https://doi.org/10.1007/s40272-015-0142-4

Koppen, I.J.N., Vriesman, M.H., Saps, M., Rajindrajith, S., Shi, X., Etten-Jamaludin, F.S. van et al. (2018). Prevalence of functional defecation disorders in children: a systematic review and meta-analysis. *Journal of Pediatrics, 198,* 121–130.e6. https://doi.org/10.1016/j.jpeds.2018.02.029

Kovacic, K., Sood, M.R., Mugie, S., Di Lorenzo, C., Nurko, S., Heinz, N. et al. (2015). A multicenter study on childhood constipation and fecal incontinence: effects on quality of life. *Journal of Pediatrics, 166,* 1482–1487.e1 https://doi.org/10.1016/j.jpeds.2015.03.016

Krisch, K. (1985). *Enkopresis: Ursachen und Behandlung des Einkotens.* Bern: Huber.

Kuizenga-Wessel, S., Di Lorenzo, C., Nicholson, L.M., Butter, E.M., Ratliff-Schaub, K.L., Benninga, M.A. & Williams, K.C. (2016). Screening for autism identifies behavioral disorders in children functional defecation disorders. *European Journal of Pediatrics, 175,* 1371–1378. https://doi.org/10.1007/s00431-016-2775-x

Kuizenga-Wessel, S., Koppen, I.J.N., Vriesman, M.H., Di Lorenzo, C., Dijk, M. van, Beelen, M.L.R. et al. (2018). Attention deficit hyperactivity disorder and functional defecation disorders in children. *Journal of Pediatric Gastroenterology and Nutrition, 66,* 244–249. https://doi.org/10.1097/MPG.0000000000001695

Kuwertz-Bröking, E. & Gontard, A. von (2021). *Interdisziplinäre S2k-Leitlinie: Enuresis und nicht-organische (funktionelle) Harninkontinenz bei Kindern und Jugendlichen der Deutschen Gesellschaft für Kinder- und Jugendpsychiatrie, Psychosomatik und Psychotherapie (DGKJP) und Deutschen Gesellschaft für Kinder- und Jugendmedizin (DGKJ)* (AWMF-Registernummer 028–026 Version 6.0. vom 31.05.2021). Verfügbar unter: https://register.awmf.org/de/leitlinien/detail/028-026

Kwiatkowska, M. & Krogulska, A. (2021). The significance of the gut microbiome in children with functional constipation. *Advances in Clinical and Experimental Medicine, 30,* 471–480. https://doi.org/10.17219/acem/131215

Kyrklund, K., Koivusalo, A., Rintala, R.S. & Pakarinenl, M.P. (2012). Evaluation of bowel function and fecal incontinence in 594 individuals aged 4 to 26 years. *Disease of the Colon & Rectum, 55,* 671–676. https://doi.org/10.1097/DCR.0b013e31824c77e4

Ladenhauf, H.N., Stundner, O., Spreitzhofer, F. & Deluggi, S. (2012). Severe hyperphosphatemia after administration of sodium-phosphate containing laxatives in children: case series and systematic review of literature. *Pediatric Surgery International, 28,* 805–814. https://doi.org/10.1007/s00383-012-3124-4

Largo, R., Gianciaruso, M. & Prader, A. (1978). Die Entwicklung der Darm- und Blasenkontrolle von der Geburt bis zum 18.Lebensjahr. *Schweizer Medizinische Wochenschrift, 108,* 155–160.

Largo, R., Molinari, L., Siebenthal, K. & Wolfensberger, U. (1996). Does a profound change in toilet-training affect development of bowel and bladder control? *Developmental Medicine and Child Neurology, 38,* 1106–1116. https://doi.org/10.1111/j.1469-8749.1996.tb15074.x

Leue, C., Kruimel, J., Vrijens, D., Masclee, A., Os, J. van & Koeveringe, G. van (2017). Functional urological disorders: a sensitized defence response in the bladder-gut-brain axis. *Nature Reviews Urology, 14,* 153–163. https://doi.org/10.1038/nrurol.2016.227

Levine, M.D. (1991). Encopresis. In M.D. Levine, W.B. Carey & A.C. Crocker (Eds.), *Developmental-behavioral pediatrics* (2nd ed., pp. 389–397). Philadelphia, PA: Saunders.

Loening-Baucke, V. (1993). Constipation in early childhood: patient characteristics, treatment, and longterm follow up. *Gut, 34,* 1400–1404. https://doi.org/10.1136/gut.34.10.1400

Loening-Baucke, V. (1997). Urinary incontinence and urinary tract infection and their resolution with treatment of chronic constipation of childhood. *Pediatrics, 100,* 228–232. https://doi.org/10.1542/peds.100.2.228

Loening-Baucke, V. (2002). Polyethylene glycol without electrolytes for children with constipation and encopresis. *Journal of Pediatric Gastroenterology and Nutrition, 34,* 372–377.

Loening-Baucke, V. (2007). Prevalence rates for constipation and faecal and urinary incontinence. *Archives of Disease in Childhood, 92,* 486–489.

Lomas Mevers, J., Call, N.A., Gerencser, K.R., Scheithauer, M., Miller, S.J., Muething, C., Hewett, S., McCracken, C., Scahill, L. & McElhanon, B.O. (2020). A pilot randomized clinical trial of a multidisciplinary intervention for encopresis in children with autism spectrum disorder. *Journal of Autism and Developmental Disorders, 50,* 757–765.

Malowitz, S., Green, M., Karpinski, A., Rosenberg, A. & Hyman, P.E. (2016). Age of onset of functional constipation. *Journal of Pediatric Gastroenterology and Nutrition, 62,* 600–602. https://doi.org/10.1097/MPG.0000000000001011

Mattheus, H.K., Wagner, C., Becker, K., Bühren, K., Correll, C.U., Egberts, K.M. et al. (2020). Incontinence and constipation in adolescent patients with anorexia nervosa-results of a multicenter study from a German web-based registry for children and adolescents with anorexia nervosa. *International Journal of Eating Disorders, 53,* 219–228. https://doi.org/10.1002/eat.23182

Mayer, E.A., Naliboff, B.D. & Craig, A.D.B. (2006). Neuroimaging of the brain-gut-axis: From basic understanding to treatment of functional GI disorders. *Gastroenterology, 131,* 1925–1942. https://doi.org/10.1053/j.gastro.2006.10.026

McGrath, M.L., Mellon, M.W. & Murphy, L. (2000). Empirically supported treatments in pediatric psychology: constipation and encopresis. *Journal of Pediatric Psychology, 25,* 225–254. https://doi.org/10.1093/jpepsy/25.4.225

Mellon, M.W., Whiteside, S.P. & Friedrich, W.N. (2006). The relevance of fecal soiling as an indicator of child sexual abuse. *Journal of Developmental and Behavioral Pediatrics, 27,* 25–32. https://doi.org/10.1097/00004703-200602000-00004

Michaud, L., Lamblin, M.D., Mairesse, S., Turck, D. & Gottrand, F. (2009). Outcome of functional constipation in childhood: A 10-year follow-up study. *Clinical Pediatrics, 48,* 26–31. https://doi.org/10.1177/0009922808320599

Monda, V., Carotenuto, M., Precenzano, F., Iacono, D., Messina, A., Salerno, M. et al. (2020). Neuropeptides' hypothalamic regulation of sleep control in children affected by functional non-retentive fecal incontinence. *Brain Sciences, 10,* 129. https://doi.org/10.3390/brainsci10030129

Mugie, S.M., Benninga, M.A. & Di Lorenzo, C. (2011). Epidemiology of constipation in children and adults: a systematic review. *Best Practice and Research Clinical Gastroenterology, 25,* 3–18. https://doi.org/10.1016/j.bpg.2010.12.010

Mugie, S.M., Koppen, I.J.N., Berg, M.M. van den, Groot, P.F.C., Reneman, L., Ruiter, M.B. de & Benninga M.A. (2018). Brain processing of rectal sensation in adolescents with functional defecation disorders and healthy controls. *Neurogastroenterology & Motility, 30,* e13228. https://doi.org/10.1111/nmo.13228

National Institute for Health and Care Excellence (2017). *Constipation in children and young people: diagnosis and management. Clinical guideline* [CG99] (Published 26 May 2010, last updated 13 July 2017). Retrieved from www.nice.org.uk/guidance/cg99

Niemczyk, J., Equit, M., El Khatib, D. & Gontard, A. von (2014). Toilet refusal syndrome in preschool children: do different subtypes exist? *Journal of Pediatric Gastroenterology and Nutrition, 58,* 303–306. https://doi.org/10.1097/MPG.0000000000000204

Niemczyk, J., Wagner, C. & Gontard, A. von (2018). Incontinence in autism spectrum disorder – a systematic review. *European Child and Adolescent Psychiatry, 27,* 1523–1537. https://doi.org/10.1007/s00787-017-1062-3

Nieuwhof-Leppink, A.J., Hussong, J., Chase, J., Larsson, J., Renson, C. ,Hoebeke, P. et al. (2021). Definitions, indications and practice of urotherapy in children and adolescents: a standardization document of the International Children's Continence Society (ICCS). *Journal of Pediatric Urology, 17,* 172–181. https://doi.org/10.1016/j.jpurol.2020.11.006

Ng, R.T., Lee, W.S., Ang, H.L., Teo, K.M., Yik, Y.I. & Lai, N.M. (2016). Transcutaneous electrical stimulation (TES) for treatment of constipation in children. *Cochrane Database Systematic Review, 7*(7), CD010873.

Nurko, S., Youssef, N. N., Sabri, M., Lngseder, A., McGowan, J., Cleveland, M. & Di Lorenzo, C. (2008). PEG3350 in the treatment of childhood constipation: A multicenter, double-blinded, placebo-controlled trial. *Journal of Pediatrics, 153,* 254–261. https://doi.org/10.1016/j.jpeds.2008.01.039

Pashankar, D. S. & Bishop, W. P. (2001). Efficacy and optimal dose of daily polyethylene glycol 3350 for treatment of constipation and encopresis in children. *Journal of Pediatrics, 139,* 428–432. https://doi.org/10.1067/mpd.2001.117002

Peeters, B., Benninga, M. A. & Hennekam, R. C. (2011). Childhood constipation; an overview of genetic studies and associated syndromes. *Best Practice & Research Clinical Gastroenterology, 25,* 73–88. https://doi.org/10.1016/j.bpg.2010.12.005

Peeters, B., Vriesman, M. H., Koppen, I. J. N., Dijk, M. van, Grootenhuis, M. A., Di Lorenzo, C. & Benninga, M. A. (2017). Parental characteristics and functional constipation in children: a cross-sectional cohort study. *BMJ Paediatrics Open, 9*(1), e000100. https://doi.org/10.1136/bmjpo-2017-000100

Penney, K. L., Townsend, M. K., Turman, C., Glass, K., Staller, K., Kraft, P. et al. (2020). Genome-wide association study for urinary and fecal incontinence in women. *Journal of Urology, 203,* 978–983. https://doi.org/10.1097/JU.0000000000000655

Philips, E. M., Peeters, B., Teeuw, A. H., Leenders, A. G., Boluyt, N., Brilleslijper-Kater, S. N. & Benninga, M. A. (2015). Stressful life events in children with functional defecation disorders. *Journal of Pediatric Gastroenterology and Nutrition, 61,* 384–392. https://doi.org/10.1097/MPG.0000000000000882

Pijpers, M. A. M., Tabbers, M. M., Benninga, M. A. & Berger, M. Y. (2009). Currently recommended treatments of childhood constipation are not evidence based: A systematic literature review on the effect of laxative treatment and dietary measures. *Archives of Disease in Childhood, 94,* 117–131. https://doi.org/10.1136/adc.2007.127233

Plas, R. N. van der, Benninga, M. A., Redekop, W. K., Taminiau, J. A. & Büller, H. A. (1996). Randomised trial of biofeedback training for encopresis. *Archives of Disease in Childhood, 75,* 367–374. https://doi.org/10.1136/adc.75.5.367

Plas, R. N. van der, Benninga, M. A., Taminiau, J. A. & Büller, H. A. (1997). Treatment of defaecation problems in children: the role of education, demystification and toilet training. *European Journal of Pediatrics, 156,* 689–692. https://doi.org/10.1007/s004310050691

Plück, J., Scholz, K. & Döpfner, M. für die Arbeitsgruppe Deutsche Child Behavior Checklist (2022). *Deutsche Kleinkind- und Vorschulalter-Formen der Child Behavior Checklist von Thomas M. Achenbach und Leslie A. Rescorla (CBCL/1½–5, C-TRF/1½–5).* Göttingen: Hogrefe.

Rajindrajith, S., Devanarayana, N. M. & Benninga, M. A. (2010). Constipation-associated and nonretentive fecal incontinence in children and adolescents: an epidemiological survey in Sri Lanka. *Journal of Pediatric Gastroenterology and Nutrition, 51,* 472–476. https://doi.org/10.1097/MPG.0b013e3181d33b7d

Rajindrajith, S., Devanarayana, N. M. & Benninga, M. A. (2016). Fecal incontinence in adolescents is associated with child abuse, somatization, and poor health-related quality of life. *Journal of Pediatric Gastroenterology and Nutrition, 62,* 698–703. https://doi.org/10.1097/MPG.0000000000001006

Rajindrajith, S., Devanarayana, N. M., Thapar, N. & Benninga, M. A. (2021). Functional fecal incontinence in children: epidemiology, pathophysiology, evaluation, and management. *Journal of Pediatric Gastroenterology and Nutrition, 72,* 794–801. https://doi.org/10.1097/MPG.0000000000003056

Rajindrajith, S., Devanarayana, N. M., Thapar, N., Benninga, M. A. (2023). Myths and misconceptions about childhood constipation. *European Journal of Pediatrics, 182*(4), 1447–1458. https://doi.org/10.1007/s00431-023-04821-8

Rajindrajith, S., Devanarayana, N. M., Weerasooriya, L., Hathagoda, W. & Benninga, M. A. (2013). Quality of life and somatic symptoms in children with constipation: a school-based study. *Journal of Pediatrics, 163,* 1069–1072.e1. https://doi.org/10.1016/j.jpeds.2013.05.012

Ramasinghe, N., Devanarayana, N.M., Benninga, M.A., Dijk, M. van & Rajindrajith, S. (2017). Psychological maladjustment and quality of life in adolescents with constipation. *Archives of Disease in Childhood, 102,* 268–273. https://doi.org/10.1136/archdischild-2016-310694

Rasquin, A., Di Lorenzo, C., Forbes, D., Guiraldes, E., Hyams, J.S., Staiano, A. & Walker, L.S. (2006). Childhood functional gastrointestinal disorders: Child/adolescent. *Gastroenterology, 130,* 1527–1537. https://doi.org/10.1053/j.gastro.2005.08.063

Rasquin-Weber, A., Hyman, P.E., Cucciara, S., Fleisher, D.R., Hyams, J.S., Milla, P.J. & Staiano, A. (1999). Childhood functional gastrointestinal disorders. *Gut*, 45 (Suppl. II), II60–II68. https://doi.org/10.1136/gut.45.2008.ii60

Ravens-Sieberer, U. & Bullinger, M. (1998). Assessing health-related quality of life in chronically ill children with the German KINDL: first psychometric and content analytical results. *Quality of Life Research, 7,* 399–407. https://doi.org/10.1023/A:1008853819715

Ravens-Sieberer, U. & Bullinger, M. (2000). *Fragebogen zur Erfassung der gesundheitsbezogenen Lebensqualität bei Kindern und Jugendlichen (Kindl-R).* Unveröffentlichtes Manual, Universitätsklinikum Hamburg-Eppendorf.

Reid, H. & Bahar, R.J. (2006). Treatment of encopresis and chronic constipation in young children: clinical results from interactive parent-child guidance. *Clinical Pediatrics (Philadelphia), 45,* 157–164. https://doi.org/10.1177/000992280604500207

Remschmidt, H., Schmidt, M.H. & Poustka, F. (Hrsg.). (2017). *Multiaxiales Klassifikationsschema für psychische Störungen des Kindes- und Jugendalters nach ICD-10. Mit einem synoptischen Vergleich von ICD-10 und DSM-5* (7., aktual. Aufl.). Bern: Hogrefe. https://doi.org/10.1024/85759-000

Rintala, R.J. & Pakarinen, M.P. (2012). Long-term outcomes of Hirschsprung's disease. *Seminars in Pediatric Surgery, 21,* 336–343. https://doi.org/10.1053/j.sempedsurg.2012.07.008

Robin, S.G., Keller, C., Zwiener, R., Hyman, P.E., Nurko, S., Saps, M. et al. (2018). Prevalence of pediatric functional gastrointestinal disorders utilizing the Rome IV criteria. *Journal of Pediatrics, 195,* 134–139. https://doi.org/10.1016/j.jpeds.2017.12.012

Schäfer, S.K., Niemczyk, J., Gontard, A. von, Pospeschill, M., Becker, N. & Equit, M. (2018). Standard urotherapy as first-line intervention for daytime incontinence: a meta-analysis. *European Child and Adolescent Psychiatry, 27,* 949–964. https://doi.org/10.1007/s00787-017-1051-6

Schmidt-Traub, S. (2017). *Kognitive Verhaltenstherapie bei Ängsten im Kindes- und Jugendalter.* Göttingen: Hogrefe. https://doi.org/10.1026/02832-000

Schmiedeke, E., Zwink, N., Schwarzer, N., Bartels, E., Schmidt, D., Grasshoff-Derr, S. et al. (2012). Unexpected results of a nationwide, treatment-independent assessment of fecal incontinence in patients with anorectal anomalies. *Pediatric Surgery International, 28,* 825–830. https://doi.org/10.1007/s00383-012-3127-1

Shin, Y.M., Southwell, B.R., Stanton, M.P. & Hutson, J.M. (2002). Signs and symptoms of slow-transit constipation versus functional retention. *Journal of Pediatric Surgery, 37,* 1762–1765. https://doi.org/10.1053/jpsu.2002.36716

Silver, E. (1996). Family therapy and soiling. *Journal of Family Therapy, 18,* 415–432. https://doi.org/10.1111/j.1467-6427.1996.tb00061.x

Simeone, D., Miele, E., Boccia, G., Marino, A., Troncone, R. & Staiano, A. (2008). Prevalence of atopy in children with chronic constipation. *Archives of Disease in Childhood, 93,* 1044–1047. https://doi.org/10.1136/adc.2007.133512

Smith, L., Smith, P. & Lee, S.K. (2000). Behavioural treatment of urinary incontinence and encopresis in children with learning disabilities: Transfer of stimulus control. *Developmental Medicine and Child Neurology, 42,* 276–279. https://doi.org/10.1111/j.1469-8749.2000.tb00085.x

Sumboonnanonda, A., Sawangsuk, P., Sungkabuth, P., Muangsampao, J., Farhat, W.A. & Piyaphanee, N. (2022). Screening and management of bladder and bowel dysfunction in general pediatric outpatient clinic: a prospective observational study. *BMC Pediatrics, 22,* 288. https://doi.org/10.1186/s12887-022-03360-9

Summeren, J. J. G. T. van, Holtman, G. A., Kollen, B. J., Lisman-van Leeuwen, Y., Ulsen-Rust, A. H. C. van, Tabbers, M. M. et al. (2020). Physiotherapy for children with functional constipation: a pragmatic randomized controlled trial in primary care. *Journal of Pediatrics, 216,* 25–31.e2.

Summeren, J. J. G. T. van, Holtman, G. A., Ommeren, S. C. van, Kollen, B. J., Dekker, J. H. & Berger, M. Y. (2018). Bladder symptoms in children with functional constipation: a systematic review. *Journal of Pediatric Gastroenterology and Nutrition, 67,* 552–560. https://doi.org/10.1097/MPG.0000000000002138

Summeren, J. J. G. T. van, Klunder, J. W., Holtman, G. A., Kollen, B. J., Berger, M. Y. & Dekker, J. H. (2018). Parent-child agreement on health-related quality of life in children with functional constipation in primary care. *Journal of Pediatric Gastroenterology and Nutrition, 67,* 726–731.

Tabbers, M. M., Boluyt, N., Berger, M. Y. & Benninga, M. A. (2011). Nonpharmacologic treatments for childhood constipation: systematic review. *Pediatrics, 128,* 753–761. https://doi.org/10.1542/peds.2011-0179

Tabbers, M. M., Di Lorenzo, C., Berger, M. Y., Faure, C., Langendam, M. W., Nurko, S. et al. (2014). Evaluation and treatment of functional constipation in infants and children: evidence-based recommendations from ESPGHAN and NASPGHAN. *Journal of Pediatric Gastroenterology and Nutrition, 58,* 265–281. https://doi.org/10.1097/MPG.0000000000000266

Taubman, B. (1997). Toilet training and toileting refusal for stool only: A prospective study. *Pediatrics, 99,* 54–58. https://doi.org/10.1542/peds.99.1.54

Taubman, B. & Buzby, M. (1997). Overflow encopresis and stool toileting refusal during toilet training: A prospective study on the effect of therapeutic efficacy. *Journal of Pediatrics, 131*(5), 768–771. https://doi.org/10.1016/S0022-3476(97)70112-4

Trajanovska, M., King, S. K., Gibb, S. & Goldfeld, S. (2018). Children who soil: A review of the assessment and management of faecal incontinence. *Journal of Paediatrics and Child Health, 54,* 1136–1141. https://doi.org/10.1111/jpc.14173

Voskuijl, W. P., Ginkel, R. van, Benninga, M. A., Hart, G. A., Taminiau, J. A. J. M. & Broeckxstaens, G. E. (2006). New insight into rectal function in pediatric defecation disorders: Disturbed rectal compliance is an essential mechanism in pediatric constipation. *Journal of Pediatrics, 148,* 62–67. https://doi.org/10.1016/j.jpeds.2005.08.061

Voskuijl, W. P., Lorijn, F. de, Verwijs, W., Hogeman, P., Heijmans, J., Mäkle, W. et al. (2004a). PEG 3350 (Transipeg) versus lactulose in the treatment of childhood functional constipation: A double blind, randomised, controlled, multicentre trial. *Gut, 53,* 1590–1594. https://doi.org/10.1136/gut.2004.043620

Voskuijl, W. P., Zaag-Loonen, H. J. van der, Ketel, I. J. G., Grootenhuis, M. A., Derkx, B. H. F. & Benninga, M. A. (2004b). Health related quality of life in disorders of defecation: The Defecation Disorder List. *Archives of Disease in Childhood, 89,* 1124–1127. https://doi.org/10.1136/adc.2003.037465

Vriesman, M. H., Koppen, I. J. N., Camilleri, M., Di Lorenzo, C. & Benninga, M. A. (2020). Management of functional constipation in children and adults. *Nature Reviews of Gastroenterology and Hepatology, 17,* 21–39. https://doi.org/10.1038/s41575-019-0222-y

Vriesman, M. H., Rajindrajith, S., Koppen, I. J. N., Etten-Jamaludin, F. S. van, Dijk, M. van, Devanarayana, P. M. et al. (2019). Quality of life in children with functional constipation: a systematic review and meta-analysis. *Journal of Pediatrics, 214,* 141–150. https://doi.org/10.1016/j.jpeds.2019.06.059

Vriesman, M. H., Velasco-Benitez, C. A., Ramirez, C. R., Benninga, M. A., Di Lorenzo, C. & Saps, M. (2017). Assessing children's report of stool consistency: agreement between the Pediatric Rome III questionnaire and the Bristol Stool Scale. *Journal of Pediatrics, 190,* 69–73. https://doi.org/10.1016/j.jpeds.2017.07.002

Vriesman, M. H., Vrolijk-Bosschaart, T. F., Lindauer, R. J. L., Lee, J. H. van der, Brilleslijper-Kater, S., Teeuw, A. H. & Benninga, M. A. (2022). Prevalence of suspected child abuse in children with constipation: a case-control study. *BMJ Paediatrics, 6,* e001338. https://doi.org/10.1136/bmjpo-2021-001338

Vrolijk-Bosschaart, T.F., Brilleslijper-Kater, S.N., Benninga, M.A., Lindauer, R.J.L. & Teeuw, A.H. (2018). Clinical practice: recognizing child sexual abuse — what makes it so difficult? *European Journal of Pediatrics, 177,* 1343–1350. https://doi.org/10.1007/s00431-018-3193-z

Wagner, C., Niemczyk, J. & Gontard, A. von (2017). Toilet phobia and toilet refusal in children. *Klinische Pädiatrie, 229,* 27–31.

Wasilewska, J. & Klukowski, M. (2015). Gastrointestinal symptoms and autism spectrum disorder: links and risks - a possible new overlap syndrome. *Pediatric Health Medicine and Therapeutics, 28,* 153–166. https://doi.org/10.2147/PHMT.S85717

Wechsler, D. (2017). *Wechsler Intelligence Scale for Children - Fifth Edition (WISC-V)* (deutsche Bearbeitung herausgegeben von F. Petermann). Frankfurt a. M.: Pearson.

Wendt, L. von, Similä, S., Niskanen, P. & Järvelin, M.R. (1990). Development of bowel and bladder control in the mentally retarded. *Developmental Medicine and Child Neurology, 32,* 515–518. https://doi.org/10.1111/j.1469-8749.1990.tb16977.x

Westwell-Roper, C., Best, J.R., Naqqash, Z., Afshar, K., MacNeily, A.E. & Stewart, S.E. (2022). Bowel and bladder dysfunction is associated with psychiatric comorbidities and functional impairment in pediatric obsessive-compulsive disorder. *Journal of Child and Adolescent Psychopharmacology, 20,* 1–8. https://doi.org/10.1089/cap.2021.0059

World Health Organisation (WHO). (1993). *The ICD-10 classification of mental and behavioural disorders - diagnostic criteria for research.* Geneva: WHO.

World Health Organization (WHO). (2008). *Multiaxial Classification of Child and Adolescent Psychiatric Disorders: The ICD-10 Classification of Mental and Behavioural Disorders in Children and Adolescents.* Cambridge: WHO.

World Health Organization (WHO). (2022). *ICD-11 for Mortality and Morbidity Statistics* (version: 02/2022). Retrieved from https://icd.who.int/browse11/l-m/en#/http%3a%2f%2fid.who.int%2ficd%2fentity%2f334423054

Wright, A.J. & Haddad, M. (2017). Electroneurostimulation for the management of bladder bowel dysfunction in childhood. *European Journal of Paediatric Neurology, 21,* 67–74. https://doi.org/10.1016/j.ejpn.2016.05.012